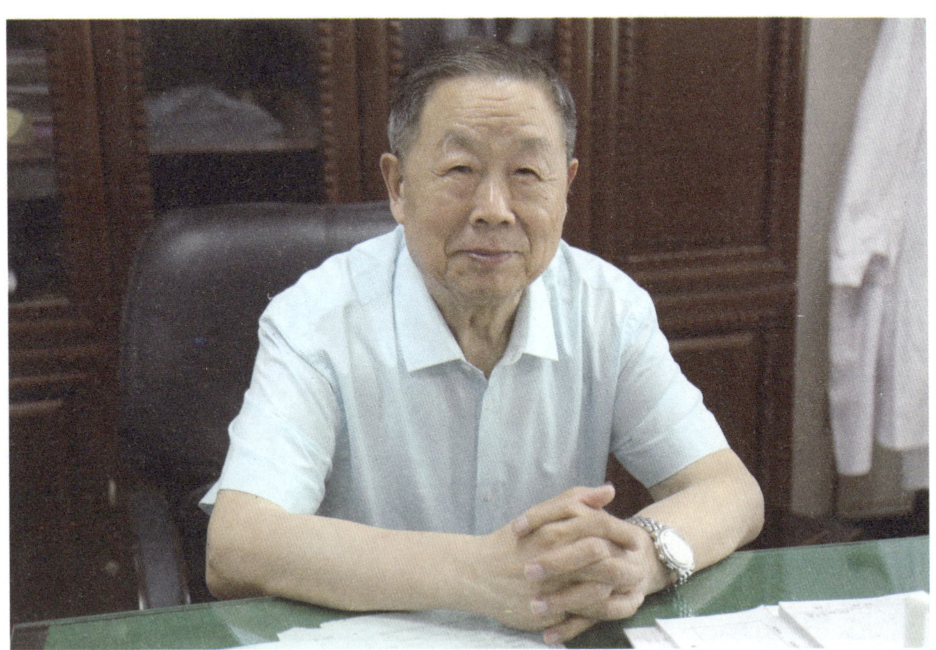

王立忠教授近照

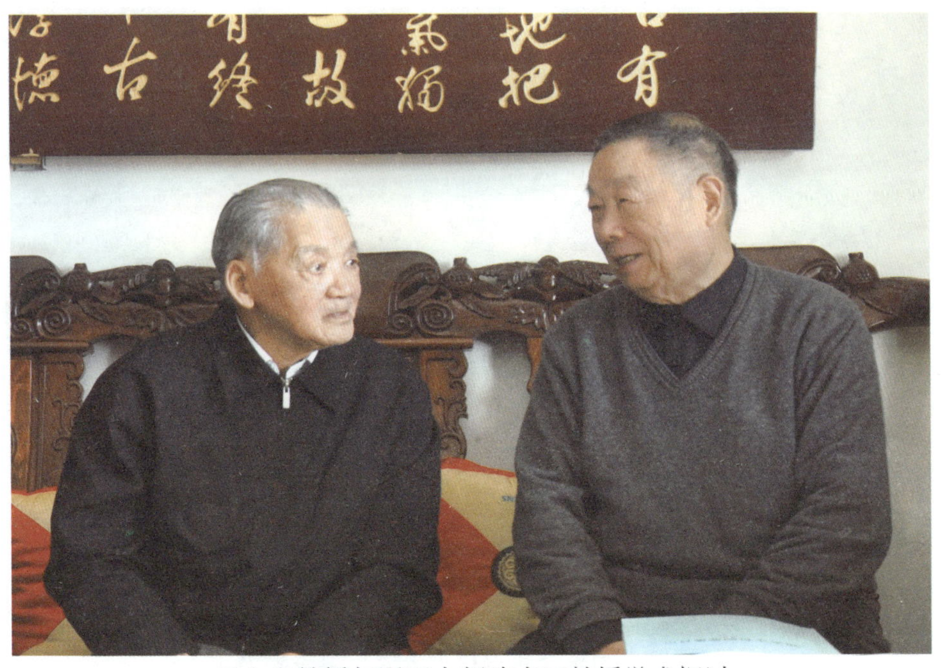

王立忠教授与国医大师路志正教授学术探讨

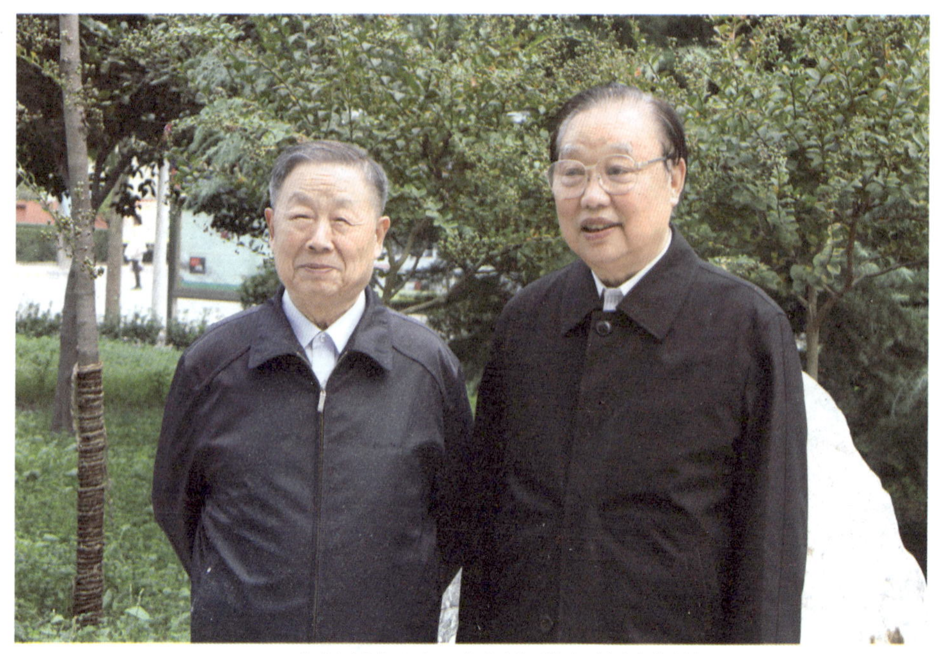

王立忠教授与国医大师张学文教授合影

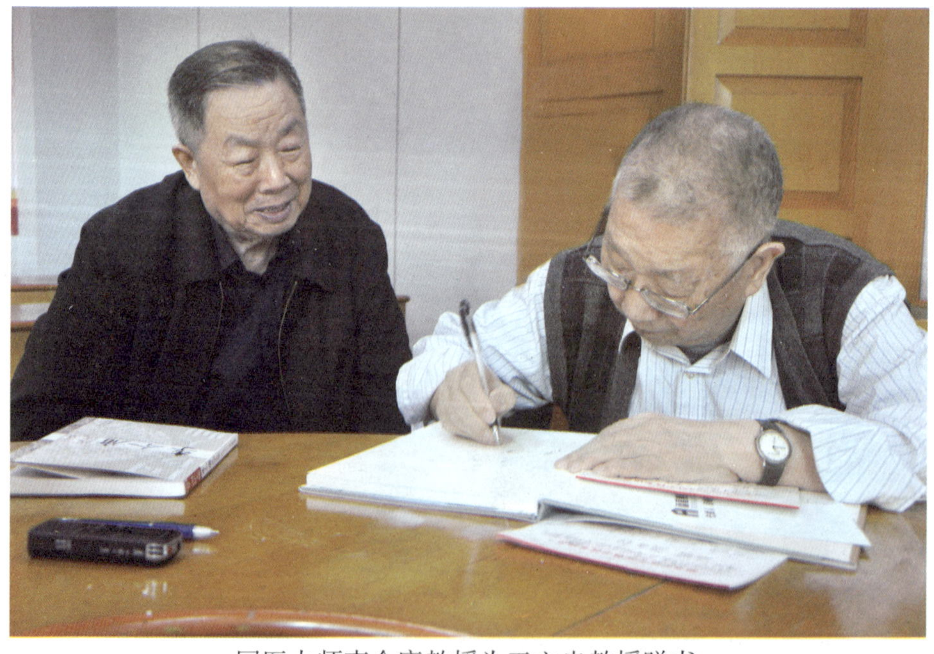

国医大师李今庸教授为王立忠教授赠书

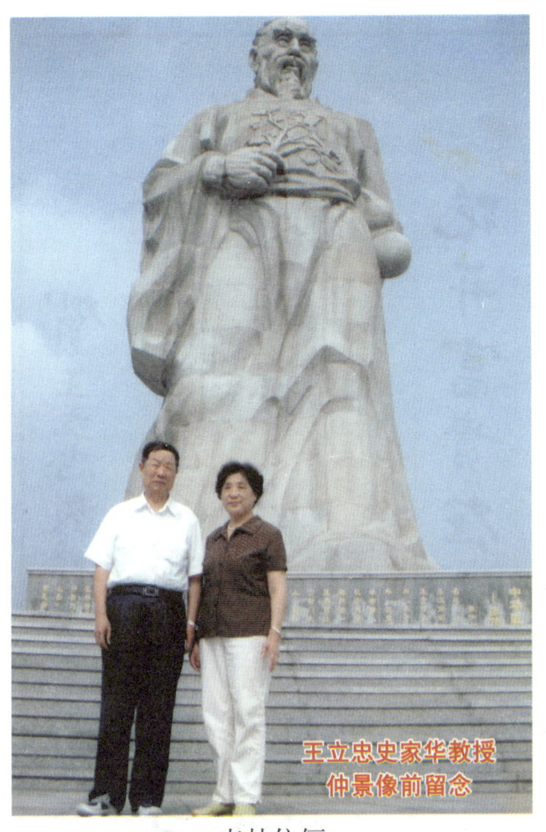

杏林伉俪

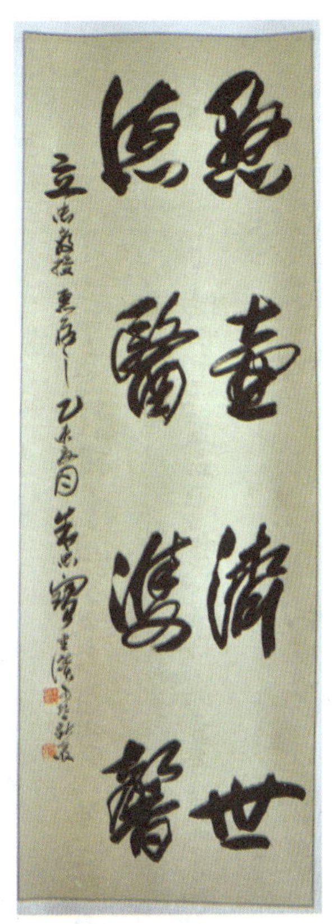

书法家朱忠宝为王立忠教授题词

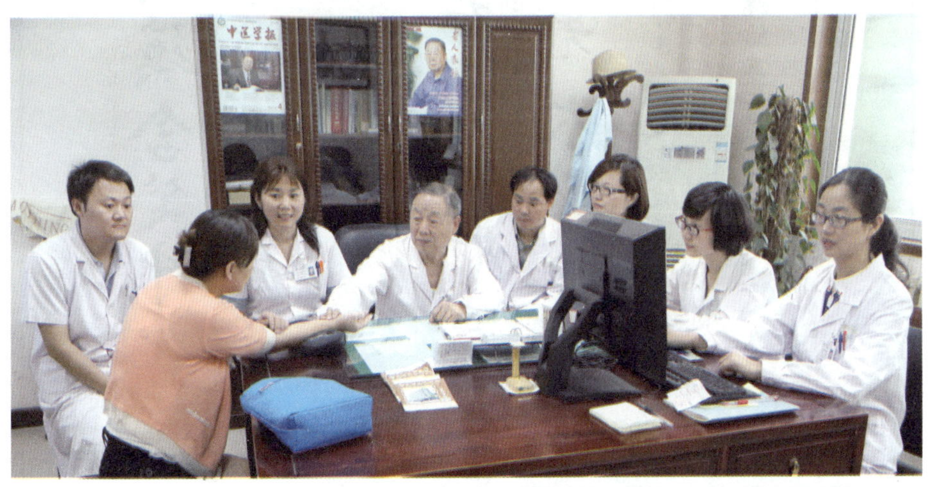

王立忠教授门诊带教

賀王立忠教授喜收高徒

山前总是杏花紅，桃李成蹊含笑中。

更喜年年皆有异，盈盈碩果乐无穷。

二

花开富貴在王家，煦煦春风泛曉霞。

仲景像前盟誓願，发揚光大耀中华。

王立忠教授，系国家级名老中医，医德高尚，学验俱丰，今又喜收高徒。其高徒田秋成善书画，在张仲景像两旁各挂一幅字和牡丹，是赠给立忠教授的。

张磊教授在王立忠教授收徒仪式上即兴赋诗

王立忠医论医案集

西中文签

主审◎王立忠
主编◎赵润杨　梁慕华　郭　健

河南科学技术出版社
·郑州·

内容提要

本书系统总结了全国名老中医王立忠教授的临床经验及学术思想，并收集王立忠教授临床医案近200例。书中所录临床经验及学术观点均源于王立忠教授亲身实践感悟，医案均为王立忠教授所诊治真实医案。医论部分融博采众长及创新于一体，医案部分鲜活生动、辨证精细、组方严谨、立法精当。本书全面体现了全国名老中医王立忠教授的学术思想、临证心得，值得仔细研读、反复体味和思考。本书内容翔实，临床实用性强，可供从事中医教学、师承人员和临床工作者参考。

图书在版编目（CIP）数据

王立忠医论医案集/ 赵润杨，梁慕华，郭健主编. —郑州：河南科学技术出版社，2016.5（2021.7 重印）
ISBN 978-7-5349-8110-4

Ⅰ.①王… Ⅱ.①赵… ②梁… ③郭… Ⅲ.①医论-汇编-中国-现代 ②医案-汇编-中国-现代 Ⅳ. ①R249.7

中国版本图书馆 CIP 数据核字（2016）第 092733 号

出版发行：河南科学技术出版社
地址：郑州市郑东新区祥盛街 27 号　　邮编：450016
电话：（0371）65737028　65788629
网址：www. hnstp. cn　　投稿邮箱：15136289138@163.com
责任编辑：邓　为
责任校对：柯　姣
封面设计：张　伟
版式设计：中文天地
责任印制：朱　飞
印　　刷：三河市明华印务有限公司
经　　销：北京集文天下文化发展有限公司
幅面尺寸：170mm×240mm　印张：21.25　彩插：4　字数：340 千字
版　　次：2016 年 5 月第 1 版　2021 年 7 月第 2 次印刷
定　　价：78.00 元

《王立忠医论医案集》编写人员名单

主　审　王立忠

主　编　赵润杨　　梁慕华　　郭　健

副主编　王育勤　　李彦杰　　刘培民

　　　　　李中玉　　赵英霖　　吕沛宛

编　委　（按姓氏笔画排序）

　　　　　王立忠　王育勤　史家华　邢若星

　　　　　吕沛宛　刘培民　李中玉　李彦杰

　　　　　赵　晶　赵英霖　赵润杨　郭　健

　　　　　梁慕华　谭高峰

王立忠教授简介

王立忠，河南省太康县人（1940—），主任医师，教授，硕士研究生导师，出生于中医世家，1964 年毕业于河南中医学院，本科（六年制），从医执教五十余载，教学相长，潜心研究业务技术，治学严谨，师古不泥，博采众长，学验俱丰。

王立忠教授是第四批全国老中医专家学术经验指导老师，全国名老中医传承工作室建设项目导师，河南省中医院（河南中医药大学第二附属医院）名医传承研究室终身导师，中华中医药学会河南分会内科学术委员会委员，河南省脑病治疗中心学术顾问，河南省内科会诊中心特邀专家，《临床医学杂志》编委，《老人春秋》杂志学术顾问，河南省保健协会食疗与养生专业委员会常务理事、副主任委员，河南省高层论坛专家。历任河南省周口市中医院内科主任，河南省平顶山市中医院党委委员、副院长，河南省中医院门诊部主任。

王立忠教授擅长治疗内科疑难杂症，精专内科、妇科，尤对脑病颇有研究，数年来通过不断探索、创新、总结，依证立法，知常达变。精心组方研制的"定眩丸"治疗眩晕（梅埃氏病），"蠲痛丸"治疗顽固头痛，"神衰胶囊"治疗神经衰弱（失眠）等，临床疗效显著，深得同行和广大患者好评。发表学术论文 70 余篇，编写出版了《脑血管病中西医诊疗与康复》《河南省当代名医内科学术精华》《王立忠临证经验选粹》《王立忠临证医集》等 4 部专著。被遴选入《名老中医之路》第三辑（张奇文主编，中国中医药出版社出版）。

序 一

医论是表现医家医学思想和学术见解的医学论文，其内容以中医学术为主，涉及中医理论体系的理法方药，或记述其感悟，或发表其思想，或记述其体会，或表现其争鸣，是中医理论的重要文献。溯源求本，《黄帝内经》实乃医论之集成。

医案古称诊籍，是中医诊治处方的实录，治病之法，必先立案。医案之于中医，犹如银河里的星光，能共聚其辉煌。它既是医家临证经验及思维活动的真实体现，又是学者继承医术与学理的便捷门径。清代河南医家王燕昌说："名医立案，各有心得，流传既久，嘉惠无穷。盖临证多则阅理精，练事深则处方稳，此前贤医案所以可贵也。"章太炎先生也曾说："中医之成绩，医案最著。欲求前人之经验心得，医案最有线索可寻，循此钻研，事半功倍。"

王立忠教授，三世业医。祖父王化洲、父亲王秉权，躬耕杏林，常起沉疴，备受称道，名震一方。立忠王先生幼承家训，专心医技，长受学业，潜心医理。既受家传之技法，又得学院之理路，相得益彰，滋养深厚。更以传道授业，常念仁心，永怀责任，故能为人谦逊，学不嫌精，救人治病，术不弃细。汇小流以成大河，硕果累然，确为国家名老中医专家。丰硕成果，有慰自身苦心；踵事增华，无愧父祖庭训。

立忠王先生，从医逾五旬，修业不停步，凡有心得，总有笔录，有论必发，验案乃存。适逢国家力倡中医传承，其弟子将其

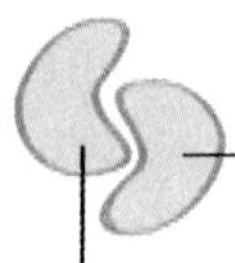

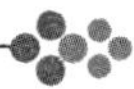

历年所撰医论及平时所存医案荟粹成集，命以《王立忠医论医案集》。其中，医论部分，选题新颖，见解独到，立论公允，补偏救弊；医案部分，理法方药，恰中病机，选方用药，师古不泥。两相结合，有其理念一以贯之。此书问世，必将为中医传人参悟中医奥义点亮薪火。故此欣然为之序以嘉其付梓！

全国首届国医大师

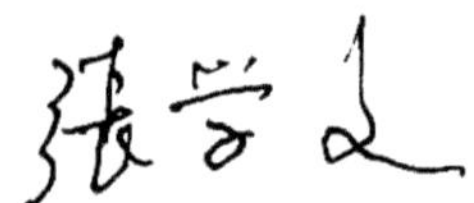

序 二

杏林春雨洒人间，济世活人黄河欢。

我要以至诚朴素的语言和心声赞美河南中医药大学教授、全国著名中医药专家王立忠先生。

我和王老师相识将近二十年了，过去因为我身体受过重伤，落下了多种疾病，尤其是颈椎和腰椎疾病，外加风湿关节炎，经常头晕眼花、疼痛难忍、行动困难。

别人介绍我找王老师就诊，我看到他对周围患者都是十分和蔼热情、平易近人，且技术精湛，在我诉说病情时，我说我是一个工厂的工人，当过保姆和炊事员，在“文革”中被批斗和迫害过……王老师听后对我十分同情，耐心热情地对我“望闻问切”，开了药方还特地对我说：“在工厂劳动不容易，工资不高，所以，我就开了一些比较便宜的药材治病，效果也是一样的。”我听后心中十分感动，看病还为患者的生活着想，觉得他真是一位好医生、一个好人。

服药后十分见效，我就再去复诊。正好在他那里遇到了我的邻居，也是王教授的同事、医院的园林工程师，她向王教授热情地介绍说：“阿姨是工厂的高工和总工，又是著名的作家……”王老师一听微微一笑说：“我才不管她是高工、作家还是保姆、理发员呢，来到我这里看病就是我的朋友和亲人，我都一视同仁，尽一切力量把他们的病治好。”我对他的话语和态度十分感动。如今看到全国著名的医生教授，如此的和蔼可亲、诲人不倦，我的眼睛湿润了，我下决心一定要向王老师的高尚品德和渊博的学识学习，报答祖国和人民。

经王老师治疗后我逐渐恢复了健康，如今我已是耄耋之年，还能继续写作，而且获得国家一系列奖励，这都是王教授的功劳，我永远不会忘记王立忠教授的恩情。

今由王教授弟子整理《王立忠医论医案集》一书，即将出版，实为中医界一大幸事，其内容为中医药宝库又增添了一颗璀璨的明珠。其内容翔实，条理清晰，态度严谨，学术观点新颖，临证多有创新，具有较高的学术价值，能启迪后学，对发展中医将起到一定的推动作用。我先睹为快，欣然为序，并附词一首：

调寄"渔家傲"，人间重晚晴
鹤发童颜岁月移，人间沧桑何用提，
山重水复总有路，
花明处，百灵高唱雄鸡啼，
美酒飘香醉知己，硕果丰收笑眯眯，
莫道夕阳晚嗟叹，
人长久，老骥伏枥仍奋蹄！

研究员、国家一级作家：郑晴（文英）

2016 年 4 月

前言

中医学是中华文明宝库中最为璀璨的明珠之一，它之所以历经数千年之久而不衰，不仅在于它具有独特而系统的理论，更在于它有确切的临床疗效，为中华民族的繁荣昌盛做出了不可磨灭的历史贡献。

历代中医先贤在同疾病做斗争的过程中总结了丰富的临床经验，他们勇于创新，使中医理论日臻完善；他们在实践中不断探索，将经验整理总结，并代代薪火相传。

师带徒是历代中医传承的主要模式，学徒在跟诊的过程中耳濡目染、望闻问切，日复一日，将老师的经验了然于心。现代中医院校集中学习的模式虽然培养了大量的中医药学生，但这种培养模式的弊端日益显现，主要问题是理论与实践脱离，学生毕业后不会诊病。中医面临后继乏人的局面，国家中医药管理局意识到这一问题的严重性，自 2012 年起在全国范围内选出一批经验丰富的名老中医药专家，由每位名老中医药专家选拔十名优秀中青年中医师，以跟师的形式学习名老中医经验。王立忠教授从医执教五十余载，教学相长，学验俱丰，他治学严谨，医术精湛，擅长内科杂病，专长脑病，被选为全国名老中医药专家学术经验传承工作室指导老师。借此东风，我们有幸成为王立忠名医工作室的学员。王老师非常重视中医传承工作，常常为中医后继乏人而忧虑。他常教导我们说："要多读经典，勤于临床，旁参诸家，临证时要多观察、多随访，善于总结，对技术精益

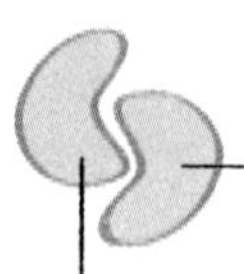

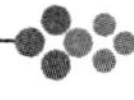

求精。”学医非一朝一夕之事，需要经过多年的勤学苦练，方可成为良医。他对我们严格要求，毫无保留地将其毕生经验倾囊相授。他“博采众长勤耕耘”的严谨治学精神，“仁心仁术济苍生”的高尚医德，都令我们肃然起敬，实属我辈学习之楷模。我们耳闻目睹名医大家出神入化的高超医术，一个个疑难杂症在他的精心调治下豁然而愈，一例例鲜活的医案为我们讲述着一个个生动的故事。王老师临证时强调遣方用药，必须时刻在中医辨证思想指导下进行。他在论述中药配伍应用感悟中，阐述了临证用药经验，特别是破格用药治疗疑难重症取得显著效果，甚至获得意想不到的疗效，充分体现了他高超的学术思想和医疗水平。

医案是研究中医最主要的载体。医案具有理论紧密联系临床实际的特点，而且鲜活理论与经验历历在目。医案之作，对促进后学成长，开阔知识领域，处理临床疑难病症之借鉴，可以说受益无穷。近代哲学家章太炎先生指出：“中医之成绩，医案最著。欲求前人之经验心得，医案最有经验可寻，循此钻研，事半功倍。”王老师毕生的宝贵经验都集中体现在这部医论医案集中，本书共收录医论十个篇章，医案100余例，每例都是王老师诊治的疗效显著的真实病案，按内、外、妇、儿分为四部分，其中以内科医案为主，内科医案又按疾病系统分为八章。收集整理医案的过程，也是我们不断学习提高、深入思考的过程。希望通过《王立忠医论医案集》这部书，能将王老师的学术思想与经验总结和发扬，以期对同道及后学者有所启发。

成书过程中尤其要衷心感谢王立忠教授，他在繁忙的诊务之余，不顾身体劳累不适，不厌其烦，悉心指导，反复修稿，尽可能地做到减少疏漏，将最完美的书作呈现给读者。这部医案集也是我们名医工作室全体成员共同努力与心血的结晶。我们因此而结缘，像一个大家庭，共同学习，一起成长。大家群策群力，都为此书尽自己的一份力量。我们本着实事求是的原则，尽可能详细地记录，透彻地分析每一医案，以体现王老师的辨证思路、诊疗经验和用药特色。

名医医案，既可以了解医家生平传略，又可以一睹名医大家风采。这部医论医案集，为从事中医临床工作者，提供了一部理论与实践相结合、富有中医特色，能启迪后学、提高临床技能的参考书。我们深知，医道无穷，而识之有限，我们学习和掌握王老师的验案资料不多，不够全面，学识水平疏浅，书中仍有不尽如人意之处，瑕疵亦在所难免，敬请同道和学者斧正！

承蒙首届国医大师张学文教授为本书作序，著名书法家、河南中医药大学朱忠宝教授为本书题词，著名书法家西中文先生为本书题写书名，张然丁教授协助审稿，特此致谢！

编者

2015 年 5 月

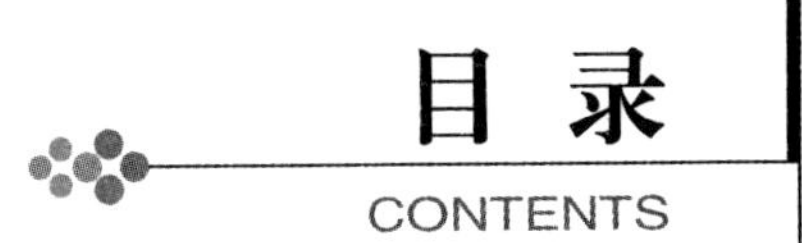

医 论 篇

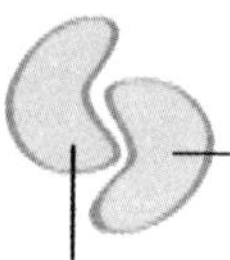

医　案　篇

附　篇

医论篇

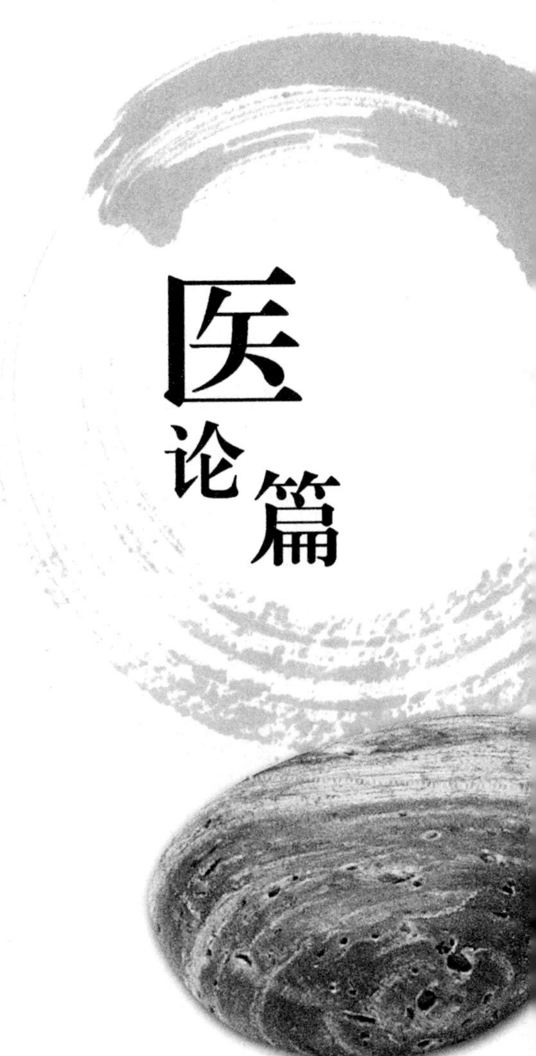

一、谈从调理脾胃防治感冒

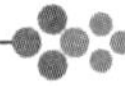

王立忠教授通过临证实践认识到，调理脾胃是防治感冒的有效治疗途径和有效方法，特别对体虚、胃肠型感冒反复发作者，尤为适合，且有治愈后不易复发、疗效稳固等优势。

1. 发病防病的理念

首先要了解和掌握脾胃和肺脏的关系。脾胃和肺具有相生关系，脾胃为肺之母脏，肺主气而脾益气，肺所主之气来源于脾。何梦瑶说："饮食入胃，脾为运行精英之气，每日周布诸腑，实先上输于肺，肺先受其益，是为土生肺金，肺受脾之益，则愈旺，化水下降，泽及百脉。"因此，当脾胃虚的时候，大多首先影响到肺。肺气不足，也大多与脾有关。如脾胃虚弱的人易发感冒。表面上看较易感冒是由于卫气不足，而实际上是与脾气不足有关，脾不能益气则肺气虚，肺气虚则卫气不足。如玉屏风散是固补卫气、预防感冒和治疗气虚自汗的良方。

脾虽然是肺之母脏，但脾胃的运化又赖于肺气的宣发。饮食入胃之后将精气游溢于脾，脾又将津液输布于肺，肺赖其宣发之性，再将津液输布全身，清者上行而浊者下达。这样脾胃中的水湿才不致停留。也就是说，肺气虽然来源于脾，而脾胃的运化功能，还是和肺分不开的。前人有"脾为生痰之源，肺为贮痰之器"之说，痰所以会生，由于脾阳不足；痰之所以会贮，实与肺气不宣有关。由此可见临床上的感冒，若有痰湿内因存在，在宣肺解表的同时，适当加一些祛痰和胃之品，则有利于感冒的治愈和康复。

2. 调理脾胃的意义

临床上发现许多感冒患者，从儿童到成年，多因脾胃损伤，导致正气虚弱，易于感受外邪而感冒。正如脾胃大师李振华教授说："小儿多为内不伤则外不感，小儿手心热于手背者，提示为体内内伤，手背手心俱热者，往往已发热，当表里双解之。”或因感冒发热，应用西药抗生素，打针吃药，这种治标的方法，固然使感冒及时得到了控制，但脾胃已受到了损伤。因此感冒反复发作，甚者缠绵不解，形成恶性循环，无奈前来求治中医治疗。儿童更是重复治疗，导致小儿体质越来越差，甚至影响发育。如小儿患疳积的低热，体温不高，仅手足心热，不欲食、消瘦等，显然是小儿脾胃虚损，运化失宜，吸收功能障碍等导致脏腑失养，形成疳积证。若又要打针吃药，损伤脾胃，反而加重病情，中医采取消积导滞理脾之法，不日而愈。

从以上的发病，即说明了调理脾胃的重要性，张仲景曰：“四季脾旺不受邪。”脾胃是元气之本，元气是健康之本，元气又名真气，所受于天，与谷气并而充身也。同时强调脾胃功能。李东垣的《脾胃论》认为脾胃一伤，诸病丛生。又说明了内在元气充足，则疾病无从发生。元气充足与否，关键在于脾胃是否健旺，感冒发病也是这个道理。正如《内外伤辨惑论·饮食劳倦论》曰：“盖人受水谷之气以生，所谓清气、荣气、卫气、春生之气，皆胃气之别称也。”《素问·经脉别论》曰：“饮食入胃，游溢精气，上输于脾，脾气散精，上归于肺，通调水道，下输膀胱，水精四布，五经并行，合于四时五脏阴阳，揆度以为常也。苟饮食失节，寒温不适，则脾胃乃伤，喜怒忧恐，劳役过度，而损伤元气，既脾胃虚衰，元气不足……脾胃之气下流，使谷气不得升浮，是生长之气不行，则无阳以护，其荣卫不任风寒。”这就是脾肺气虚易发感冒的主要原因。

3. 防治原则与治法

临证时根据具体情况，谨慎处理，急则治标，缓则治本。内伤外感并见，夹杂出现者，若内伤重、外感轻，根据脾胃特点，当以调理脾胃为主，轻剂解表即可。若外证多，外感重者，当以解表为先，调理为辅为原则。“虚则补之”乃是治疗虚证大法，然而补药应用不当，亦多气壅、腻膈，反使脾胃运化呆滞，致生变证。因此，在临床辨证用药时，应酌情加入砂仁、陈皮、生姜、大枣之类，以促进脾胃运化，升发中焦气机，陈皮有补有泻，可升可降，有调中快膈、导滞消痰之功；生姜解郁调中，畅胃口，而开痰下食；大枣乃脾经血分之药，补而运之，以发脾胃升腾之气。姜枣同用，生姜助卫发汗，大枣补益营血，防止汗多伤营，共奏调和营卫之功。

王教授在临床上对体虚(胃肠型)感冒,采用益气固表、调和营卫的治法,方用玉屏风散合桂枝汤加减应用,或用补中益气汤酌加桂枝、仙灵脾、菟丝子、生姜、大枣等,多获良效。对于脾胃虚弱,易发感冒者,常嘱患者服用香砂六君子丸、补中益气丸缓图,亦可预防感冒或慢性支气管炎,疗效颇佳。

(赵润杨整理)

二、从“痰瘀”论治疑难杂病的思路与方法

古代医家早就有“津血同源”“津血互化”之说，说明在生理条件下，津与血在气化作用下可以相互资生和转化，津血在生理上的这种密切关系，必然导致病理“痰瘀同源依存从化互结”的相互影响，痰滞则血瘀，血瘀则痰留，即痰可生瘀，瘀可生痰。二者互为因果，交结为患，形成恶性循环。朱丹溪的“窠囊”说：“痰夹瘀血，遂成窠囊。”认为痰和瘀血均为阴邪，同气相求，既可以因痰而生瘀，亦可因瘀而生痰，形成痰瘀同病，从而导致各种病变。因痰与瘀是疑难怪病之根，危急重症之源，古人又有“痰为百病之母”“怪病多痰”“怪病属瘀”的认识等。当代许多中医大家，如王永炎、周仲瑛、邓铁涛、张学文等，对“痰瘀相关”的学说的研究，内容丰富，“痰瘀同源”“痰瘀同因”“痰瘀互生”“痰瘀同病”“痰瘀同治”的理论和实践的研究更为广泛和深入，且收到了显著疗效。王立忠教授根据疑难病的病因病机和发病特点，分别从痰论治、从瘀论治、痰瘀同治三个方面来论治疑难杂病：

1. 从痰论治

凡因痰致病，多指广义的“痰”，是由于脏腑气血失和，水、湿、津液凝聚变化而生成的一种“非人体需要代谢性分泌物”，包括痰、饮、水、湿等。痰性流动，且随气升降，流动周身，无处不到，变化多端，外而皮肉筋骨，内而脏腑经络，广泛伤害机体内外，故致病多端。

痰为诸病之源，怪病多由痰而生，故有“百病多有痰作祟”之说。痰生百病，百病兼痰，痰邪致病，错综复杂，范围广泛，病种繁多。痰生百病，既说明了病邪广泛性，还说明了痰邪致病，易挟他邪为患，如临床上常见的风痰、寒痰、热痰、

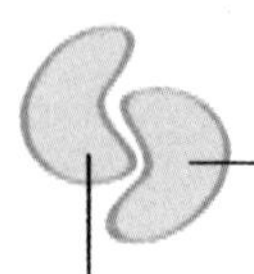

湿痰、燥痰、火痰、气痰、食痰等。除了病邪本身致生疾病外，还有挟痰致病，缠绵反复，诸多疾病，在发病的不同阶段，除了痰病本身影响脏腑功能而生痰邪外，还可触动宿痰，兼杂致病，临床辨证中，常有“风寒夹痰感冒”“风湿夹痰”“气虚夹痰”“阴虚夹痰”“阳虚夹痰”“血虚夹痰”等。临床上经常遇见，久治不愈或收效甚微的患者，在原来遣方用药基础上，酌加祛痰或化痰之品，屡获良效。

（1）头痛（血管性头痛）：此类头痛，是临床上常见的顽固性头痛。其头痛特点是疼痛多发生于头部一侧或双侧，疼痛性质多为跳痛或刺痛，或灼热疼痛，常伴有恶心呕吐，或视物模糊、畏光，或因情绪激动而诱发。舌红、苔白腻，脉弦细而滑。

辨证：肝经蕴热日久，灼津为痰，肝阳风动，风痰上扰清窍而致头痛。

治法：熄风化痰，活血解痉止痛。

方药：自拟方，熄风化痰活血止痛汤（天麻 10 g，川芎 15 g，僵蚕 10 g，胆南星 9 g，白附子 8 g，全蝎 10 g，白芷 12 g，白蒺藜 30 g，葛根 30 g，赤芍 12 g，蔓荆子 15 g，夏枯草 15 g，甘草 6 g）。

方解：天麻、僵蚕、胆南星、白蒺藜、全蝎、白附子平肝熄风、化痰解痉止痛；赤芍、川芎行气活血；夏枯草、葛根、蔓荆子疏风清热；甘草助诸药调和以善其后而获效。此风痰头痛之良方也。

（2）癫痫：痰浊蒙窍是痫证发病重要病因病机，古有“无痰不作痫”之说。痫证，肝胆火旺，痰火蒙窍者居多，且为顽固。其发病特点是突然昏倒，不省人事，四肢抽搐，口吐痰涎，气息高，直视或斜视，或作六畜之声，魂梦惊惕，发作无定时，有连日发者，有一日三五次发者，常伴有胸膈阻塞，心烦失眠，头痛，面红目赤，口苦，便秘，数日数月后再发，醒后疲乏，余如常人。舌红、苔黄腻，脉弦滑而数。

辨证：本证多因大惊卒恐，郁怒伤肝，肝失条达，气郁化火，火灼津液成痰，痰火随气而升，上扰胸，心神被蒙，发为突然昏倒，不省人事，口吐痰涎，痰火流窜四肢经络则抽搐、口苦等症作矣。

治法：清热涤痰，镇心安神。

方药：自拟方，定痫汤（天麻 12 g，生白芍 12 g，夏枯草 15 g，郁金 12 g，石菖

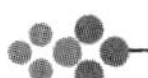

蒲 10 g，全蝎 10 g，胆南星 9 g，僵蚕 10 g，黄连 6 g，知母 10 g，川贝母 10 g，地龙 12 g，茯神 20 g，磁石 30 g，皂荚 1.5 g，甘草 6 g）。

方解：天麻、白芍、夏枯草平肝熄风；郁金、全蝎、胆南星、僵蚕、黄连、知母、川贝母清热化痰开窍醒脑；地龙、茯神、磁石、皂荚镇心安神，散结通络抗痫，佐甘草调和诸药以收全功。

（3）失眠：失眠，多由于思虑太过，所求不得，肝气被郁，脾运失健，水谷之湿生痰，或久嗜酒肉肥甘、油腻之品，演变为痰。痰郁而化火，痰火上蒙心包，扰乱神明，神不守舍，故出现心烦失眠、易惊易醒等症。

辨证：痰火内扰则心烦不寐。

治法：清热化痰，宁心安神。

方药：黄连温胆汤加减（竹茹 10 g，黄连 6 g，陈皮 10 g，法半夏 12 g，茯神 20 g，酸枣仁 30 g，龙齿 20 g，百合 30 g，大枣 5 枚，灯芯 8 g，甘草 8 g）。

方解：方中竹茹涤痰开郁，清热除烦；陈皮、法半夏燥湿祛痰，茯神、酸枣仁、大枣、黄连、龙齿养心安神；灯芯、百合、甘草清心安神。百合对顽固性失眠疗效尤佳。

加减：半夜醒后难以入睡，加夏枯草 15 g；彻夜不寐，加淡豆豉、栀子各10 g，清泄里热，解郁除烦甚妙；生龙骨、生牡蛎各 30 g；心火亢盛，失眠心烦者加竹叶 10 g、莲子心 3 g、琥珀 3 g（冲），清心泻火，镇心安神。

2. 从瘀论治

“瘀”是临床常见的一种病理状态，久病之后，有瘀证形象可辨者，故当从瘀论治，中医认为“久病入络，久病入血”是疑难病症病因病机、证候和施治的重要依据。久病从瘀，是对久病之后由虚到瘀这一病理现象的高度概括，久病之虚不外阴、阳、气、血诸不足，如气虚推动无力，血液运行不畅而成瘀；血虚不濡，气血运行不滑而成瘀；阳虚则寒凝，血得温则行遇寒凝而成瘀；阴虚津竭，血脉干涸运行不畅而成瘀。瘀因虚生，瘀更虚，虚瘀相因，导致更加复杂的病理改变。瘀是疾病发展向纵深一层演变的病理产物，也是病机转变的必然规律。

（1）胸痹（冠心）：气虚、心脉瘀滞，表现为胸闷胸痛，或刺痛，或左心前区疼痛，心悸气短，肢体倦怠，或畏寒肢冷，遇寒冷或劳累则易发作等。舌质淡、偏黯或瘀点、苔薄白，脉沉细或沉迟。

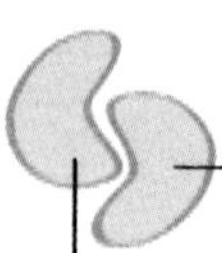

辨证:气虚血运无力,心脉不畅,或劳累过度,营血暗耗,心脉瘀滞,心脉失养而致。

治法:益气温阳,化瘀通脉。

方药:自拟方,益气化瘀通脉汤[党参 12 g,生黄芪 30 g,丹参 20 g,当归 12 g,川芎 15 g,赤芍 12 g,石菖蒲 10 g,郁金 12 g,檀香 12 g,葛根20 g,桑寄生 20 g,酸枣仁 30 g,鸡血藤 30 g,淫羊藿 15 g,三七粉 3 g(冲),甘草 8 g]。

方解:党参、黄芪、当归、川芎、赤芍、丹参、三七粉益气活血化瘀;菖蒲、檀香、郁金活血止痛,行气开窍;枣仁、鸡血藤养血活血通络;仙灵脾、桑寄生、葛根,实验研究表明具有扩张血管、改善冠状动脉血流量的作用;甘草有补益中气、调和诸药之效。

加减:偏于心阴虚者,加玉竹、麦门冬、五味子;偏于心阳虚者,加桂枝、干姜、制附子等。

(2)失眠(血瘀型):心主血脉,肝为藏血之脏。血液需要心气推动,肝气疏调,肺气宣降,才能在其脉内运行不息,环周不休。若瘀血内阻,血行不畅,营阴不能正常上濡元神,阴虚不能涵阳,导致失眠。临床表现为失眠多梦、心悸、急躁易怒,伴胸闷胁痛,脉弦细,舌红边缘紫暗、苔白或白腻。

辨证:营血不足,血脉瘀阻。

治法:调气活血,安神宁志。

方药:方用血府逐瘀汤(《医林改错》)加减治之。(牛膝 12 g,桃仁 10 g,红花 10 g,当归 12 g,川芎 10 g,白芍 12 g,生地 10 g,枳壳 10 g,柴胡10 g,桔梗 6 g,酸枣仁 30 g,夜交藤 30 g,黄连 6 g,法半夏 30 g,甘草6 g)。

方解:瘀血阻滞,变生诸证,法当活血化瘀,恢复血运正常。方用桃仁、红花、川芎、牛膝活血化瘀,治疗血分瘀滞。营血运行,除赖心气推动以外,亦赖肺气宣降,肝气疏调。故配桔梗开宣肺气,枳壳、柴胡调气疏肝,治疗气分郁结。活血之品恐有耗血之虞,芍药、甘草有柔和筋脉、缓其挛急之意,用当归、地黄补血滋阴,期其活血且无耗血之虑,理气而无伤阴之弊。枣仁、夜交藤补养心血以安神;法半夏、黄连配伍清热化痰散结。实践证明重用法半夏治顽固性失眠效佳且无副作用。该方是气与血、血与脉、升与降、补与泻,诸多协调关系,故是一个结构较好的治疗瘀证许多疾病的良方。临床可用于治疗头痛、眩晕、胸痹等。

3. 从痰瘀互结论治

痰瘀互结是脑病的重要病因、病机。虚是老年人患病的基础，因虚致瘀。张景岳谓："凡人之气血犹源泉也，多则流畅，少则壅滞，气血不虚则不滞，虚则无有不滞者。"周学海亦云："阳虚血必滞，阴虚血乃凝。"显而易见，瘀乃虚所致。痰乃津血之异变。痰瘀同源，瘀血阻络致津液输布受阻，聚而为痰。唐容川在《血证论》指出："须知积痰水之瘀，痰瘀相互交织成巢"，"脑髓纯者灵，杂者钝。"《医学衷中参西录》："痰瘀蒙清窍，气血失于奉养之能，清阳不升，浊阴不降，神失所养则智能障碍。"

下面以痴呆为例进行介绍。

因年老、五脏亏虚，功能失常，气血不足，气机失调，气血津液运行紊乱，导致痰瘀必生，痰瘀互生、互化、互结，交阻脑络发为痴呆等脑病。因此，临床上气虚血瘀、气滞血瘀、血虚气滞，或痰浊和血瘀之象并见，既有痰瘀阻脑之证，又有痰浊蒙蔽清窍之候。上述病因病机虽不同，但都可导致脑髓空虚，痰瘀阻络，脑失所养，而出现进行性健忘，智能减退，进一步发展为脑痴呆、脑萎缩。症见头晕目眩，精神不振，神情呆滞，表情淡漠，口角流涎，腰膝酸软，步态不稳，语言欠流利，言语杂乱无章，耳鸣，健忘，舌质淡、边有瘀斑，脉象沉细。

辨证：痰瘀阻络，脑失所养。

治法：益气补肾祛痰，活血化瘀，健脑益智。

方药：自拟方，健脑益智汤（制首乌 12 g，肉苁蓉 12 g，枸杞子 12 g，山萸肉 20 g，茯神 20 g，炙远志 10 g，石菖蒲 9 g，益智仁 12 g，僵蚕 10 g，胆南星 9 g，地龙 12 g，水蛭 8 g，川芎 20 g，生黄芪 20～30 g，当归 12 g，郁金 12 g，丹参 20 g，巴戟天 12 g）。

方解：制首乌、肉苁蓉、枸杞子、山萸肉、茯神、巴戟天、远志、菖蒲、益智仁养神开窍、通脑益智；黄芪、当归、川芎、僵蚕、丹参、胆南星、地龙、郁金益气活血化瘀、通络益智。

加减：血压偏高、头晕头痛者，加天麻、钩藤、豨莶草、夏枯草；痰涎壅盛、语言謇涩者，加全蝎、天竺黄、瓜蒌等；中风后遗症，下肢无力，屈伸不利者，加伸筋草、鸡血藤、蜈蚣；下肢沉重、麻木者，加苍术、黄柏、生薏苡仁、丝瓜络、忍冬藤；震颤者，加白芍、鳖甲、龟板胶、生龙骨、生牡蛎等；兼胸痹者，加葛根、檀香、薤白

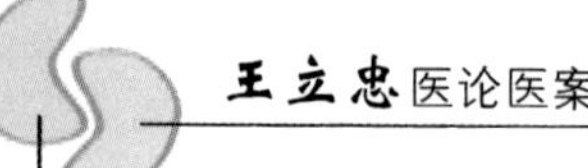

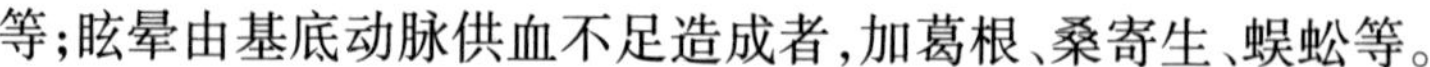

等;眩晕由基底动脉供血不足造成者,加葛根、桑寄生、蜈蚣等。

(王立忠)

三、王清任《医林改错》学术思想探析

王清任的《医林改错》是王立忠教授十分推崇的一部中医著作，他认为此书破旧立新，开创了中医活血化瘀疗法的新局面，具有非常高的学术价值，对中医临床实践及治疗方法具有重大的指导意义，为学习中医者的必读之作。

王清任（1768—1831 年），字勋臣，享年 63 岁。王清任是清代一位颇具革新思想的著名医学家，他注重实践，勇于冲破旧论，创立新说，历时 42 载写成了《医林改错》一书。纠正了前人关于脏腑记载的一些错误。临床上对于瘀血证的治疗有独到之处，自拟活血祛瘀、补气活血等方剂 30 余首，最著名的方剂有补阳还五汤、血府逐瘀汤、少腹逐瘀汤等，被全国高等院校教材选用，具有很高的学术价值，为中医学发展与进步做出了杰出贡献。

1. 敢于疑古　善于观察

王清任的学术思想集中反映在《医林改错》书中，他敢于疑古，勇于创新，重视医学实践，对我国解剖学和临床医学有重大贡献。本书充分体现了他重视临床实践、敢于创新的科学态度，对临床一些疑难杂症提出了自己的学术观点和治疗方法。

医生治病的对象是人，不是物，而人是一个有思维、有思想意识、有机、完整、有生命现象的整体。王清任以医为业，治病救人，他的对象是人。他在继承历代医学成就的基础上，并不满足前人的成就。他认为“治国良相，世代皆有；著书良医，无一全人”，若《内经》《难经》对脏腑的记述还不能满足医学发展的需要，有些还有不正确的地方，应该通过解剖实践的观察进行改正和补充，强调“业医诊病，当先明脏腑”。

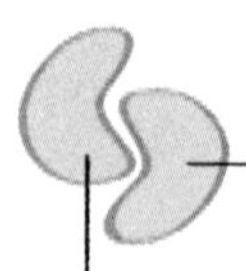

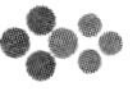

五脏六腑是中医脏象学说的主体，脏象学说是以研究脏腑生理功能和病理变化为中心，结合脏腑与形体、诸窍的关系，以及脏腑和自然界关系的学说。因此，掌握脏腑的形态与功能，是认识疾病本质的关键，也是临床诊断与治疗疾病的依据。假如不明脏腑，则病本既失，纵有雕龙绣虎之笔，裁云补月之能，医道也是不全面的。中医学的理论体系是经过长期的临床实践，在中国古代哲学思想的指导下逐步形成的，它来源于临床实践，反过来又指导着临床实践，它的基本特点是整体观念和辨证论治，而脏腑理论既是整体观念的主体，又是临证论治的主体。基于以上阐述，更进一步证实"业医诊病，当先明脏腑"。

科学理论的确立，无不通过反复的生活、生产和科学实践，再从反复认识中得出正确的理论。中医学理论是在历代医学家长期与疾病作斗争的医疗实践过程中，不断总结经验，逐步上升为理论知识而形成的。科学理论的传播要靠历代文献资料的记载，要有理论根据。王清任重视实践，善于总结，编撰《医林改错》就充分体现了这一点。这又充分证明"自恨著书不明脏腑，岂不是痴人说梦"的王氏观点。

辨证论治是中医诊断和治疗疾病的主要手段，实则是辨证与论治的两个阶段，是诊疗疾病过程中，相互联系不可分割的两个方面，是中医学的精髓所在。脏腑理论贯穿在整个辨证论治的全过程，如辨病因、病性、病位等多以脏腑为根据；确定相应治疗方法，决定处方用药等仍然以脏腑为出发点。这也说明脏腑理论在辨证论治全过程中所占的地位。

2. 注重实践　锲而不舍

王清任在医疗实践中认识到，只有通过自己的实践，认真总结经验，才具真知灼见，行之有效。要诊断疾病，首先应该了解人体脏腑。他曾说："业医诊病，当先明脏腑。"他认为历代医家有关脏腑论中存有诸多错误，应当予以纠正。他指出："著书不明脏腑，岂不是痴人说梦，治病不明脏腑，何异于盲子夜行。"于是决心纠正前人的错误。他不避坟地污秽，在乱尸之中观察脏腑，经过对多具尸体的观察，发现医书中所描绘的脏腑图形，与所见人之脏腑不相符合，于是便将所见到的脏腑描绘下来。为了寻找一片胸中隔膜，数度亲临刑场，后终于在一具尸体中看清了隔膜，方了却多年的夙愿。王氏这种勇于实践、专心致志、不畏艰难和困苦的高尚精神，是值得我们学习的。他在《医林改错》中总结了 40 多年观察脏腑成果之大成，论述了以往医书中从未提及过的一些人体组织，如称肺是两叶，并论肺及其逐级分支，描述动静脉的主要位置和分布，以及胃、肝、胆、胰、胰管、胆管、大网膜等脏腑的情况。纠正了古代医书中关于脏腑论述中的许多谬误，如肺的叶数、会厌的形状，并对这些脏腑做了详细的描述和说明，基本上符合现代医学解剖位置。但王氏所见也受到历史的局限，某些认识也有不当之处。

3. 勇于创新　善于发挥

王清任勇于创立新说。他认为人的思维活动在脑不在心，指出“灵机记性不在心在脑”，创立了脑髓说。他认为，脑与五官有着密切关系，列举了人体器官的形态及耳、目、舌、鼻等的生理功能及病理变化，与脑的密切关系，他说两耳通脑，所听之声归于脑；鼻通于脑，所闻香臭归于脑，等等。特别是阐述了记性在脑的学术观点，并对老人、小儿脑功能的表现和一些疾病的病因病机、症状均做了详细说明。王氏对小儿生长发育及儿科一些疾病发病和治疗提出了新的见解。如他否定了古代的“天花源于胎毒”的说法，认为天花是一种流行性传染病，并制定了有效的疗法；对小儿疳积、抽风等治疗，颇有独到之处，为儿科的发展做出了一定贡献。王氏是一位治学严谨、学风端正的医家，他一贯反对主观臆断，强调医家立言著书，必须亲见治其症，屡验方法，万无一失，方可传于后人。若一症不明，留与后人再补，断不可徒取虚名，恃才立论，病未经见，揣度立方。他著《医林改错》一书，就是持这种严谨求实的态度。他在书中仅半身不遂一证中总结的气虚症状达40多种，充分体现了他对事业的执著精神，将永远启迪后人。

4. 气通血活　何患不除

王清任对气血学说，尤其是对治疗瘀血证方药方面的研究，成就卓著，对后世医家产生了极其重要的影响。他认为气通血活，何患不除。气血在身，是各有分工的，“气管行气，气行则动，血管盛血，静而不动”。但气管与血管相连，“气无形，不能结块，结块者，必有形之血也”。血瘀之证，与气行有一定关系，同时，“元气既虚，必不能达于血管，血管无气，必停留而瘀”。这说明气虚导致血瘀的道理。若能使周身之气通而不滞，血活而不瘀，气通血活，何患疾病不除。这就是他研究活血逐瘀方的思路和独到之处。目前在临床尚用的王氏方剂有

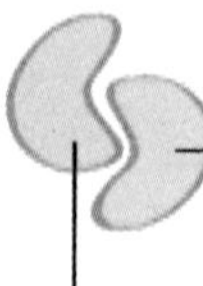

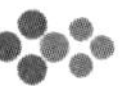

通窍活血汤、补阳还五汤、血府逐瘀汤、膈下逐淤汤、身痛逐瘀汤、少腹逐瘀汤等，从药物配伍组成来看，大部分均有补气、理气、行气之品，说明行气活血、理气活血的重要性。如补阳还五汤中重用黄芪，即气行则血行的道理。再如血府逐瘀汤，具有活血祛瘀、理气止痛的功效，主要治疗胸胁瘀滞刺痛、闭经、痛经、舌质黯红，或舌有瘀斑。现代研究证明本方具有抗凝血、扩张血管、改善血液循环、解痉、止痛、镇静等作用，广泛应用于临床多种疾病，如冠心病心绞痛、风湿性心脏病、神经官能症、脑震荡后遗症、血管神经性头痛、顽固性失眠、眩晕、自汗、盗汗、脑萎缩等，均获得满意疗效。与此同时，也证明王氏“气通血活，祛除疾病”的论断是正确的。

（梁慕华整理）

四、胃病的辨证思路与方法

王立忠教授对脾胃疾病治疗有独特的经验。他辨证准确，遣方用药精当，疗效显著。王教授临证时强调望、闻、问、切四诊的重要性，特别是舌诊的辨识，独具特色，认为通过四诊，特别是舌诊对气血的盛衰、病邪的深浅的判断，能为辨证施治提供有力的依据，针对不同的病情，分别采取相应的治疗方法，多获良效。

《灵枢·邪气脏腑病形》："胃病，腹䐜胀，胃脘当心而痛，上支两胁，膈咽不通，食饮不下……"即指出胃脘部疼痛、胀痞、满闷为主症的多种疾病，属中医"胃痛""痞证""吐酸""嘈杂"等范畴。与西医消化系统多种疾病基本相同，如慢性浅表性胃炎、萎缩性胃炎、食管炎、反流性食管炎、胃溃疡、十二指肠球部溃疡等。

胃痛为临床上常见病之首，且复发率较高，多因情志不遂，肝气郁结，饮食不节，损伤脾胃，劳逸失常，中气亏虚等所致。但只要认真分析病因病机，辨证与辨病相结合，切中病机，遣方用药，均可取得满意效果。

1. 重视舌诊

(1)舌质淡当温：什么时候用温阳药，何时用温热药，这是临床医生开方时慎重考虑的问题，王立忠认为最可凭的是患者的舌质。如舌淡不红或胖嫩有齿痕者则可大胆地用温阳祛寒之品。如附子、干姜、肉桂、丁香等药，并随时诊查舌质的变化，增减药物剂量，以防辛燥伤阴之弊。

(2)舌苔腻当化：胃病多舌苔腻，舌面覆盖一层白色细小致密的颗粒，没有缝隙。患者感口黏，口干不欲饮，食欲减退，纳谷不香。治当芳香化湿如白蔻仁、藿香、佩兰、苍术等药，但苍术因其性温烈燥，不可久用，当中病即止。

(3)舌苔黄当消：一般认为舌苔黄为热，当清，此常法也。王教授认为舌苔

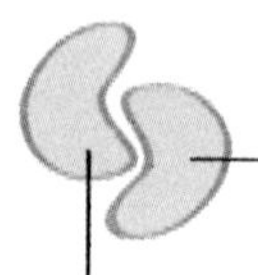

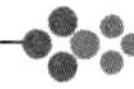

黄腻或黄厚，主要是胃中积滞所致，应以消导法治疗，主方加神曲、麦芽或保和丸治疗效果较好，而清热药及苦寒药反而对舌苔黄不利。

(4)舌苔少当养：胃病所见舌苔少，多有一个较长的过程，现有舌苔剥脱，逐渐苔少，最后无苔。出现猪肝样舌象，舌中间有裂痛。这种病例占胃病的5%左右。造成苔少的原因诸多，如过用抗生素、抑酸药、温燥药等致使胃阴耗损，胃镜检查以萎缩性胃炎较多。患者胃纳极差，味觉消失，胃痛灼热等，治以滋阴养胃。方选益胃汤，药用乌梅、北沙参、生地、麦冬、石斛、山药之品。

2. 调肝为要，以防木克土

肝与胃是木克土的关系，肝主疏泄条达，影响脾胃升降。若肝气横逆，木旺克土，木郁胃滞，肝火亢炽，灼伤胃阴或肝血不足，胃失滋养等均是导致胃病的主要原因，故治疗胃病勿忘调肝。肝为刚脏，胃脘疼痛久治不愈，采用柔肝之法，隐痛补中加柔，刺痛活血加柔，腹痛者行气加柔，代表药物白芍伍甘草，白芍酒炒30～60 g，甘草10 g，常获桴鼓之效。

临床上遇到胃痛患者，经西医治疗溃疡愈合，幽门螺旋杆菌转阴，但胸腹、胁肋窜气久不消除，嗳气，矢气不畅，焦躁不安。如果仅对胃施治，用香燥行气之品，非但不能消胀，久用还能耗伤气阴。如用疏肝药调治如佛手、郁金、木蝴蝶、香橼等，能令情志舒畅，窜气好转。

“吐酸”“嘈杂”是胃病、食管炎最常见的症状之一，吐酸当平，历代医家说法不一，有寒、热、湿、虚等认识，都有一定道理。王教授认为不能一概而论，当据临床辨证结果而定。“酸者，肝木之味也”。不论是何种证候，都应佐以平肝之药以和酸、制酸，用冬桑叶、煅瓦楞子、白蒺藜、乌贼骨、浙贝母等以制酸止痛。

3. 常法不应，取各家之说

(1)久病不愈，穷必及肾。“肾者，胃之关也”，胃者，受纳腐熟水谷，全赖肾中之阳气的蒸化，肾气不化，关门闭塞，胃气上满，气滞水停，直接影响胃病的康复。临床除胃病症状外，尚伴大便溏、消瘦乏力、气短、头昏、腰酸足软等症状，治当脾肾同治方能奏效。

(2)久病不愈，常为虚滞。在胃病的临床中，对于胃痛、吐酸、嘈杂等症状，经治疗短时间内获效，但胀满症状久治不愈。张仲景《伤寒论》有专门论及“但满而不痛，此为痞”的条文，临床采用半夏泻心汤、理气药及西药莫沙必利片、吗

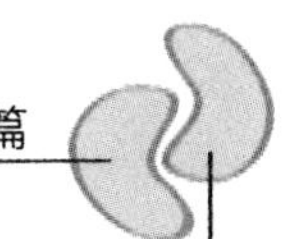

丁啉片等，疗效不令人满意。王教授认为是脾胃气虚、胃动力不足的问题，应以益气健脾为主，用六君子汤加黄连、干姜等，并重用生白术 30～60 g，可达到健脾除湿，畅便消胀获殊效。

(3)久痛不愈，脉络不通。叶天士曰："初病气结在经，久病血伤入络。"王教授认为在胃病治疗上，如萎缩性胃炎久治不愈，胃脘部刺痛或隐隐不适，舌质暗而有瘀斑，方用六君子汤加丹参、当归、五灵脂、生蒲黄、川芎、赤芍等活血化瘀之品方能收效。

(4)干呕不愈，胆气上逆。胃痛常伴有干呕，久治不愈者，在早晨更重。根据"邪在胆逆在胃"，"胃本不呕，胆木克之则呕"，胆气犯胃的呕吐，应把重点放在肝胆，选用小柴胡汤、蒿芩清胆汤或温胆汤加代赭石、白蒺藜等平肝泻胆，有较好的效果。

4. 重视调护

俗话说：胃病三分治疗七分养，患者不忌嘴，大夫跑断腿。胃病的治疗尤其要重视调养，必须有家属及患者的配合才能提高疗效。

(1)药物剂量要小，用药宁可再剂，不可重剂，剂量过大、种类过多，都会给已受损的胃加重负担。

(2)饮水不宜过多，《红炉点雪》说："盖土恶湿，即用汤剂亦宜浓煎少服"，有的患者因胃病不消化每餐喝粥及面条，摄入水液过多，反使胃内不适。

(3)运动量宜少，不可过劳。胃病发作时不宜参加剧烈运动、体力劳动、脑力劳动，以免劳倦伤及脾胃，加重胃病症状。

(4)食量宜少，不可过饱。进食七分饱细嚼慢咽，每口饭菜嚼 30 次成糊状咽下最好。少食对一般人健康有益，对胃病的康复，必不可少。

(史家华整理)

五、浅谈临证用药心悟

中医临证用药，是中医治病疗效的关键。余认为人体疾病复杂多变，往往数病相兼，病理因素错综复杂，或表里同病，或虚实互见，或寒热错杂，因此，必须在中医论治和理法方药的原则指导下，根据病情、药性，配伍应用，才能收到预期的效果。前人对理法方药，不断地升华，如何体认其中要点，尚需在临证当中不断深入探求，才能逐渐认识、体会，使之能够辨证切要，选药精当，制方严谨，主次分明，从而提高疗效。

“医生不精于药，难以成良医”。中药药性不仅是中医理论的有力验证，也是中医传承、发扬中医理论的有效载体，加强中药应用的研究探索，琢磨并领略中医药应用经验里所蕴涵的学术内涵、临证思路、用药思路，乃是中医临床工作者拓展临证诊治思路，提高中医临床水平的有效途径。

古人云：“用药如用兵。”在病情复杂，瞬息万变的情况下，医生能否有效地组织实施合理用药，使药至病除，这是考验每位医生临证基本功最重要的一环，因此，临床重视和熟悉各种药物的性味、归经、功效、配伍、主治的理论研究和应用是十分必要的。

1. 归经与炮制及临床意义

归经是药物作用定位概念，表示药物作用部位。归是作用的归属，经是脏腑经络的概称。即是一种药物主要对某一经或某几经发生明显作用，而对其他经作用较小，甚至没有作用，如同属性寒清热之药，则有清肝热、清胃热、清肺热、清心热之不同；同属补药，则有补肺、补脾、补肾、补肝之异。这反映了在机体产生效应的部位各有侧重。将这些认识加以归纳，使之系统化，便形成了归经理论。

归经理论是历代医家在长期的医疗实践中，通过逐渐归纳、总结形成的。

医药一家,中医药性理论的确立,离不开中医理论的指导,归经理论亦不例外,中药的归经理论是建立在中医脏腑经络辨证的基础之上的。此外,历代医家从不同角度去观察疾病,确立疾病的病位,因此其表达方式亦不相同,但不论是六经辨证理论,还是气血辨证及卫气营血的辨证理论,最终都可以用脏腑经络辨证来统率之。

前人在用药的实践中观察到,即使同类及功效相似的药物,由于归经不同,而分别具有不同的功效。如同是清热苦寒燥湿的黄连善清心火,黄芩善清肺火,龙胆草善清肝胆之火。另一方面还提示,即使归同一经的药物,由于气味不同,其作用就体现出温、清、补、泻的差异。如肺病咳嗽,虽然黄芩、干姜、百合、葶苈子都能归肺经,可是应用时,却不一样。黄芩主要清肺热,干姜则能温肺寒,百合补肺虚,而葶苈子则泻肺实。又如同归肝经药,香附味辛能疏肝理气,龙胆草味苦能泻肝清火,山萸肉味酸能收敛补肝,阿胶味甘能补养肝血,鳖甲味咸能散结消癥等。由此可见,归经与四气五味、升降浮沉等中药的性能理论结合起来,才能更加完整地说明药物的功能特点。

(1)归经同中药的性味、升降浮沉、补泻等相结合,从而构成了对药性较为全面的认识。中药的性能是多方面的,《黄帝内经素问》《神农本草经》二书中已经提到了性味、升降浮沉、补泻及有毒无毒等内容。药物的性味表示药物作用的性质、药物的升降浮沉表示药物的作用趋势,而药物的归经说明了药物作用于机体部位的选择性,它揭示了药物的又一必不可少的特征。

药物归经,来源于实践,反过来又用于指导临床用药,临证时只有按照药物的归经性能择善用之,才能有的放矢。如喘证,在辨别寒热虚实同时,还要辨别病位,在肺还是在肾,在肺属于肺气不宣者,宜用归肺经之麻黄、杏仁之类,宣肺降气平喘;在肾属肾不纳气者,则当用蛤蚧、胡桃等补肺纳气而定喘。

(2)在运用归经理论时,必须考虑到脏腑经络间的关系,由于人体是一个有机的整体,脏腑经络在生理上的相互联系,在病理上的相互影响,故在临床用药时并不是单纯使用某一经的药。正如徐灵胎所说:“以某药治某经的病则可,以某药独治某经则不可。”有的病证表现在某一脏某一经,但并不一定只用归某一经的药物。中医治法是灵活多样的,如按照中医五行学说相生相克规律来确立治疗原则,“虚则补其母”“实则泻其子”的滋水涵木法、益火补土法、培土生金

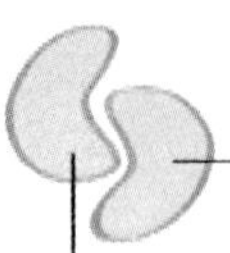

法、抑木扶土法、培土制水法、佐金平木法等。在临床上治疗肝阳上亢之证，除选用归肝经的平肝潜阳药外，还配以归肾经的滋补肾阴药，以滋水涵木，使亢阳潜平。又如对肺痨后期治疗，除选用归肺经药物外，还需选用归脾经补脾之品以"培土生金"，使脾健运，化源充足，更有利于肺痨的痊愈。余看到一位老中医治疗慢性泄泻用细辛，一时不解，他说："细辛入肾经能化阴分之寒邪。"配伍应用，果验，治虚寒性慢性泄泻，颇有一定道理。例如，治一儿童14岁，患遗溺年余，曾用中药缩泉丸，治疗无效。余认为证属先天不足，肾阳虚衰，当以益气温阳固摄治之。后用补中益气汤合缩泉丸，配附子、肉桂以温肾阳增强气化功能，服药21剂，获痊愈。

再如，皆为治头痛，但由于归经不同，临证时当区别选用，如治太阳经头痛当选羌活；治阳明经头痛当选白芷、葛根；治少阳经头痛当选川芎；治厥阴经头痛当选用吴茱萸；治少阴经头痛当选用细辛；治肝胆经头痛当选用夏枯草，对目珠胀痛，夜间尤甚者，因本品阴中有阳，用之获殊效。

总之，归经学说有着丰富的内涵，它既充实了中药性能的理论，具有指导临床用药的重要意义；同时还需要根据中医药理论体系和临床实践，不断进一步整理和提高。

(3)中药炮制加工，关系到药物的疗效，是为了增强或改变药物的某些功能，减少或消除副作用，从而提高临床疗效。例如，防风祛风解表，疏散风邪为长，但炒用或制炭，祛其辛散之性，增加苦涩之味，具有升阳止泻、止血之效，可用于腹痛泄泻、肠风下血、崩漏；荆芥辛散发汗，以解表透疹止痒见长，但炒炭长于止血，可用于多种出血，治血热、吐血、衄血，可配凉血止血药物，如生地炭、白茅根、侧柏炭等；治便血、痔漏下血，则配地榆炭、莲房炭、血余炭等固崩止血。

如半夏、生半夏有毒，炮制后方可使用，临床上常用的制半夏、法半夏、清半夏、姜半夏等，均经炮制后用于临床，具有燥湿化痰、降逆止呕、消痞散结之功；如咸味能入肾，所以用盐炒黄柏，能增强入肾泻火的作用；如酸能入肝，醋制柴胡，既可以缓和升散之性，又可以增强其疏肝止痛的作用。

2. 配伍应用对提高临床疗效的意义

药物配伍应用，历来是中医用药的主要形式，具有科学性、合理性，药物通过配伍，能增效减毒，扩大和拓宽治疗范围，适应复杂病情及预防药物中毒等。

由于人体疾病是复杂多变的,或数病相兼,或表里同病,或虚实互见,或寒热错杂,故许多疾病用单味药物治疗很难收效,必须在中医辨证论治和理法方药的原则指导下,根据病情、药性选用多种药物配合应用,才能适应复杂多变的病情,确保用药疗效和安全。这正是中医整体观念和辨证论治精神在中药应用中的体现,独具特色。因此,研究药物配伍,熟练掌握药物组合,组成新的有效方剂,对指导临床高效、安全用药意义重大,值得进一步学习研究,整理提高。

现将本人临床常用部分药物功效、配伍、组方应用心得简述于下:

麻黄 辛散苦降温通。善宣肺气、散风寒以发汗解表。用于外寒所致的恶寒发热、无汗、头痛、身痛、鼻塞,脉浮紧等表实证。常与桂枝配伍相须为用,以增强发汗解表之力。如常用的麻黄汤(《伤寒论》),应用的主要症状为表、痛、喘三大证。其表者,如表证、水肿在表、皮肤病等;其痛者,如表痛、寒痛、痹痛,治痹证常用小续命汤、桂枝芍药知母汤,均可作为麻黄汤加减方剂看待;治喘者,如小青龙汤、麻杏石甘汤、定喘汤等都是在麻黄汤的基础上加减变化而形成。

余在临证常用小续命汤治疗寒湿痹证、中风后遗症半身不遂。主要能疏风散寒,温通气血,有调和营卫之功,多获良效。

寒湿痹常加羌活、独活、桂枝、细辛以助祛风胜湿,温经散寒止痛之功;半身不遂酌加鸡血藤、海风藤、伸筋草、地龙等以增强活血通络之力。若配伍薏苡仁、杏仁、甘草治风湿一身尽痛证,如麻黄杏仁薏苡甘草汤(《金匮要略》);若配伍肉桂、熟地、白芥子、鹿角胶等,可治阴疽证如阳和汤《外科全生集 · 卷四》;小青龙汤常配丹参、苏子、莱菔子、地龙以增强止咳平喘之效;麻杏石甘汤方中配地骨皮、桑白皮则清肺热平喘作用更强。

由于麻黄通调水道,下输膀胱而利水,能消散水肿。常用于水肿兼表证者,常以生姜、白术、甘草配伍,如越婢加术汤(《金匮要略》)。对慢性水肿属脾肾亏虚引起下肢水肿,在益气健脾、补肾利水的同时用生麻黄 5 ~6 克获显效。临床报道,麻黄益智汤(炙麻黄、五味子、益智仁)对于小儿禀赋不足,肾气未充,气化不及州都,膀胱约束无力的遗尿证,经验证获良效。

桂枝 辛甘胜温,既能发汗解表,又能助阳。凡风寒伤人肌表,无论表虚表实皆可选用。用于表虚有汗或表证不解,恶风发热者,常与白芍配伍,以调和营

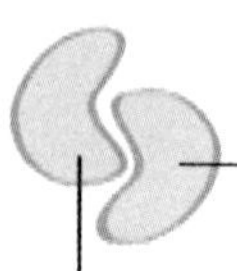

卫，解除表证，如桂枝汤(《伤寒论》)；又如常与祛除寒湿、温经止痛的附子配伍，以增强功效，如桂枝附子汤、甘草附子汤(《伤寒论》)，治阳虚水湿不化，而致水肿、小便不利及痰饮眩悸等证。桂枝能温阳化饮，化气利水，治阳虚水肿、小便不利，常配伍茯苓、猪苓、泽泻利水渗湿之品，如五苓散(《伤寒论》)。桂枝能温通胸中阳气，常配薤白通阳散结、行气导滞，如枳实薤白桂枝汤(《金匮要略》)；常与炙甘草、人参、阿胶等配伍，以通阳复脉，治阴阳俱虚之心悸，脉结代之证。常用桂枝配伍治麻木证，麻木多因气血亏虚，营卫滞涩，可致肌肤失养，而致麻木证。上肢麻木者，常与黄芪、当归、川芎、羌活、桑枝、全蝎、苍术、黄柏、薏苡仁、丝瓜络、生牡蛎等益气温阳、活血化湿通络；下肢麻木者，常配牛膝、木瓜、白芥子、忍冬藤；夹瘀者，加桃仁、红花、苏木等，以舒筋活血通络。

紫苏　能发散风寒，开宣肺气，应用于外感风寒表证，症见恶寒发热、头痛、鼻塞、无汗兼见咳嗽者，常配杏仁、前胡、桔梗等，如香苏散(《温病条辨》)。配荆芥、防风、豆豉、白芷、生姜、葱白、前胡、桔梗、杏仁、陈皮等，如荆防达表汤(《时氏处方》)。

对老年人脾肺气虚感冒，自拟方为防感汤(荆芥、苏叶、薄荷、防风、杏仁、前胡、桔梗、陈皮、法半夏、炙紫菀、炙款冬花、生姜、大枣)。余认为年老感冒，在注意扶正祛邪，祛风解表药的同时，要顾护正气，特别脾胃的调理尤为重。大枣与生姜常配伍应用，其意义有二：若二药同解表药同用，生姜助卫发汗，大枣补益营血，防止汗多伤营，共奏调和营卫之功；二则生姜能和中调胃，大枣能补脾益气，合用能调补脾胃，增进饮食，促进药力吸收，提高滋补效能。

白芷　辛散祛风、温燥除湿，芳香上达头面，善治外感风邪之头目昏痛、眉棱骨痛及牙痛、鼻渊流涕等症。余常配羌活、防风、川芎、葛根、生石膏等治疗顽固性头痛，疗效尤著，牙痛亦然，如川芎茶调散(《太平惠民和剂局方》)中即有白芷，白芷也是治疗鼻渊头痛要药。白芷止痛力较强，应用较为广泛，因其辛能行散，温能祛寒，性燥能除湿，凡风、寒、湿邪所致气血阻滞而疼痛者均可选用，如痹证、头身疼痛，颇收良效。治三叉神经痛，配僵蚕、白附子、白蒺藜、全蝎、天麻、延胡索、蔓荆子、生石膏等，其中白芷用量 15 ~ 18 克，获显著疗效。

桑叶　能疏散在表风热，用于治外感风热、发热、头痛、咳嗽、咽痛等症，常与菊花、薄荷、连翘、桔梗配伍同用，如桑菊饮(《温病条辨》)。还用于燥热伤肺之咳嗽、咽干证，常与杏仁、贝母、麦冬、沙参等配伍同用，如桑杏汤(《温病条辨》)。对肝阳上亢引起的头晕头痛，常与菊花、石决明、白芍配伍同用，如羚角钩藤汤(《通俗伤寒论》)。余临证时治外感风热、咳嗽、发热、便秘，经久不愈者，辨证为风热之邪，久恋伤及肺胃，痰热壅肺，肺失宣降，治以清热宣肺、化痰止咳，方药组成为桑叶、黄芩、杏仁、前胡、桔梗、知母、川贝母、全瓜蒌、连翘、生石膏、甘草。其中，瓜蒌上清肺胃之热而化痰散结，下润大肠之燥而滑肠通便。肺与大肠相表里，肺气宣降，大便通畅，热清痰化，其病愈矣。

牛蒡子 能疏风清热，解毒透疹，利咽消肿。常用于外感风热、咳嗽咯痰不利及咽喉肿痛等症。常配银花、薄荷、桔梗、连翘等，如银翘散(《温病条辨·卷一》)。若肺胃热盛，咳嗽咽痛者，加黄芩、板蓝根、生石膏等清热解毒泻火之品，则热退咳止而愈。若系风热头痛，常配伍蔓荆子、升麻、葛根、生石膏、菊花等，投之立愈。风热型荨麻疹，常配荆芥、防风、当归、薄荷、蝉蜕、赤芍、牡丹皮、连翘等祛风清热、活血解毒止疹，每获良效。

若热毒疮肿、咽喉肿痛及痄腮等症，常与荆芥、薄荷、连翘、牡丹皮、栀子等配伍同用，如牛蒡解肌汤(《疡科心得集·方汇》)。可配伍板蓝根、玄参、桔梗、连翘等，如普济消毒饮(《东垣试效方·卷九》)。

治面瘫方如牛蒡纠偏汤(牛蒡子 30 g，白芷 10 g，女贞子、旱莲草各 12 g)《实用中医内科杂志，1988；3：128》。余在此方的基础上酌加全蝎 10 g、胆南星 9 g、白附子 8 g，经临床验证效佳。

柴胡 芳香疏泄，可升可散，善除半表半里之邪，用于伤寒邪在少阳，寒热往来，胸胁苦满，口苦咽干、目眩等症。常与黄芩、半夏等配伍，如小柴胡汤(《伤寒论·辨少阳病脉证并治》)；常与葛根、黄芩同用，治疗外感表邪未解之发热，如柴胡解肌汤(《伤寒六书·卷三·杀车槌法》)；善条达肝气，疏肝解郁，用于肝气郁结之胁肋胀痛、胃痛、腹痛、痛经等症。

可与白芍、枳壳、川芎、香附配伍，如柴胡疏肝散(《景岳全书·古方八阵》)。柴胡还善升清阳之气而举陷，用于气虚下陷所致的脱肛、子宫下垂，以及短气疲乏等症，可与升麻、黄芪等同用，如补中益气汤(《脾胃论·卷中》)。

余治乳房胀痛，常配王不留行、路路通、香附、橘核仁、白芍等疗效显著。

治长期低热，常用小柴胡汤合秦艽鳖甲散(《卫生宝鉴》)加减治疗，多能

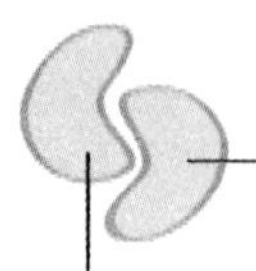

获效。

栀子 味苦性寒，药性清降，主清三焦火邪，入气又入血，善于清透疏解郁热，故可用于热病心烦、火毒炽盛、高热神昏等温热病症。可与柴胡、香附、川芎等伍用，如越鞠丸治六郁(《丹溪心法·卷三》)。栀子与豆豉合用，可宣泄郁热，解郁除烦，治不寐，如栀子豉汤(《伤寒论·辨太阳病脉证并治》)。配伍柴胡、白芍、牡丹皮等应用，如丹栀逍遥散(《校注妇人良方·卷二十四》)。与大黄、黄连、连翘伍用，用于热毒炽盛之高热烦躁、神昏谵语，或痈肿疮毒等症，如清瘟败毒饮(《疫疹一得·卷下》)。栀子清热凉血止血，可用于血热妄行之尿血、血淋、吐血、衄血等热证出血，常与小蓟、蒡根、黄芩等同用，如小蓟饮子(《重订严氏济生方·小便门》)。栀子亦善清热利湿，是治湿热黄疸及热淋、小便短赤的常用药。常与茵陈、大黄、黄柏等伍用，如茵陈蒿汤及栀子柏皮汤。治热淋，多配伍滑石、萹蓄、车前子等，如八正散(《太平惠民合剂局方·卷六》)。余治急性热淋伴发热者，常在此方基础上酌加金银花、连翘、白花蛇舌草等，获速效。

夏枯草 味辛能散，辛苦泄热，功善宣泄肝胆之郁火，对于肝火上炎所致之目赤肿痛、目珠胀痛，以及头痛、眩晕等症，可与石决明、决明子、菊花伍用，对目珠作痛，至夜则甚，因本品阴中有阳，用之甚效；若阴血不足，可配伍当归、白芍、玄参等；若肝热偏盛或肝脏肿大的肝炎病，可与茵陈、黄柏、丹参、鳖甲、板蓝根、郁金等配伍应用。

治痰火蕴结、肝胆气郁所致的瘰疬，常用自拟方解郁化痰消瘰汤：玄参12 g、生地 12 g、赤芍 12 g、牡丹皮 10 g、郁金 12 g、大贝母 10 g、夏枯草 15 g、全瓜蒌 12 g、蜀羊泉 30 g、生牡蛎 30 g、甘草 6 g。经临床验证，效果显著。

黄芩 味苦能燥，寒则胜热，因而可以用于多种湿热病症。如湿热困阻之湿温病，发热汗出，胸闷苔腻，常配滑石、通草、白蔻仁、薏苡仁渗利化湿药。治肺热咳嗽，常配瓜蒌、杏仁、桔梗、桑白皮、连翘等清热宣肺止咳，若兼发热者，加知母、生石膏等。若见妊娠恶阻，常配炒白术、竹茹、姜半夏、苏梗、生姜、大枣等，取得良好效果。

黄连 大苦大寒而质燥，清热燥湿之力甚强，且兼解毒作用，对于肠胃湿热或热毒下痢、泄泻，可与黄柏、秦皮、白头翁伍用，如白头翁汤(《伤寒论·辨厥阴病脉并治》)；若下痢而气滞里急后重的，宜加木香、槟榔之属。如大香连丸

(《太平惠民合剂局方·卷六之治泻痢》);若见湿热痢,发热、腹痛、里急后重、大便脓血相兼、肛门灼热、小便短赤、舌苔黄、脉数等,可与黄芩、白芍、槟榔、大黄、当归、肉桂等,如芍药汤(《河间六书》)。兼有表邪加葛根,如葛根芩连汤(《伤寒论·辨太阳病脉证并治》)。对肠胃寒热错杂之心下痞满、泄泻等症,则每与干姜、半夏等配伍以寒热并用,如半夏泻心汤(《伤寒论·辨太阳病脉证并治》)。肝火犯胃可佐以吴茱萸,如左金丸(《丹溪心法·卷一》)。若见痰热互结之结胸证,心下痞硬,按之痛者,常与半夏、瓜蒌合用,如小陷胸汤(《伤寒论·辨太阳病脉证并治》)。黄连亦是泻火解毒的要药。治胃火牙痛,常与生地、升麻、白芷等配伍,如清胃散(《兰室密藏·口齿咽喉门》)。若胃火炽盛,消谷善饥,烦渴多饮的消渴证,常配伍天花粉、生地、麦冬、知母、石斛等清热生津之品;心热烦扰不寐,与生地黄、朱砂、当归、甘草等伍用,如朱砂安神丸(《兰室秘藏》)。心火盛又阴血不足以致心烦不寐者,宜与阿胶、白芍等伍用,如黄连阿胶汤(《伤寒论·辨太阳病脉证并治》)。

黄柏 苦寒质燥,性主沉降,其清热燥湿作用于下焦湿热证,用于湿热黄疸,常与栀子、茵陈伍用,如栀子柏皮汤(《伤寒论·辨太阳病脉证并治》)。治湿热下注,带下黄稠,可配白果、车前子等,如易黄汤(《傅青主女科》)。治痹证,肢体麻木、下肢尤甚者,余在四妙散的基础上加全蝎、白芥子、丝瓜络、木瓜等,疗效尤著。治阴囊湿疹配蛇床子、苦参等收效亦佳。治妇女阴痒,配苍术、苦参、明矾、蛇床子、金银花、连翘等水煎外洗,获祛湿止痒之效。

生地黄 甘寒质润,苦寒清热,入营分、血分,为清热凉血、养阴生津之要药,故常用治温热病、热入营血及温病后期,适用于外感热病,热入营血,身热口干,舌红绛,常与玄参、金银花、黄连、连翘等同用,具有清热凉血滋阴的功效,如清营汤(《温病条辨》)。温病后期,余热未尽,阴液已伤,夜热早凉等症,常与鳖甲、青蒿、知母等同用,如青蒿鳖甲汤(《温病条辨》)。

热病伤阴,舌红口干、烦渴多饮等症,常与麦冬、沙参、玉竹等同用,以养胃阴,生津液,治消渴证。热伤津液而肠燥便秘,常与玄参、麦冬同用,如增液汤(《温病条辨·卷二》)。心经热盛,症见口渴面赤、心胸烦热、渴欲冷饮、小便短赤,或口舌生疮、舌尖红绛、脉数,如导赤散(《小儿药证直诀》)。余在此方基础上,加栀子、连翘、白花蛇舌草等,治疗热淋;或加黄芩、黄连、知母、桔梗、生石膏

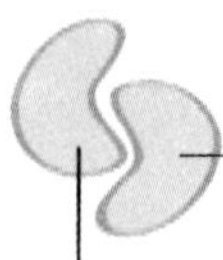

等,治疗口糜,均取得显著疗效。

玄参 苦甘咸而质润,具有清热凉血、养阴润燥、泻火解毒之功效。常与赤芍、生地等伍用,治疗血热妄行之吐血、衄血等,如犀角地黄汤(《备急千金要方》)。若热入营分,身热夜甚,心烦口渴,舌绛脉数,常与生地、丹参、连翘等同用,如清营汤(《温病条辨》)。玄参还具有清热解毒、散结消痈的功效。余治疗瘰疬,配生地、赤芍、大贝、夏枯草、全瓜蒌、连翘、生牡蛎、蜀羊泉等,自拟方消瘰散结汤。治疗痤疮、脂溢性湿疹,常与生地、赤芍、牡丹皮、虎杖、白花蛇舌草、枇杷叶、桑皮、连翘等配伍,如自拟方解毒散结消痤汤。

金银花 性寒,药用其花又能疏散,功善清热解毒兼可透散表邪,常用于外感风热或温病初起,每与荆芥、薄荷、连翘等伍用,以增强其清热疏散作用,如银翘散(《温病条辨·卷一》);若热入气分,壮热,烦渴,脉洪大者,可与石膏、知母伍用;若热入营血,神烦少寐,或斑疹隐隐,舌绛而干者,亦可与生地黄、玄参、丹参等合用,以透热转气,清营护阴,凉血解毒,如清营汤(《温病条辨·卷一》)。金银花也是治疮痈疖疔等外疡,以及肠痈、肺痈等诸内痈之要药,可与蒲公英、野菊花、黄芩等清热解毒药伍用,治痈肿疖疔者,如五味消毒饮(《医宗金鉴·外科心法要诀卷七十二》)。若与穿山甲、乳香、没药、贝母、白芷、当归等伍用,清热解毒活血消肿。治疮疡,红肿热痛,或已成脓而未溃破者,如仙方活命饮(《外科发挥》)。若与玄参、当归、甘草合用并加重各药用量,治热毒型脱疽,如四妙勇安汤(《验方新编》)。余临证时,在此方基础上,痛剧者,加乳香、没药;热盛加生地;脓多加黄柏、白芷;肿胀加萆薢、土茯苓、薏苡仁;瘀血显著,加活血祛瘀药桃仁、红花、丹参;寒证显著,宜侧重温经散寒,加桂枝、熟附子、鹿角胶;虚证显著,宜通补气血,加党参、黄芪、熟地黄等,但都要兼顾清热解毒而且剂量要大。经临床验证,用此方加减治疗血栓闭塞性脉管炎,属坏疽期阴伤有热者,颇获佳效。

连翘 苦,微寒,以清热解毒、消痈散结见长,前人有“疮家圣药”之美称。对痈肿疮毒、痰核瘰疬、瘿瘤等有较好的疗效。如常配金银花、野菊花、蒲公英治痈肿疮毒;配夏枯草、海藻、昆布、生牡蛎、大贝母治痰核瘰疬;配山豆根、牛蒡子、桔梗治咽喉肿痛;治血热发斑疹,常与赤芍、紫草、牡丹皮、大枣等配伍。温病初起常用方如银翘散(金银花、连翘、薄荷等,《温病条辨》);治太阴风温、温热、温疫、冬温初起但热不寒、热而渴者，方如连翘饮（连翘、防风、山栀子、甘草，《类证活人书》）。

余在临床上治血小板减少性紫癜、过敏性紫癜，重用连翘20～30 g，常配焦生地、赤芍、藕节炭、侧柏炭、白茅根、焦栀子、紫草、仙鹤草、蒲黄炭、茜草等获显著效果；治急性肺炎常用玄参、生地、黄芩、连翘、栀子、桑叶、杏仁、川贝母、桔梗、生石膏等，对肺炎高热，可获速效。

鱼腥草 味辛微寒，辛以发散，寒可泄降，入肺经。以清肺见长，有清热解毒、消痈排脓之效，为治疗痰热肺痈，咳吐脓血的要药，亦可治疗肺热咳嗽。余临证时常配千金苇茎汤（苇茎、薏苡仁、桃仁、瓜瓣，《备急千金要方》）治疗肺痈，疗效显著；配黄芩、桑叶、桔梗、知母、川贝母、连翘、全瓜蒌、冬瓜子等，治肺热咳嗽，获良效。

青蒿 味苦寒清热，芳香气清，苦寒而不伤脾胃，不伤阴血，泻火而不耗气血，青蒿芳香透散，长于清肝胆和血分之热，可使阴分伏热外透而出，使热邪由阴分透出阳分，为清虚热要药。常与鳖甲、知母、牡丹皮、生地黄等同用，如青蒿鳖甲汤（《温病条辨》）；常与银柴胡、胡黄连、知母、鳖甲等同用，如清骨散（《证治准绳》）。余在临证时治疗低热不退者，常用青蒿鳖甲汤和清骨散加减治疗，亦收良效；余治疗湿温高热不退者，用三仁汤加青蒿、黄芩、知母、淡豆豉、生石膏等，且重用青蒿，获速效。

地骨皮 甘寒清润，能清肝肾之虚热，为退虚热、除骨蒸之佳品，故为治疗阴虚血热、骨蒸劳热及盗汗等证要药。治疗小儿疳积发热，常与知母、鳖甲、秦艽等滋阴清热药伍用。如地骨皮散（《小儿药证直诀·卷下》）。余治疗小儿疳积者，常在此方基础上，加鸡内金、焦三仙、穿山甲等疗效显著；治疗老年足心热，曾用知柏地黄汤加川牛膝、地骨皮、忍冬藤等，效佳。

大黄 气味大苦大寒，有良好的泻下作用，能荡涤肠胃，推陈致新，凡实积便秘，脘腹胀满，腹痛拒按者，每用为主药。因其苦寒沉下，善能泄热，故实热便秘尤为适宜。阳明腑实证，腑道不通，高热不退，神昏谵语，惊厥者，用其釜底抽薪，急下存阴，腑气得通，诸证随之缓解。积滞肠腑，每致气机塞滞，故大黄泻下攻积，常配厚朴、枳实、芒硝以起消积泻下软坚之功，如大承气汤（《伤寒论·辨阳明脉证并治》）。

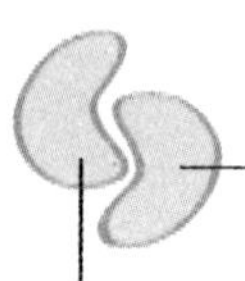

若见肠痈初起，右下腹疼痛拒按，右脚屈而不伸，伸则腹痛甚，舌苔黄腻，脉滑数。常与牡丹皮、桃仁、芒硝、冬瓜子配伍，如大黄牡丹汤(《金匮要略》)。余治急性阑尾炎，高热腹痛剧烈者，加延胡索、黄连、川楝子、生地、生白芍、红藤等；若右下腹出现肿块，加当归、赤芍、地丁；脓已成加金银花、连翘、蒲公英、白花蛇舌草、败酱草等；自拟治疗支气管扩张出血验方，方用：大黄 6 g(后下)、北沙参 12 g、黄芩 10 g、百部 10 g、白及 10 g、侧柏炭 10 g、桔梗 10 g、地骨皮 10 g、桑白皮 10 g、知母 10 g、川贝母 10 g、生代赭石 30 g、川牛膝 12 g、炙紫菀 12 g、甘草 3 g。获殊效。

火麻仁　甘平，质润多脂，能润肠通便，凡老人、产妇及体弱津不足而致的便秘，均可应用。若血虚而燥，常与当归、熟地、桑葚、黑芝麻等配伍，养血润燥之品；若阴虚者，配麦冬、生地等养阴润肠。与大黄、厚朴、枳实为丸，则通便作用加强，如麻仁丸(《伤寒论·辨阳明脉证并治》)。

余临证时治疗老年便秘，常与桔梗、枳实、郁李仁、桑葚、全瓜蒌、黑芝麻等配伍，以宣、推、润之机制，多能获效。

独活　辛散苦燥而气香性温，功善祛风湿，通经络，止疼痛，风寒湿邪痹着于肌肉、关节而致之疼痛，不论病之新久，皆可应用。本品入肝、肾经，肝主筋，肾主骨，二脏又皆在下焦，独活治痹痛，重在腰腿之下部，是治腰腿疼痛、两足痿痹难以正常行走的要药。临证常与桑寄生、杜仲、当归、牛膝等补肝肾药伍用，以期标本同治而增强疗效，如独活寄生汤(《备急千金要方·卷八》)，即是治腰膝痛的名方。余常在此方基础上加减治疗中风后遗症，半身不遂属寒湿阻遏经络引起下肢酸沉麻木、屈伸不利者，酌加苍术、黄柏、生薏仁、伸筋草、全蝎等，以化湿活血通络而增效。

余常配黄柏炭、川断炭、桑寄生，治子宫出血；配藁本、川芎、蔓荆子、白芷，治风寒湿邪所致的头痛、巅顶痛。

威灵仙　本品辛散而通，性急善走，能祛风除湿，通经活络止痛，可用于风湿痹痛，筋脉拘挛，关节屈伸不利，或肢体麻木，腰脚疼痛诸症。余常配川牛膝、桑寄生、木瓜、鸡血藤等治风湿阻滞经络，关节疼痛，尤以下半身痹痛为多用；配桑寄生、鹿角胶、全蝎等治血虚风湿痹痛，肢节不利，周身窜痛。

防己　本品辛能宣散，苦寒降泄，能祛风除湿，通络止痛，故能用治风湿痹痛，因其性寒且能利水，故尤宜于湿热证，可与薏苡仁、蚕砂等伍用，如宣痹汤（《温病条辨·卷二》）；配伍椒目、葶苈子、大黄，治水饮停聚，二便不利，如己椒苈黄丸（《金匮要略·痰饮咳嗽病脉证并治》）；对于慢性水肿属脾肾亏虚型，常配党参、黄芪、白术、茯苓皮、生山药、山萸肉、怀牛膝、赤小豆、泽泻、车前子等益气健脾、补肾利水，可收显著疗效；配牛膝、木瓜、薏苡仁、知母、蚕砂、忍冬藤、丝瓜络、寒水石等治湿热阻滞经络而关节红肿疼痛者。

木瓜 本品味酸性温入肝，善益筋与血而化湿，且温而不燥，酸而不敛湿邪。长于舒筋活络，筋急者得之可舒，筋缓者得之可治。主治风湿痹证，尤为筋脉拘挛及下肢痹痛所常用。余常配乌梅、砂仁、煅瓦楞子等治慢性胃病、食欲减退，以及胃、十二指肠溃疡；配葛根、川芎、蜈蚣等治项强筋急，不能转侧；配藿香、木香、砂仁，治夏季饮食不慎而引起的剧烈呕吐、腹泻，并有小腿腓肠肌痉挛；配薏苡仁、蚕砂、黄连、吴茱萸治吐利较盛、腹痛转筋等症。

桑寄生 本品甘补苦泻，药性平和，补而不滞，主入肝肾经，既善养血和血，益肝肾而强筋骨，又能祛风除湿，舒筋活络而止痹痛，故常用治营血亏虚、肝肾不足之风湿痹痛，腰膝酸软，筋骨无力等症。余常以独活寄生汤（《千金方》）加减，治疗颈项疼痛，僵直加羌活、姜黄、葛根、白僵蚕；腰骶疼痛明显加狗脊、蛰虫、桃仁、菟丝子，并加重桑寄生、杜仲、续断用量；病程缠绵，久治不愈，痰瘀交阻者，加白芥子、三棱、莪术、僵蚕。治疗疼痛遇寒加剧者用本方加附子、乌梢蛇、细辛。疼痛日久，关节变形，屈伸不利者加白花蛇、乌梢蛇等药温经散寒、祛风活络止痛。

苍术 本品芳香性燥，有较好的燥湿健脾作用，凡湿阻中焦，脾失健运，见脘腹胀满、恶心呕吐、大便溏泄、肢体倦怠、舌苔浊腻者，每用为主药，配伍厚朴、陈皮等，如平胃散（《太平惠民和剂局方·卷三》）。

余常治疗湿热下注所致的风湿热痹，膝关节红肿热痛等，常配伍黄柏、薏仁、牛膝，如四妙散（《医学正传》），在此方基础上加蚕砂、忍冬藤、寒水石、丝瓜络等祛风化湿、通络止痛，痛甚加乳香、没药、延胡索、六轴子等以增强活瘀止痛之效。又可用于脾土本虚，湿土司政，不能分别水谷之泄泻，如苍术丸（《成方切用》），即以本品与健脾益气化湿之白术同用。还可用于暑湿病：阳明为胃，太阴为脾，暑邪袭人多挟湿，治热甚阳明，湿阻太阴而见烦热身痛、口渴、汗出热不

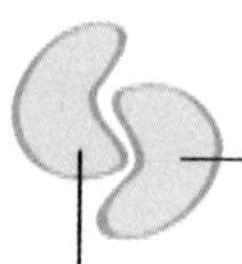

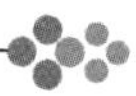

解、痞满等暑湿病症，苍术入太阴功专燥湿，多与石膏、知母等清泻阳明气分热邪之药同用，如白虎加苍术汤（《普济本事方》）；与升麻、荷叶配伍名清震汤（《素问病机气宜保命集》），升散风热，燥湿运脾，治疗雷头风，头面疙瘩肿痛，憎寒壮热，形如伤寒，余常在此方基础上加川芎、葛根、土茯苓、白芷以增强疗效。

厚朴　本品味辛行散，疏利气机，为行气除胀要药，凡脾胃气滞，脘腹胀满者宜用之。积滞可阻滞气机而致腹胀不舒，厚朴有行气消积导滞之功，治疗食积之证。食积不化，嗳腐脘胀者，可配山楂、麦芽、神曲等消食药；若积滞较重，脘腹胀痛，大便不通者，常与大黄、枳实等同用，以通便导滞，如大承气汤、小承气汤（《伤寒论·辨阳明病脉证并治》）；配苍术、陈皮、干姜、草豆蔻，治胃部胀痛，呕吐吞酸。余常配藿香、佩兰、半夏、白蔻仁、生薏苡仁等，治疗湿阻中焦，痞满，以芳香化湿和胃而收效；治疗慢性结肠炎配炒白术、炒防风、桔梗、炒槟榔、金银花炭、炒薏苡仁、煨葛根、焦山楂等以补脾行滞，化湿升阳止泻。

藿香　本品辛温，气味芳香，为芳香化湿浊要药，多用于湿阻中焦，常配佩兰、石菖蒲、薏苡仁、厚朴等芳香化湿和胃；治寒湿困阻中焦，脾失健运，气机阻滞者，以其化湿和中，理脾开胃，常与苍术、厚朴、半夏等同用，如不换金正气散、藿香平胃散（《太平惠民和剂局方》）等；配党参、白术治脾胃虚弱，呕吐泄泻；配半夏、苍术治寒湿内阻，停食气滞，脘腹疼满，呕吐，偏于湿胜者；配青蒿、薄荷叶、荷叶、甘草，治中暑、伤暑；治妊娠呕吐者，常配紫苏梗、黄芩、竹茹、法半夏、砂仁、大枣、生姜等，以理气清热、和胃安胎治之，每收良效。

茯苓　本品药性平和，利水而不伤气，为利水渗湿之要药。凡小便不利，水肿胀满，痰饮内停之证，无论属寒属热，属虚属实，皆可应用。常与猪苓、泽泻同用，以加强利水渗湿作用。脾弱则生湿，脾健则湿不滋生，茯苓并能健脾，实有标本兼顾之效。与白术、桂枝配伍，以健脾通阳，则其效益彰，如五苓散（《伤寒论·辨太阳病脉证并治》），治小便不利、水肿；苓桂术甘汤（《金匮要略·痰饮咳嗽病脉证并治》）治痰饮等均是。

若属脾肾阳虚水肿，余常配寄生肾气丸（《济生方》）加减，酌加黄芪、白术、防己等以增强益气健脾，补肾温阳利水之功；配木通、车前子，治湿热淋浊；配桂枝、白术，治水湿停滞，水肿胀满，小便不利而偏于寒湿；配桂枝、白术、甘草，治痰饮内停；配石菖蒲、远志、龙齿，治心虚惊悸、睡眠不安等症。

猪苓 本品甘淡渗泄，利水作用较茯苓为强，凡水湿停滞之小便不利、水肿、淋病皆可应用。若水热互结、发热、小便不利而见口渴心烦等阴伤现象者，配滑石、阿胶以清热利水养阴，方如猪苓汤（《伤寒论·辨阳明病脉证并治》），余治疗湿热带下，常配茯苓、木通、萆薢、车前子、泽泻、芡实以健脾利湿而收效；配大腹皮、砂仁治疗水肿胀满、小便不利；配木通、萹蓄、车前子，治热淋、尿急、尿频、尿道痛；余治疗肺癌，常以白花蛇舌草、百部、知母、桔梗、连翘、瓜蒌相伍，疗效显著，并有一定的抑制作用。

薏苡仁 本品淡渗利湿，并能健脾。凡脾虚湿盛所致的水肿、脚气等症，用之有标本兼顾之效。常配白术、茯苓、赤小豆等以健脾利湿；对脾胃虚弱、食少、泄泻者，常与人参、白术、山药等补脾药同用，如参苓白术散（《太平惠民和剂局方·卷三》）；本品亦可用于湿温初起，湿重于热，胸闷不饥，舌苔浊腻者，取其利湿，常与杏仁、白豆蔻、厚朴等同用，如三仁汤（《温病条辨·卷一》），余治疗湿热温证，热重于湿者，在三仁汤的基础上加黄芩、青蒿、连翘、淡豆豉、知母等治疗发热获速效；治脾虚带下，常配苍术、白术、山药、芡实、白芍等，如完带汤（《傅青主女科》）。

木通 本品性味苦寒，上能清心降火，下能泻小肠热，使湿热之邪从小便排出。尤宜于心移热于小肠所致的心烦、小便短赤等症，常与生地黄、竹叶等同用，以增强其清热利水之功，如导赤散（《小儿药证直诀》）；用于膀胱湿热，小便短赤涩痛，如八正散（《太平惠民和剂局方》），以之与瞿麦、车前子、滑石等同用。余治疗口糜，常在导赤散的基础上加黄芩、黄连、知母、生石膏、连翘等；治热淋在八正散的基础上，再酌加金银花、连翘、白花蛇舌草等均获良效。

附子 本品辛热纯阳，上能助心阳以通脉，下能温肾阳以益火，力能挽回散失之元阳，为治疗亡阳证之主药。临床常与干姜、甘草配伍，即四逆汤（《伤寒论·辨少阳病脉证并证》）。前人有“附子无姜不热”之说，非谓附子药性不热，实指姜附相伍，有良好的协同作用，且附子与干姜同煎，又可降低附子的毒性。若阳衰气脱，大汗淋漓，气促喘急者，须与大补元气之人参同用，以回阳益气固脱，即参附汤（《校注妇人良方·卷十九》）。现代研究证实，本品具有强心作用，故用于休克、心力衰竭，有较好疗效。

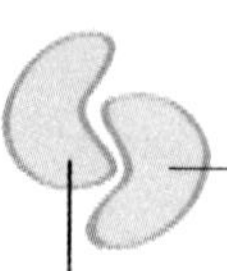

余治肺心病(心力衰竭)自拟验方[熟附片20 g(先煎50分钟)、党参20 g、麦冬20 g、五味子10 g、白术20 g、茯苓15 g、生麻黄15 g、生石膏30 g、杏仁10 g、地龙15 g、炒葶苈子15 g、椒目15粒、防己15 g、甘草12 g、生姜2片、大枣5枚]屡用效验。

肉桂 本品辛热纯阳,能温补命门之火,益阳消阴,为治下元虚损之要药。常与附子同用,并配熟地、山萸肉等滋补肝肾之品,治疗肾阳不足,命门火衰,症见畏寒肢冷、腰膝酸软无力、阳痿、尿频、便溏等,如右归丸《景岳全书·新方八阵》。若命火衰微,阴寒内盛,以致上盛下虚,气喘痰壅,肢厥欲脱者,肉桂、附子、硫黄、黑锡等同用,如黑锡丹《太平惠民和剂局方·卷五》。若久痢不愈者,可肉桂配黄连;若寒疝腹痛,配吴茱萸、小茴香、乌药、荔枝核等;若小儿遗溺,久治不愈,少佐肉桂以增强气化功能而止溺。治阴疽流注,与熟地黄、鹿角胶、麻黄、白芥子等同用,如阳和汤《外科全生集·医方》。

干姜 本品辛散温通,善散寒邪,通凝滞,可用于寒凝经脉、气血凝滞之多种疼痛证。凡寒邪内侵中焦或脾胃阳虚,阴寒内生所致之脘腹冷痛,皆可用本品温散寒邪,健运脾阳而止痛。本品配蜀椒、人参、饴糖治“心中大寒痛,呕不能饮食,腹中寒,上冲皮起,出见有头足,上下痛而不可触近”,如大建中汤(《金匮要略》)。以干姜配人参、白术等,治脾胃虚寒腹痛吐泻等证,如附子理中丸(《太平惠民和剂局方》)。用于少阴病,阳气虚衰,阴寒内盛,症见四肢厥冷、恶寒、神疲欲寐、下痢清谷、腹中冷痛等,配附子、干姜、炙甘草以温中散寒,回阳救逆,如四逆汤(《伤寒论》)。常配麻黄、桂枝、白芍、半夏、细辛、五味子、炙甘草等解表散寒,温肺化饮,如小青龙汤(《伤寒论》)。余治寒湿咳喘常在此方基础上加紫苏子、莱菔子、地龙、枳壳、丹参等以增强止咳平喘,降气祛痰之功,效佳;治寒湿性泄泻,久泻不愈者,在四神丸(《证治准绳》)的基础上加干姜、赤石脂、诃子等以增强散寒止泻功能。

吴茱萸 味辛苦、性热而燥,能散寒,行气,燥湿,止痛,适用于寒凝湿滞所致的脘腹疼痛,以其能温散厥阴肝经之寒,常为治疗寒凝肝经之疝气、痛经等。若脾胃寒痛,常配干姜、桂枝等温中通阳之品;寒疝腹痛,可配茴香、乌药、胡芦巴、荔枝核等;妇女宫寒冷之痛经,可配艾叶、香附、当归、肉桂等;若肝胃虚寒,肝气夹寒饮上逆而致头痛、吐涎沫,吴茱萸配人参、生姜等,如吴茱萸汤(《伤寒论·辨阳明病脉证并治》)。若肝郁化火,而致胁肋胀痛、呕吐吞酸者,当以黄连为主,少佐吴茱萸以开郁散结,降逆止呕,如左金丸(《丹溪心法·卷一》)。若脾肾虚寒,或五更泄泻,常与肉豆蔻、补骨脂、五味子同用,如四神丸(《校注妇女良方·卷八》)。

香附 味辛能散,微苦能降,性平而不寒不热,善于疏肝解郁,调理气机,有行气止痛之功、用于肝气郁结,胁肋疼痛,寒热往来,脉弦有力。常配柴胡、枳壳、川芎、白芍、炙甘草等,方如柴胡疏肝散(《景岳全书》)。若月经不调,伴乳胀、腹痛等症,常配当归、柴胡、川芎、瓜蒌、郁金、橘核仁、路路通等;如乳房结块,经前胀痛,常配柴胡、郁金、大贝母、夏枯草、瓜蒌等行气化痰散结。

乌药 辛开温散,善于疏通气机,能顺气和中,散寒止痛,对胸闷胁痛,可配薤白、瓜蒌、郁金、延胡索等同用;对脘腹疼痛,可配吴茱萸、枳壳、木香同用;治经行腹痛,配香附、当归、小茴香等同用,以理气活血、调经止痛;对肾阳不足,膀胱虚寒引起的小便频数及遗尿,可配益智仁、川椒、吴茱萸等,如缩泉丸(《冉雪峰大同方剂学载魏氏方》)。余在此基础上,加桑螵蛸、山药、金樱子、五味子,以增强固肾缩尿止溺之功。

檀香 本品辛散温通,气味芳香,善调膈上诸气,畅脾肺,利胸膈,具有利膈宽胸、行气散寒止痛之效。若寒凝气滞,脘腹疼痛者,本品常与沉香、木香、藿香、丁香同用,如聚香饮(《医学入门》);用于胃寒作痛,呕吐食少,常与干姜、丁香、乌药等同用;若噎膈呕吐、饮食不进,常以本品配伍茯苓、橘红为末,人参汤调下,以开胃止呕、利气通膈补虚(《本草汇言》);临床用治寒凝气滞血瘀之胸痹心痛,常与高良姜、延胡索、荜茇、细辛、冰片等同用,如宽胸丸(《药物治疗手册》,中国中医研究院西苑医院方)。余临证时治胸痹心痛,若属气虚血瘀者,常配黄芪、丹参、赤芍、三七;兼阳虚者配桂枝、薤白;兼阴虚者配麦冬、五味子;若气滞瘀浊者,配沉香、郁金、半夏、瓜蒌等以行气宽胸,降气化痰。

地榆 本品味苦而带酸涩,性属寒凉,善入血分,有凉血泄热、收敛止血之功,可用于多种出血证,然本品性沉降而走下焦,在临床使用时,主要用治下焦血热或湿热蕴结所致的疾患,如便血、尿血、痔疮出血、血痢及妇女崩漏等症。对痔疮出血,可用地榆与槐角、防风、黄芩、枳壳等配伍,如槐角丸(《太平惠民和剂局方·卷八》);血热崩漏者,亦常配伍生地、黄芩、牡丹皮、焦栀子等同用,以

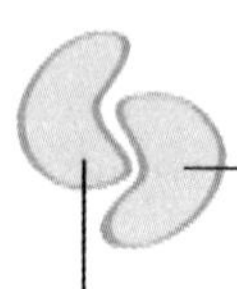

加强滋阴降火、凉血止崩之效，如凉血止崩汤(《傅青主女科》)。余治痔疮出血，常配黄芩、焦生地、炒黄柏、无花果、刺猬皮、槐花炭等。

白茅根 本品性寒味甘，不燥不腻，功擅凉血止血，为治血热妄行诸血证之常用药。余治鼻衄，常配焦生地黄、赤芍、藕节炭、知母、焦栀子、仙鹤草等；治热淋，常配生地黄、木通、滑石、车前子、白花蛇舌草等；治石淋，常配金钱草、海金沙、冬葵子、滑石、石韦等；治血小板减少性紫癜(血热型)常配牡丹皮、焦栀子、侧柏炭、连翘、紫草、茜草、旱莲草等，且重用连翘效佳。

川芎 本品辛散温通，既能活血，又能行气，从而达到止痛之效，为血中气药，故治气血瘀滞之胸、胁、腹诸痛。余临证时治疗心脉瘀滞之心绞痛，常以温阳益气、活血通脉，方中重用黄芪、党参补气升清，慎充胸中宗气；瓜蒌、薤白、桂枝、宽胸化痰散结，温通心阳；川芎、丹参、赤芍活血化瘀。余治疗顽固性头痛，认为久病多瘀，久痛入络，形成痰瘀为患，常用自拟蠲痛汤：丹参 15 g，赤芍15 g，延胡索、桃仁、红花、僵蚕、天麻、蔓荆子各 10 g，蟅虫、全蝎、桔梗各 6 g，川芎 20 g，白蒺藜 30 g，蜈蚣 2 条，以活血祛瘀，化瘀通络治之，获佳效。

治疗中风半身不遂，川芎能活血化瘀，温通血脉。治中风初起，风中经络之手足不遂、舌强难言，配胆南星、郁金、石菖蒲、全蝎等；治中风后遗症半身不遂，气血亏虚，气虚络瘀，血脉不通，肢体麻木不遂者，配黄芪、当归、地龙等，以益气活血通络，如补阳还五汤(《医林改错》)。若下肢沉重麻木，屈伸不利者，加牛膝、苍术、黄柏、薏苡仁、全蝎、白芥子、伸筋草等化湿活血通络。

延胡索 辛散温通，为活血行气止痛之要药。其功能既能入血分以活血祛瘀，又能入气分以行气散滞，尤以止痛效用卓著。肝气郁滞，气郁化火所致胸腹胁肋疼痛、痛经等，用金铃子散(《太平圣惠方》)，以行气活血，调经止痛。余治急性胆囊炎，右上腹剧烈疼痛，在此方基础上常加白芍、郁金、制香附、牡丹皮、大黄等，获速效；治胃脘痛，久痛不愈，属气滞血瘀者，加白芍、制乳香、制没药、檀香、制香附等，以行气活瘀止痛，亦收良效。若胸痹心痛，常配丹参、川芎、赤芍、三七等同用，以活血化瘀止痛；若痰浊闭阻，胸阳不通，常配瓜蒌、薤白等，以化痰通阳、活血行气止痛。治气滞血瘀，癥瘕积聚者，常配三棱、莪术、大黄、鳖甲等破血逐瘀之品，效佳。

丹参 味苦，微寒，性较平和，能祛瘀生新而不伤正。功擅调经，对于月经不调、闭经痛、产后恶露不尽、瘀滞腹痛等，均能以活血调经，畅行血脉而治之。余治痛经，属肝郁气滞者，经行腹痛，常配柴胡、白芍、延胡索、香附、乌药、川芎、小茴香等行气治血而止痛；治胸痹（冠心病）常配赤芍、菖蒲、檀香、郁金、葛根、桑寄生、鸡血藤等；气虚血瘀者，加党参、黄芪、三七粉等；治中风后遗症（半身不遂）气虚血瘀者，配党参、黄芪、赤芍、川芎、桂枝、地龙、当归、牛膝、鸡血藤、伸筋草、全蝎等益气活血通络之品，多能收效。

余治咽炎性咳嗽，常配桑叶、炒牛蒡子、僵蚕、瓜蒌、金钱花、连翘以清风热，祛痰利咽，解毒散结而奏效。

瓜蒌 本品甘寒清润，善于清肺润燥、涤痰导滞，用于肺热咳嗽、痰稠不易咯出之证。若燥热，咳痰，当以清润，配贝母、天花粉以增清热化痰、润肺止咳之效，如贝母瓜蒌散（《医学心悟》）；余治痰热壅肺，症见咳嗽吐痰黏稠，大便秘结者，常与黄芩、知母、川贝母等配伍，以达清热宣肺通腑之效；治老年便秘，常配枳实、郁李仁、火麻仁、桑葚、黑芝麻等，因肺与大肠相表里，以桔梗宣通气机，余药起滋润而通便之功，多能治愈。

葶苈子 本品苦降辛散，性寒清热，专泻肺中水饮及痰火而平喘咳，常配大枣以缓其性，如葶苈大枣泻肺汤（《金匮要略》）。临床常配桑白皮、杏仁等泻肺平喘。葶苈子亦具有强心利尿、止咳平喘作用，余治疗肺源性心脏病，自拟益肾温阳汤（熟附片 10 g，党参 15 g，五味子 10 g，麦冬 12 g，炒白术 12 g，茯苓15 g，麻黄 10 g，生石膏 25 g，杏仁 10 g，地龙 12 g，葶苈子 12 g，花椒目 3 g，生姜 2 片，生甘草 8 g）。

半夏 辛温而燥，为燥湿化痰、温化寒痰之要药。治湿痰阻于肺，咳嗽气逆，胸膈胀满，恶心呕吐，常与陈皮、茯苓、甘草配伍，以燥湿化痰、理气和中，如二陈汤（《太平惠民和剂局方》）；若湿痰蒙闭清窍，眩晕、头痛、痰多者，常配天麻、白术为伍，如半夏白术天麻汤（《医学心悟》）；若寒热错杂之呕吐，以半夏配黄芩、黄连、干姜、党参、大枣、甘草为伍，如半夏泻心汤（《伤寒论》）。余临证时，对寒证偏重，倍用干姜；热证偏重，倍黄连、黄芩；呕吐加生姜；四肢冷，加附子；腹痛加吴茱萸。本方治疗腹痛吐泻、急性胃肠炎、消化不良等。

余常在二陈汤基础加减变化，广泛治疗各种痰证。如证属风痰者，加胆南星、白附子、天竺黄；寒痰者，加干姜、细辛；热痰者，加瓜蒌、知母、黄芩、川贝母；

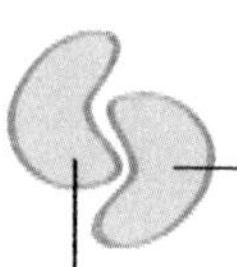

食痰者，加莱菔子、山楂、麦芽；顽痰者，加礞石、海浮石；气痰者，加香附、枳壳。本方用于一般胃病的胸满呕恶、不思饮食，有和平降逆止呕之效。若老年支气管炎、肺气肿，咳嗽痰多者，可酌加紫菀、款冬花、苏子、莱菔子等，以下气化痰止咳。

白芥子 本品辛温走散，利气机，通经络，化寒痰。治寒痰壅肺，咳喘胸闷痰多，配苏子、莱菔子，如三子养亲汤（《韩氏医通》）。余治支气管炎哮喘，常在小青龙汤（《伤寒论》）基础上加三子养亲汤，效佳；治痹证，经络之痰，肩臂疼痛麻木，酌加白芥子、丝瓜络，祛经络之痰，行气散结，获良效；治面瘫，常与僵蚕、白附子、胆南星同用疗效显著；对湿痰阻滞经络引起的阴疽流注，常与鹿角胶、肉桂、炮姜、熟地等药同用，以加强温阳、消痰、温通经脉、散结等功效，如阳和汤（《外科全生集·卷四》）。

桔梗 本品辛散苦泄，功能开宣肺气而利胸膈咽喉，并有较好的祛痰作用，为治肺经气分之要药。治咳嗽痰多，不论肺寒、肺热，俱可应用。以本品配紫苏叶、杏仁、陈皮等，治风寒咳嗽、痰稀鼻塞、恶寒头痛等症，如杏苏散（《温病条辨·卷一》）；配以桑叶、菊花、杏仁等，治风热咳嗽，或温病初起，身热不甚、口微渴、头痛、鼻塞等症，如桑菊饮（《温病条辨·卷一》）；治疗由风热所致的咽痛音哑，则可与薄荷、牛蒡子、蝉蜕等同用；本品亦有较好的排脓功效，常用于肺痈，如桔梗汤（《金匮要略·肺痿肺痈咳嗽上气病脉证治》），是后世治肺痈的基本方。

3. 破格用药助疗效

古人云："用药如用兵。"在病情复杂、瞬息万变的情况下，医者能否有效地合理用药，药至病除，这是考验每位医生临床基本功的重要一环。因此，当临床实践中用常规治疗无效的情况下，采取配伍、协调、破格等方法，取得了意想不到的效果，甚至获奇效。现将本人临证用药感悟略述如下：

（1）大剂量柴胡配伍治疗原因不明低热，收到了显著效果（于 1984 年发表在《广西中医药》杂志第 7 期）。总结认为，低热多与肝脾失调有关。"肝为罢极之本"，以血为体，以气为用；血宜充盈，气宜调达。如受病邪影响，便会产生肝虚、肝郁、肝脾不和、肝经郁热等病理变化，均可导致低热。而柴胡乃驱表邪、升清气、疏肝解郁、理气和血、和解少阳枢机之良药。通过临床观察，柴胡治疗低

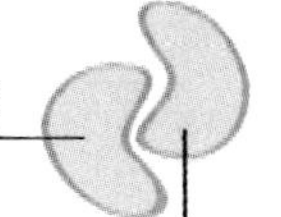

热，配伍用量一般为20～30 g，最大剂量不超过45 g。药物作用于人体，有病则病受之，其功效可因配伍不同而有所变易。例如：柴胡配黄芩，撤热之功更大；配党参、黄芪、甘草，能疗气虚之热；配黄芩、栀子、生地、龙胆草等，可解肝胆郁火之热，而无升阳之害。实则以大剂量柴胡配伍应用，不仅不显柴胡偏颇之弊病，反而起到相得益彰之妙用。当然，柴胡必须在辨证论治的理论指导下应用，斟酌病情，据症加减，中病即止，不可久服，否则会耗散阳气，导致气虚和其他不良后果。

(2)血府逐瘀汤(《医林改错》)加法半夏，且重用半夏30克，治顽固性失眠，还可以酌加枣仁、夜交藤，疗效显著。半夏治失眠之理，《景岳全书》云："盖寐本于阴，神其主也，神安则寐，神不安则不寐。其所以不安者，一由邪气之扰，一由营气不足耳。"然半夏所治其失眠乃由邪气之扰，正如《灵枢·邪客》篇曰："……夫邪气之客人也，或令人不瞑，不卧出者……补其不足，泻其有余，调其虚实，以通其道而去其邪，饮以半夏汤一剂……其卧立至。"半夏汤乃是半夏和秫米组成，能和脾胃化痰湿，脾健胃和，痰消湿除，则安然入睡。

(3)土茯苓立愈汤(何首乌12 g，当归12 g，天麻12 g，土茯苓30 g，防风10 g，全蝎6 g，僵蚕10 g)，来源于钟旭敏方。重用土茯苓30～50 g治顽固性头痛。头痛病因纷繁，土茯苓所主之头痛，乃湿热蕴结、浊邪扰清，清窍不利而作痛。若延之日久，经脉痹阻，则痛势甚烈。斯时祛风通络之剂难缓其苦，唯有利湿泄热，祛其主因，配合祛风通络之品，始克奏功。在用量上突破常规，一般每日用60～120 g，随症配伍多可获效。

(4)苍牛防己汤(苍术30～40 g，白术30 g，川牛膝30 g，怀牛膝30 g，防己60 g)治疗肝硬化腹水属湿热不化、瘀血阻滞证，经临床验证获良效。

(5)四逆汤(柴胡、枳实各6 g，芍药9 g，炙甘草3 g，《伤寒论》)。重用白芍45～90 g治疗急性阑尾炎感染引起的高热疗效尤著。痛甚加延胡索、乳香、没药；热甚加金银花、连翘、蒲公英、牡丹皮、红藤等。其白芍可"治腹痛"(《医学启源》)，有很好的缓中止痛功效。常与缓急止痛的甘草同用，即《伤寒论》治阴血不足腹中拘急疼痛之芍药甘草汤。方中芍药苦酸、甘草补脾缓急，酸甘化阴，又，芍药有养血和营之功，甘草有缓急补中之效，相伍而成养血益阴、缓急止痛之剂。

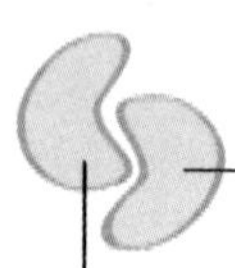

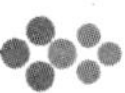

（6）治面肌痉挛（自拟方：白芍 90 g、木瓜 30 g、钩藤 30 g、葛根 30 g、丹参 30 g、地龙 10 g、全蝎 10 g）。其中白芍味酸微寒，既善养血敛阴柔肝，又善平抑肝阳，故常选用，并多与滋阴养血、平肝潜阳熄风之品同用。或白芍配甘草治疗肌肉性痉挛综合征[云南中医杂志，1991，(1)：20]及面肌抽搐[中国中西医结合杂志，1991，(1)：43]有效。

重用白芍治疗面肌痉挛，经临床验证不仅没有任何不良反应，而且对缓解痉挛多能奏效。

（王立忠）

六、咳嗽辨治十法

咳嗽是临床上常见病证之一，本文辨证治疗咳嗽，主要是肺脏感受外邪及其他脏腑功能失调而累及肺脏，其病因病机错综复杂。笔者在长期临床实践中，针对不同的病症，拟定咳嗽辨治十法，仅供参考。

1. 疏散风寒、宣肺止咳法

此证多由于外感风寒之邪、肺气壅遏不宣所致。风寒在肺在表之证，症见咳嗽痰稀、鼻塞流涕，或兼头痛身痛、发热恶寒、怕风无汗、舌苔薄白、脉浮紧。自拟方：荆芥10 g、防风10 g、薄荷9 g、杏仁10 g、前胡10 g、桔梗10 g、枳壳10 g、陈皮10 g、法半夏10 g、炙紫菀12 g、炙款冬花12 g、甘草6 g、大枣4枚、生姜2片。

加减：身痛无汗，脉浮紧，风寒重者，加麻黄、羌活；头痛重者，加白芷、川芎；若外寒里热，咽喉痛者，加生石膏、板蓝根、黄芩等。

2. 疏风清热、宣肺止咳法

用于伤风感冒初起，症见咳嗽，微热，头痛，鼻塞，恶风，有汗，舌苔薄黄，脉浮数。方选桑菊饮(《温病条辨》，桑叶、菊花、杏仁、连翘、桔梗、芦根、薄荷、甘草)加减治之。

加减：若咳嗽痰稠，咯痰不爽，加瓜蒌、川贝母；咳嗽痰多，舌苔白腻，加陈皮、法半夏、茯苓；痰多黄稠，舌苔黄者，加黄芩、冬瓜仁；痰中带血，加仙鹤草、桑皮、地骨皮，枇杷叶；伤津口渴，加麦冬、天花粉。

3. 益气健脾、清热利咽止咳法

常由于感受风热之邪，未能及时解除，邪热郁久，肺气失宣，壅滞咽喉，导致咽痒而咳、痰少质黏，遇风邪，或刺激咽喉亦引起咳嗽，往往缠绵不解，10天至半

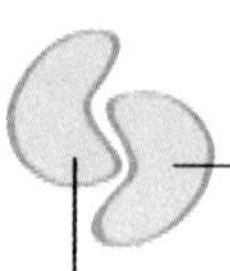

个月，或月余不愈，甚则呈阵发性咳嗽，夜不能寐，舌红苔滑，脉滑细。

方选玉屏风散加味（《世医得效方》，黄芪、白术、防风），酌加桔梗、全瓜蒌、当归、牛蒡子、僵蚕、金银花、连翘、甘草。若咳日久，肺气上逆，胸闷，咳剧者，加苏子、莱菔子、炙紫菀、炙款冬花，以降气止咳化痰。此方对咽源性咳嗽效佳。

4. 解表散寒、温肺化饮止咳法

由于外感风寒、内停水饮，症见恶寒发热，无汗，咳嗽，痰白清稀，微喘，甚则咳喘不得平卧，或肢体面目浮肿，口不渴，舌苔薄白而滑，脉浮紧。

方选小青龙汤加减治疗（《伤寒论》，麻黄、白芍、桂枝、干姜、细辛、法半夏、五味子、炙甘草），该方酌加丹参、枳壳、炒紫苏子、炒莱菔子、炙紫菀、炙款冬花、大枣、生姜等效佳。

凡咳嗽，痰白清稀泡沫，口不渴，舌淡、苔白滑者，不论有无恶寒发热，有汗无汗，均可使用本方加减治疗。恶寒重者，重用麻黄、桂枝；恶风自汗，重用桂枝、白芍，再加大枣、生姜；外感已解，喘咳亦除者，去桂枝，麻黄改用炙麻黄；咳痰清稀，胸满，气急不得卧，舌苔白腻，而无恶寒发热者，重用细辛、法半夏、干姜以散寒、化痰、降逆。

常用本方治疗急、慢性气管炎和支气管哮喘等，均获良效。

5. 健脾燥湿、化痰止咳法

多由于饮食生冷、脾胃不和、健运失常所致。因脾胃居中焦，有运化水谷、吸收营养和升清降浊等功能，脾运不健，清阳不升无以养肺金，水湿内停，上渍于肺，肺肃降失常，症见咳嗽痰多，痰白而黏，此即“脾为生痰之源，肺为贮痰之器”之意。痰饮停留，胃失和降，气机不利，则胸腔满闷，清阳被痰湿困阻，脾气不足，身体困倦，舌苔白腻，脉濡滑，均为痰湿内停所致。

方选二陈汤（《和剂局方》，陈皮、半夏、茯苓、甘草）加减变化。此方广泛用于各种痰证。

若脾不健运，痰湿犯肺之咳嗽，兼有胸腔满闷，呕吐恶心者，可酌加杏仁、厚朴，以收止咳下气和中之效。若咳嗽气逆，痰多胸痞，食滞，舌苔白腻，脉滑，可选三子养亲汤（《韩氏医通》，苏子、莱菔子、白芥子），具有顺气降逆、化痰消食之功。

加减：热痰加桑白皮、石膏、黄芩；寒痰加干姜、白前；吐痰不利加瓜蒌仁、海浮石；脾虚神倦加党参、白术、炙甘草、大枣。

6. 清肺润燥止咳法

多因时处秋令，感受燥邪，耗伤肺津，肺卫失和，或风湿之邪化燥伤津及肺所致。症见干咳无痰，或痰少而黏、不易咯出，鼻燥，咽干，甚则胸痛，痰中带血，或声音嘶哑，或形寒，身热，大便干结，小便少，舌尖红少津、苔薄黄，脉细数。

方选清燥救肺汤（《医门法律》，桑叶、杏仁、枇杷叶、阿胶、麦冬、胡麻仁、党参、甘草、生石膏）。凡燥热伤肺，热象显著即可使用。余用此方将其中党参改用北沙参，善滋阴润肺，又能清解肺热，常用于燥咳，与麦门冬、百合、花粉、玉竹、桑叶等药同用；若治燥邪化火者，可与知母、川贝母、天门冬、生石膏等同用，其疗效尤著。桑叶配枇杷叶，具有清肺润燥，止咳降逆作用；桑叶配麦冬具有清肺润燥作用；蝉蜕配乌梅具有清热生津作用，是治音哑之良药。

7. 清热化痰止咳法

多由于痰热壅肺，肺失肃降，症见咳嗽，吐痰黄稠，胸膈痞闷，且口燥咽干，舌红苔少，脉细数。

方用自拟方清热宣肺化痰汤（黄芩 10 g、杏仁 10 g、前胡 10 g、桔梗 10 g、枳壳 10 g、知母 10 g、川贝母 10 g、全瓜蒌 12 g、枇杷叶 60 g、桑白皮 10 g、连翘 15 g、甘草 8 g）。全方具有清热宣肺、化痰止咳之功。

随症加减：痰黄如脓腥臭，酌加鱼腥草、生薏苡仁、冬瓜仁；痰热郁蒸而灼伤肺津，酌加北沙参、天花粉、麦冬；大便干燥者加大黄。

8. 养阴润肺止咳法

多由于病久阴津耗伤，或发汗太过，或邪热久留于肺而损伤肺阴，津液亏损而肺失濡养，症见干咳无痰，或痰少而黏。病久及肾，阴虚火旺，症见午后潮热颧红，手足心热，心烦失眠，夜寐盗汗等。热伤肺络，则咳痰带血，甚则咯血，口干咽燥，或声音逐渐嘶哑，舌红苔少，脉细数等，均属肺肾阴亏之象。

方选沙参麦冬汤加减（《温病条辨》，沙参、麦冬、玉竹、天花粉、生扁豆、生甘草、冬桑叶），具有清养肺阴、生津润燥之功。

加减：阴虚发热者，加生地、玄参、知母、百合、麦冬滋阴退热；兼咳嗽，痰少且黏者，加桔梗、川贝母、地骨皮、桑白皮清肺化痰之品；潮热颧红，五心烦热者，加银柴胡、地骨皮、知母、青蒿、鳖甲、玉竹；盗汗加乌梅、生龙骨、生牡蛎；咯吐黄

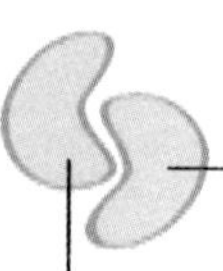

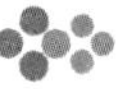

痰加黄芩、海蛤粉、知母、川贝母；痰中带血加阿胶、三七、仙鹤草、藕节炭、白及等。

9. 疏肝解郁、清热化痰法

多由于情志抑郁不舒，肝郁化火，木火刑金，以致肺失肃降、肝火犯肺之咳嗽，兼咳逆胁痛，咽干口燥，心烦口苦，痰少质黏，甚则咯血，舌苔薄黄少津，脉象弦数。

方选丹栀逍遥散（《明・校注妇人良方》，白芍、茯苓、当归、柴胡、白术、牡丹皮、栀子各 9 g，甘草 6 g）加桑白皮 12 g、地骨皮 10 g、川贝母 10 g、前胡 10 g、全瓜蒌 12 g 等，全方具有疏肝解郁、清热化痰、止咳平喘之功效。若肝火犯肺、肺络受损者，在泻白散（《小儿药证直诀》）基础上合黛蛤散（海蛤壳 30 g、青黛 15 g 加仙鹤草、茜草各 30 g，赤芍 15 g，藕节 10 g，生甘草 6 g）以泻肝清肺、凉血止血。

10. 清热解毒、宣肺化痰法

由于湿热之邪蕴肺、邪热壅肺，致肺失宣降，症见高热、咳嗽、胸痛、气促、口渴、汗出、鼻煽、咳痰黄稠，咽干唇燥、面红、寒战、舌红苔黄、脉滑数。

方选自拟肺炎验方：玄参 12 g，生地黄 12 g，黄芩 10 g，栀子 10 g，连翘 15 g，杏仁 10 g，前胡 10 g，桔梗 10 g，全瓜蒌 12 g，川贝母 10 g，知母 10 g，生石膏 30 g，甘草 8 g。若咽喉肿痛，加炒牛蒡子 10 g、山豆根 6 g、败酱草 12 g 清热解毒利咽；兼头痛加蔓荆子 10 g 清利头目而止痛；胸痛加郁金 12 g、桃仁 10 g 行气活血止痛；便秘加大黄泄热通腑；咳血加白茅根 30 g、侧柏炭 10 g、桑白皮 12 g、地骨皮 10 g 等清肺生津、凉血止血。

（王立忠）

七、王立忠教授关于中风后遗症康复治疗的经验

王立忠教授是河南省中医院主任医师、全国名老中医药专家学术经验继承指导老师，从事中医临床、教学工作 50 余年，学识渊博，医术精湛，机圆法活，知常达变，擅治内科疑难杂症，专长脑病。中风后遗症是最为常见的脑病之一，是由于脑梗死、脑出血，经治疗后遗留不同程度运动、言语、认知等方面功能障碍的一种脑部疾病，常表现为半身不遂，言语不利，饮水呛咳，营养障碍，肌肉关节挛缩和疼痛，肢体肿胀、麻木，智力减退，睡眠障碍等症状。中风后遗症给患者带来极大痛苦，也给患者家庭和社会带来沉重的负担，因此应予积极对待，以缓解临床症状，提高患者生活质量。王老在多年的从医生涯中，注重实践，博采众长，不断探索，认真总结，在本病的康复治疗方面，积累了丰富的经验，现总结如下：

1. 康复指征

中风后遗症，一侧上下肢瘫痪，不能随意运动，久则肢体强直或拘急，也可伴有言语不利、反应迟钝、饮水呛咳等。患者经初期治疗后，病情稳定不再进展，生命体征平稳，无明显并发症，如肺炎、心力衰竭、心律紊乱、肾衰竭等，即可酌情进行康复治疗。

2. 康复辨证论治思路

王老认为，从中医理论来看，本病是由于患者脏腑功能失调，或气血素虚，加之劳倦内伤、忧思恼怒、饮酒饱食、用力过度，而致瘀血阻滞、痰热内蕴，或阳化风动、血随气逆，导致脑脉痹阻或血溢脑脉之外，引起发病。本病多为本虚标实，其虚多为肝肾阴虚、脾气内虚，其实多为痰瘀内结、热极生风。由于发病的

性质不同，且每多兼证，临床应根据病情，辨证论治。常见分型有以下几种：

（1）气虚血瘀证。症见：偏侧肢体活动不利、麻木，或能步行，为偏瘫步态，步行费力，言语謇涩，倦怠乏力，气短，动则汗出，小便尚可，大便溏，舌质淡暗、有齿痕，舌苔白腻，脉弦细。

辨证属气虚血瘀。治法为益气活血、化瘀通络。方药：自拟益气活血复原汤加减。党参12 g，黄芪30 g，当归12 g，川芎15 g，赤芍12 g，桂枝10 g，桑寄生20 g，川牛膝12 g，鸡血藤30 g，焦山楂10 g，地龙12 g，忍冬藤30 g，丹参20 g，伸筋草20 g，䗪虫8 g，胆南星9 g，甘草8 g。配合康复治疗。

按：中风之气虚血瘀证是临床较为多见的一种类型，多因体质较弱，元气亏虚，气虚运血无力，血行瘀滞，脉络阻塞，而致缺血性中风偏瘫；或气虚化源不足，阴液亏损，或因恣情纵欲，肾精暗耗，肝肾阴虚，阳亢风动，气升血逆，多致出血性偏瘫。前者血瘀脉中，后者血瘀脉外，概为因虚致瘀，殊途同归。元气耗散，气虚血瘀，痹阻经脉，而见偏身不遂等诸症。二者在治疗上不必严格区分，因为二者均能导致元气亏虚，鼓动乏力，温运无权，或邪之所凑，其气必虚，邪气因而乘之而致血瘀络阻，故见上述诸症。此类多见于高龄、体弱的患者。患者偏瘫侧肌张力常较低，即使有一定活动能力，甚至能辅助步行，亦无明显张力升高、痉挛等情况，属本虚标实，以本虚为主，须谨慎调理。

益气活血复原汤为王老临床常用方之一。方中以党参、黄芪益气健脾，使生化有源，血得气行。当归、川芎、赤芍、焦山楂、丹参行气活血化瘀，桑寄生补益肝肾、强骨通络，川牛膝通利关节，少佐地龙、䗪虫等虫类药以搜风祛邪、逐瘀通络，鸡血藤活血通络舒筋，桂枝温阳化气通脉、引药上行，忍冬藤疏风通络，伸筋草舒筋活络，言语謇涩加胆南星化痰开窍，甘草调和诸药。全方诸药合用，共奏益气活血、化瘀通络之功。

（2）风痰瘀阻证。症见：偏侧肢体活动不利，不能独站，言语不利，反应稍迟钝，面色晦暗，时有咳嗽，咯吐白痰，夜间流涎，纳眠差，小便尚可，大便较干，舌质暗红、舌苔白腻，脉弦滑。

辨证属风痰瘀阻。治法为熄风化痰、通络开窍。方药：自拟熄风化痰开窍汤加减。天麻12 g，钩藤20 g，丹参20 g，石菖蒲10 g，赤芍12 g，胆南星9 g，全蝎10 g，地龙15 g，夏枯草12 g，天竺黄9 g，生白芍20 g，川芎15 g，当归12 g，鸡

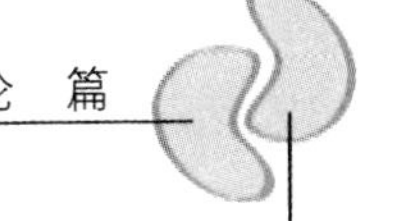

血藤 30 g,忍冬藤 30 g,川牛膝 12 g,焦三仙各 10 g,甘草 6 g。配合康复治疗。

按:中风之风痰瘀阻证亦较为多见,多因饮食不节,过食肥甘厚味,或嗜烟酒,或素体肝旺,气机郁结,克伐脾土,致使脾胃受损,脾失运化,湿热成痰,痰浊积聚,壅滞经脉,痰热生风,上扰清窍,发为本病。此类多见于中年、体质偏盛的患者,患者常有偏侧肢体肌张力升高、活动受限,偏瘫步态明显,血压偏高,属实证,应综合调理。

方中天麻、钩藤熄风平肝,夏枯草清热泻火,石菖蒲、胆南星、天竺黄化痰开窍,丹参、白芍养血敛阴,全蝎、地龙熄风通络,鸡血藤、川芎、当归、赤芍养血活血,忍冬藤疏风通络,川牛膝逐瘀通经,焦三仙消食导滞,佐以甘草调和诸药之用。合之共奏熄风化痰、通络开窍之功。若患者肌张力较高,痉挛明显,肝主筋,筋主运动,可加大生白芍用量以柔肝舒筋,加伸筋草除湿消肿,舒筋活络。

(3)痰热腑实证。症见:偏侧肢体活动不利,言语欠清,不能独坐,时有头晕,反酸,咽干,口中异味重,咯吐黄痰,易急躁,腹胀,小便黄,大便 4 ~5 天一行,粪团坚硬,排出困难,常需多支开塞露辅助甚至灌肠。舌质红、舌苔黄厚而干,脉弦数。

辨证属痰热腑实。治法为清热熄风、化痰通腑。方药:自拟活血涤痰承气汤加减。丹参 20 g,赤芍 12 g,大黄 6 g 后下,芒硝 6 g 冲服,枳实 12 g,竹茹 12 g,郁金 12 g,石菖蒲 9 g,胆南星 9 g,天竺黄 9 g,全瓜蒌 20 g。配合康复治疗。

按:中风之痰热腑实临床亦可见到。多由于中风之后家属自行给予温补药物服用,然患者素体阳盛,致胃肠积热,耗伤津液,加之病后卧床,活动减少,气机不利,通降失常,而见诸症。甚则大便十余天一行,患者极为痛苦。胃气以降为顺,胃腑以通为和,腑气一通,气血流畅,清窍灵动,络脉自和,从而促进半身不遂等症状的好转。

活血涤痰承气汤方中以大黄、芒硝、枳实取承气之意以泄热通腑,丹参、赤芍凉血活血,郁金、竹茹、天竺黄清热化痰,石菖蒲、胆南星化痰通络,瓜蒌清热涤痰通便。诸药合用,共奏清热熄风、化痰通腑之功。

若腑气不通,血瘀痰浊,影响气血运行,亦可采用著名中医学家焦树德教授三化复遂汤,方用生大黄、炒枳实、厚朴、羌活、全瓜蒌、制半夏、防风、桃仁、钩藤、玄明粉等加减。在此基础上,酌情加入天麻、地龙、鸡血藤等祛痰活血通络

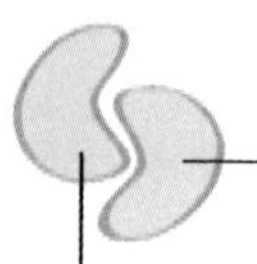

之品，其疗效有一定提高。

(4)肝肾阴虚证。症见：偏侧肢体活动不利，言语不利，不能独坐，口干，耳鸣，听力减退，纳食一般，夜眠差，小便频，大便干，2～3日一行。舌质红、无苔，脉弦细而涩。

辨证属肝肾阴虚。治法为补益肝肾，滋阴熄风。方药：自拟方醒脑解语通络汤加减。全当归、夏枯草、生白芍各30 g，生地黄、乌梅各15 g，地龙15 g，桑寄生20 g，续断20 g，枸杞子12 g，甘草8 g。连服14剂。配合康复训练。

按：中风之肝肾阴虚之证多见于高龄患者，元气渐衰，阴气自半，精血衰耗，水不涵木，木少滋荣，故肝阳偏亢，内风时起，气血上逆，使脑脉痹阻或血溢脑脉之外，蒙蔽脑窍，而发为本病。另外，亦有中风急性期因病灶面积较大，颅压增高，而大量或长期应用脱水剂，至阴津耗伤，后期失于调理，而致肝肾阴虚更甚。

醒脑解语通络汤，方中生白芍养血敛阴柔肝，当归养血活血，夏枯草清肝泄热助眠，生地、乌梅养阴生津，地龙通行经络，桑寄生、续断、枸杞子补益肝肾，甘草调和诸药。共奏补益肝肾、滋阴熄风之功。

亦可用虎潜丸(《丹溪心法》)加减：熟地、龟板各18 g，石斛、黄柏、桃仁、知母、红花各9 g，白芍、锁阳、陈皮、牛膝、当归、生龙牡各12 g。方中黄柏配合知母以泻火清热，熟地、龟板、石斛、白芍滋阴养血，桃仁、红花、当归、牛膝活血化瘀，生龙牡潜阴摄纳，锁阳温阳益精，陈皮温中健脾、理气和胃。诸药合用，共奏滋阴降火、补肾填精、活血化瘀之功。

(5)中风变证。中风后遗症不仅有偏侧肢体不利、言语不利等主症，还常伴有肿胀、痹证、不寐等并发症，即中风变证。中风变证轻则给患者带来痛苦，延缓康复进程，重则发病突然，危及生命。因此，应早期预防，早期干预。

1)肿胀。症见：偏侧肢体活动不利，上肢肿胀，手部明显，甚至肿如馒头状，或下肢小腿以远肿胀，按之凹陷，肤温稍高，乏力，头部发涨，流涎，小便尚可，大便干。舌质淡暗、苔白腻，脉弦细而滑。

辨证属脾肾亏虚，瘀血阻络。治法为健脾益肾，活血利水。方药：太子参15 g，黄芪30 g，丹参20 g，赤白芍各12 g，生白术12 g，防己10 g，茯苓皮30 g，山茱萸25 g，牡丹皮10 g，桂枝10 g，桃仁10 g，当归12 g，怀牛膝15 g，泽泻20 g，生薏苡仁30 g，甘草8 g。应注意避免给患侧肢体静脉输液。下肢静脉血栓形成应制动，配合低分子肝素抗凝治疗、活血利水类中药行塌渍治疗。

按：中风之后，有部分患者会出现肢体肿胀，从西医来看，除患侧肢体循环障碍外，上肢肿胀多见于发生肩手综合征时，下肢肿胀多见于发生下肢静脉血栓时，即中医所谓股肿，严重时发生肺栓塞，导致死亡。中医认为，两者均属于肿胀，在脏责之脾肺肾。脾主运化水湿，及时转输至肺和肾，进行代谢。中风患者多因肢体不利、活动减少，以及久病气虚，脏腑功能失调，气血运行不利，津液输布不畅，气血瘀滞，开合失司，经络不和，而致肿胀。

方中太子参、黄芪、生白术健脾补气，山茱萸、怀牛膝补肾利水，茯苓皮、防己、泽泻、生薏苡仁利水祛湿，并选用桂枝、牡丹皮、桃仁、当归、芍药，取桂枝茯苓丸之意，配合丹参以活血化瘀、调气通脉，甘草调和诸药。

在这其中，血瘀应引起重视。《金匮要略·水气病脉证并治第十四》记载："血不利则为水。"血不利则为水，水不去则生瘀。水与血之间相互影响，相互转化。尤其是水肿日久，反复不能愈者，久病必瘀，不可不用活血祛瘀之法。桂枝茯苓丸是《金匮要略》中的名方，具有活血调血、利水渗湿的疗效，现代研究认为其临床适应证较为广泛。中风后下肢静脉血栓，就可以加减配伍，灵活应用。临床亦可选用茯苓、白术、猪苓、泽泻、益母草、泽兰、芒硝等利水渗湿类药物，并加桃仁、红花、当归、赤芍、川芎、地龙、鸡血藤、丹参、全蝎、三七等活血化瘀之品，可收良效。

另外，有研究表明，进行改良的冷热中药交替浸泡，对中风后肿胀疗效明显优于单纯冷热交替浸泡疗法。

2）痹证。症见：偏侧肢体活动不利，上肢被动上抬时出现肩部疼痛，甚至拒绝活动，受寒后加重，夜间有时肩部麻木，纳食一般，夜眠差，小便尚可，大便较稀。舌质淡红、苔白腻，脉滑细。

辨证属寒湿阻络。治法为散寒除湿、通络止痛。方药：黄芪 20 g，当归12 g，炒白芍 15 g，桂枝 10 g，秦艽 10 g，姜黄 10 g，苍术 10 g，黄柏 6 g，生薏苡仁 30 g，防风 10 g，丝瓜络 20 g，川芎 15 g，甘草 8 g，大枣 4 枚，生姜 2 片。14 剂。配合康复训练。

按：中风后肩痛较为常见，常因病情较久，患侧肢体气血运行不畅，正虚邪凑，易受寒湿之邪侵袭，壅塞经络，出现疼痛、麻木、活动受限等症。此为正虚标

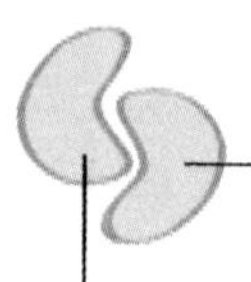

实之证，因此治疗时应扶正祛邪。方中黄芪、炒白芍、桂枝、生姜、大枣取黄芪桂枝五物汤之意，以益气温经，和血通痹。营卫流通，血脉不痹，身体自然灵活。当归、川芎活血行气，苍术、黄柏、生薏苡仁利湿通络，秦艽、防风祛风湿、止痹痛，姜黄通络止痛，善行上肢，丝瓜络祛风通络，止痹痛，甘草调和诸药。共奏散寒除湿、通络止痛之功。

3）不寐。症见：偏侧肢体活动不利，夜间入睡难，甚至彻夜难眠，烦躁，口服阿普唑仑片、右佐匹克隆片等药物后，勉强间断入睡数小时。白天精神差，昏昏欲睡，乏力。纳食差，小便频，大便较干，2～3 日一行。舌质红、苔厚腻微黄，脉结涩。

辨证属痰火上扰。治法为清热化痰，养心安神。方药以黄连温胆汤加减。黄连 6 g，陈皮 10 g，法半夏 12 g，茯神 20 g，竹茹 12 g，枳实 12 g，淡豆豉 10 g，栀子 10 g，酸枣仁 30 g，生龙骨、生牡蛎各 20 g，灯心草 5 g，甘草6 g。配合康复治疗。控制白天睡眠时间。

按：中风患者除肢体活动不利、言语不利等，亦可见睡眠障碍，表现为入睡难、睡眠质量差、醒后难以入睡或日夜睡眠颠倒等。部分患者早期内科治疗时白天输液即入睡，夜间反而入睡困难，甚至服镇静安眠类药物亦难收良效。中医认为多由脏腑气血失调、阴阳不交、营卫失和，或痰热内生，上扰心神所致。方中黄连、陈皮、法半夏、茯神、竹茹、枳实为黄连温胆汤，以清热化痰、和胃助眠。邪热郁胃，中气不利，胃不和，卧不安，用淡豆豉、栀子为栀子豉汤以去胃中邪热，清心除烦。酸枣仁宁心安神，生龙牡潜阳安神，灯心草清心火、利小便、助睡眠，甘草调和诸药。共奏清热化痰，养心安神之功。

3. 康复治疗

王老认为，中风后遗症的康复，非一方一法所能毕其全功。古代先贤们应用中药、针灸、导引、推拿等方法综合治疗中风偏枯。现代中医人承古纳今，研究了许多临床便于应用又有较好疗效的方法。西医康复近几十年发展较好，开阔治疗思路，提供了较为系统的治疗方案。我们不能固步自封，应该在临床上集思广益，博采众长，综合治疗，以增疗效。总结常用康复治疗方法如下：

（1）传统康复疗法：

1）针刺。针刺是中医的特色疗法，有着疗效显著、操作简便、适应证广及无明显副作用等特点，在中风后遗症中也有着极为广泛的应用。临床可根据中风患者的不同症候,参考目前医学界的实践经验,选择合理的穴位配伍和适宜的手法进行治疗。治疗方法包括电针、体针、头针、耳针、舌针、温针灸等。取穴以手足阳明经为主,配合太阳经、阳明经部分穴位,可酌情取内关、风池、风府、手三里、足三里、极泉、尺泽、曲池、外关、合谷、阳陵泉、云门、三阴交、太溪、环跳、涌泉等穴位。

中风患者除了肢体活动不利,还可见肢体痉挛等兼证。对于肢体痉挛,一般认为应避免对痉挛肌进行过多刺激,可在拮抗肌上选取经络穴位。使用体针进行临床治疗时,取穴宜少不宜多,或交替使用这些穴位,这样可避免因对同一腧穴的不断刺激而产生疲劳性,并且可减轻患者的痛苦,在此基础上再配合辨证施治能够取得更好的疗效。朱欢欢等采用一组"靳三针"穴位—"挛三针",即上肢为极泉、尺泽、内关,下肢为鼠蹊、阴陵泉、三阴交,能缓解痉挛、疏通气血,有效缓解肢体痉挛。

2)推拿治疗:中风患者偏侧肢体活动不利,气血失调,经脉不畅,而推拿治疗依据辨证论治原则,根据肢体功能缺损程度和状态进行中医按摩循经治疗,常用揉、捏法,亦可配合其他手法如弹拨法、牵拉法、叩击法、擦法、手指点穴等,能够调理脏腑、舒筋活络、行气活血,对于肢体软瘫、痉挛、肿胀及功能恢复均有较好的效果,尤为适用于对针灸疗法有恐惧心理的患者。

3)调摄情志康复法:脑为元神之府,元神即指人体的高级中枢神经功能活动。中风后遗症患者由于病位在脑,并因肢体病残,难以自理,形病及神,常易出现各种不良情绪,如抑郁、焦虑、悲观、紧张、烦躁、愤怒、绝望等。针对这些情况,应注意帮助、指导患者调摄情志,可以采用情志相胜法、诉说疏泄法、劝慰开导法、暗示转移法等,获得患者充分信任和积极合作,帮助患者建立信心,增强安全感,树立其对疾病的正确认识,减少不良情绪。并鼓励患者参加学习及从事力所能及的社会、家庭活动,对患者在康复过程中的每一点进步都要给予肯定,使患者处于良好的精神状态中,从而有利于康复。

4)娱乐康复法:主要为音乐疗法和娱乐作业疗法。凡心情忧郁者,宜选听旋律流畅优美、情调欢快的音乐。凡情绪焦虑烦躁者,宜选听旋律清丽高雅、情调恬静的音乐。

娱乐作业,如书画、弹琴、游戏等,在愉心悦志的同时,还有训练肢体、帮助

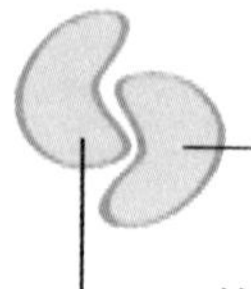

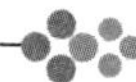

恢复功能的作用。

(2)现代康复治疗:是中风后遗症康复的重要内容,包括运动疗法(被动关节活动度维持训练、体位变化适应性训练、神经肌肉促进技术、平衡反应诱发训练、抑制痉挛训练、步行训练)、作业疗法(日常生活能力训练)、器械训练(MOTO med 智能运动训练系统等)和言语、认知、吞咽康复训练等多项内容。

(3)护理:护理内容包括良肢位摆放、饮食护理、口腔护理、呼吸道护理、皮肤护理、导管护理、血压的调理与护理、并发症的预防与护理等。护理工作除了必须具备扎实的护理技能和经验外,还必须具有优良的职业道德——对患者有同情心和爱心,这些都会对患者的康复起到良好的作用。

总之,中风后遗症的康复治疗,既要重视辨证用药、康复训练,还要合理调配饮食起居,调畅情志,方能事半功倍,收取良效。

(邢若星整理)

八、甘麦大枣汤方证各家论述与临床应用

甘麦大枣汤系《金匮要略》方，其药物组成为甘草、小麦各 30 g，大枣 10 枚。全方具有和中缓急、滋养心阴、宁心安神等功能，主要用于脏阴不足、心脾受损之病。临床运用于精神恍惚，悲伤欲哭，心神不安，甚则不能自主，呵欠频作，舌红苔少，脉细数。《金匮要略》："妇人脏躁，喜悲伤，欲哭，象如神灵所作，数欠身，甘麦大枣汤主之。"王立忠教授查阅、总结了各家对该方的论述，并在临床上拓展了应用范围，对儿童多动症、顽固性失眠、老年便秘等病的治疗均获良好效果。现分述如下：

1. 各家论述

《金匮要略论注》曰："小麦能和肝阴之客热，而养心液，且有消烦利溲止汗之功，故以为君；甘草泻心火而和胃，故以为臣；大枣和胃，而利其上壅之燥，故以为佐。盖病本于血，必为血主，肝之子也，心火泻而土气和，则胃气下达。肺脏润，肝气调，燥止而病自除也。补脾气者，火为土之母，心得所养，则火能生土也。"《金匮要略心典》曰："小麦为肝之谷，而善养心气；甘草、大枣甘润生阴，所以滋脏气而止其躁也。"《绛雪园古方选注》曰："小麦，苦谷也。经言心病宜食麦者，以苦补之也。心系急则悲，甘草、大枣甘以缓其急也，缓其急则云泻心。然立方之义，苦生甘是生法，而非制法，故仍属补心。"《金匮要略浅注》曰："此为夫人脏躁而出其方治也。麦者，肝之谷也，其色赤，得火色而入心；其气寒，秉水气而入肾；其味甘，具土味而归脾胃。又合之甘草、大枣之甘，妙能联上下水火之气而交会于中土也。"《经方例释》曰："此为诸清心方之祖，不独脏躁宜之，凡盗汗、自汗皆可用。"《素问》麦为心谷，《千金》曰："麦养心气。"《顾松园医

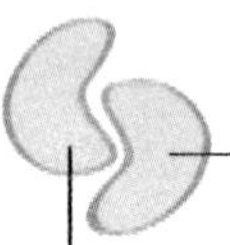

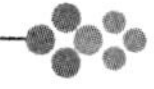

镜》曰:“此方以甘润之剂调补脾胃为主,以脾胃为生化之源也,血充则燥止,而病自除矣。”

2. 临床运用

(1)儿童多动症:是指患儿的智能正常或基本正常,以注意力不集中、动作过多为突出症状,多伴有动作不协调,或性格上的异常;本病以学龄儿童者居多,男孩较女孩为多,早产儿此病为多见。

验案:苏××,女,12岁,2002年9月14日初诊。近半年来吃饭时无心而爱玩物,动作过多不协调,上课时话多、爱做小动作,不守课堂纪律,不合群,有时说谎话,逃学,情绪易激动,以致学习成绩下降。经当地多方治疗无效,故前来就诊。据父母所述,患儿难产,且不足月而生,从小溺爱,乱吃零食,易发脾气,哭闹,任性,不听家长劝说,舌红、苔薄白而腻,脉细数。此属先天不足,后天失养,肾精不足,心脾两虚,气血亏虚,脑神失养,而出现神志不宁,神思涣散,阴血不足,虚热内扰,故见多动易怒、烦急多言等症。治宜养心健脾,益智宁神。方用甘麦大枣汤加味(甘草、小麦、茯神、灵磁石、生龙骨、生牡蛎各20 g,竹茹、龙眼肉、白芍、熟地、枸杞子各10 g,酸枣仁15 g,大枣5枚)10剂治之,水煎服。

二诊,药后病情好转,情绪较前稳定,语言动作减少,舌淡红、苔薄白,脉沉细。仍按上方继服10剂,另配磁朱丸,每次3 g,日服两次,温开水送服。

三诊,上述症状基本消失,情绪稳定,舌脉同上。守上方继进10剂,以资巩固。磁朱丸续服两个月,以善其后。

按语:本案患儿早产、难产,先天不足,后天因生活失调,教养失当,从而产生异常行为与情感而发病。方中以甘草、小麦、大枣、白芍、茯神、酸枣仁、龙眼肉补益心脾;枸杞子、熟地、灵磁石、生龙骨、生牡蛎填精益智,镇静安神,心神得养,情志得以安宁,其病自愈。

(2)顽固性失眠:失眠是经常不易入寐,或寐而易醒,醒后不能再度入睡,甚则彻夜不眠为主要症状的一种疾病。其病因病机不同,有因脏腑功能失调,有因气血不和,虚实各异,均可导致失眠而发病。本病属心肾阴虚,虚火内生扰乱心神。心主血,肾藏精,精血上滋于脑,而阴血不足,脑失所养,神无所依,必然导致失眠。

验案:李××,女,46岁,教师,于2002年5月8日就诊。失眠多梦,心烦不安已6年之久。长期服安定片、养血安神片等药度日,夜间难以入睡,睡则多梦,心烦心悸,神疲乏力,情绪易于波动,若精神上受到某种刺激,则病情加重。舌红苔少,脉细数。此乃心肾亏虚,心神失养。治宜滋养心肾,安神定志。方用甘麦大枣汤加味(甘草、小麦、茯神、百合、夜交藤、桑葚各30 g,生地黄、枸杞子、竹茹、麦冬各12 g,大枣10枚,酸枣仁20 g)治之,7剂,水煎服。

二诊,药后睡眠较安,精神较前好转,舌脉同上。原方再投10剂。

三诊,睡眠可达4~5个小时,心烦已除,精神显著好转,舌淡红、苔薄白,脉沉缓。续进10剂,其病痊愈。继用"神衰散"(西洋参、薄荷、琥珀等组成)以善后巩固。

按语:本例为顽固性失眠,常服安眠药疗效不显,此属心血亏虚而心神失养,肾精亏虚,脑海失滋,心肾失养,神不守舍,故不能寐。方中以甘草、小麦、大枣、麦门冬、酸枣仁、茯神、百合、夜交藤补养心神,生地、枸杞子、桑葚填精益肾,其中竹茹清热除烦,百合清心补虚安神,尤其对顽固性失眠有良效。心神得养,脑海得滋,故失眠愈矣。

(3)老年便秘:多因年老精血亏损,津血不足,肠道无以滋润,大便涩滞难下。正如《金匮翼》所说"下焦阴虚,精血枯燥,则津液不到,而肠脏干枯"。说明了高年便秘的发病机制。

验案:杨××,男,69岁,干部,于2001年9月10日就诊。大便干燥秘结,4~6天排解一次已5年之久,常伴有头晕梦多,夜间口干,神疲乏力,盗汗,眠差,舌红胖大、苔薄白而腻,脉弦细。此属年老气津两伤,津亏不能滋润大肠,气伤无力布津于肠,以致大肠传导失常。治以益气养阴,滋肾润肠。方用甘麦大枣汤加味治之(甘草、小麦、桑葚、黑芝麻各30 g,玄参、生地、知母、炒莱菔子各15 g,生白术20 g,枳壳10 g,桔梗6 g)。10剂,水煎服,日服1剂,日服两次。

二诊,药后大便秘结好转,平均2~3天一次,质软易解,口干减轻,睡眠及精神状态均见好转,舌淡红、苔薄白,脉沉缓。守上药继服15剂,水煎服。

三诊,大便基本正常,其他症状亦随之而愈。嘱续服六味地黄丸,以善其后。

按语:此患者为气阴两伤,血虚津少,肠道失于濡润。方中用甘草、小麦、白术、大枣和中益气,玄参、生地、知母养阴润燥,桑葚、黑芝麻滋阴养血润肠,炒枳

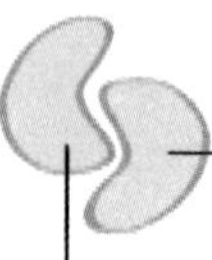

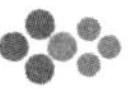

壳、桔梗、炒莱菔宣利肺气和大肠，理气畅中，增强肠道蠕动功能，能助传送，因肺与大肠相表里。全方具有益气养阴，滋肾润肠，行气通便之功，故可治疗老年气虚津亏便秘。

（郭健整理）

九、不寐辨治八法

不寐即失眠，是以失眠为主要临床表现的一种病证，指经常不易入睡，或寐而易醒，时寐时醒，或醒后不易再入睡，甚则彻夜不眠，醒后神疲乏力，头晕头痛，心悸健忘，心神不宁等症。其病因病机错综复杂，虚实夹杂。不寐的病因虽多，但从病理变化分析，总属阳盛阴衰，阴阳失交，阳不入阴，一为阴虚不能纳阳，一为阳盛不得入阴，导致心神失养，神不安宁发为本病。王立忠教授根据多年来治疗失眠的临证经验，拟定不寐辨治八法，分述如下：

1. 化痰安神法

症见：心烦不寐，胸闷痰多，口苦、呕涎、眩晕、惊悸，苔黄而腻，脉象滑数或弦滑而数。心神被痰气所扰，导致心神不得收藏故而发病。治以清热化痰安神。方用温胆汤（《千金方》）加黄连、全瓜蒌、天竺黄治之。方药：制半夏、陈皮、茯苓、枳实、竹茹、甘草、大枣、黄连、全瓜蒌、天竺黄。方中加黄连、瓜蒌、天竺黄以增强清热化痰安神之功。在此基础上亦可酌情加入酸枣仁、连翘、五味子祛痰清热、养心安神，心悸可加磁石、龙齿以助镇心宁神之效。

2. 清心安神法

症见：心烦失眠，惊悸不安，头晕、健忘，手足心热，口舌糜烂，舌质红、苔少，脉细数。心藏神，劳累过度，耗血伤阴，心火炽盛，扰动心神，《清代名医医案精华》云："寤多寐少，悸动不宁，甚则惊惕是心之症。"由此可见心火独炽，是导致失眠的主要原因。治以清心泻火安神。方用自拟方清心安神汤（生地黄、炙远志、麦冬、连翘各 12 g，竹叶、栀子、淡豆豉各 10 g，百合 30 g，灯心草 8 g，茯神 20 g，甘草 8 g，莲子心、琥珀各 3 g）。方中生地黄、百合、麦冬养阴清热，连翘、竹叶、甘草、栀子、豆豉、莲子心、琥珀清心泻火，远志、茯神宁心安神。全方具有清心

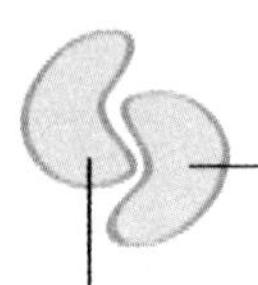

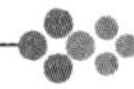

泻火、宁心安神之效。对于顽固性失眠，余常配牛黄清心丸治疗，尤其对于中风后遗症不寐者，颇获良效。牛黄清心丸（同仁堂制）用于气血不足，痰热上扰引起的胸中郁热、惊悸虚烦，不寐，半身不遂，神志昏迷等症，具有益气养血、镇心安神、化痰熄风之功。

3. 养心安神法

症见：心悸，健忘，失眠，梦遗，大便干，口干咽燥，舌红苔少，脉细数。人之所主者心，心之所养者血，阴血亏少，心体失养，是以心悸。心的藏神作用，常指大脑而言，大脑的思维活动，赖于气血津精等物质基础，今阴亏血少，脑失濡养，故健忘、失眠；因肾阴亏虚，相火妄动而精泄。治以养心安神，方用天王补心丹（《摄生秘剂》）加减治之。方药：生地黄、太子参、玄参、丹参、茯苓、五味子、远志、桔梗、天门冬、麦冬、当归、柏子仁、酸枣仁。临证应用时常将人参改为太子参，去桔梗，加桑葚、黑芝麻、夜交藤各 30 g，补肾益精、安神、润肠通便，每获佳效。

4. 清肝安神法

症见：不寐，性情急躁易怒，口干口苦，小便黄赤，大便秘结，舌红苔黄，脉弦数。多因郁怒伤肝，肝失调达，气郁化火，上扰心神。治以清肝泻火，安神镇惊。方用龙胆泻肝汤（《兰室秘藏》）：龙胆草、黄芩、栀子、泽泻、木通、车前子、当归、生地黄、柴胡、甘草。临证时常去木通、车前子，酌加夏枯草。夜间醒后不易入睡，配夏枯草可获殊效；加茯神、生龙骨、生牡蛎以镇惊定志，安神入眠。

5. 活血安神法

症见：烦扰不安，心悸，夜不能寐，且易惊醒，甚则彻夜不眠，精神紧张，痛苦不堪，舌质暗紫，脉多弦细而涩。此因心神被瘀血阻滞而不得守藏而致。治以活血化瘀，通窍安神。方用血府逐瘀血汤（《医林改错》）化裁：当归、生地、桃仁、红花、枳壳、赤芍、柴胡、甘草、桔梗、川芎、酸枣仁、夜交藤、法半夏、珍珠母、生龙齿。具有疏肝解郁、活血祛瘀、镇惊安神定志之功。对于顽固性失眠，在此基础上酌加黄连、法半夏清热祛痰，安眠效果更佳。

6. 镇心安神法

症见：不寐多梦，易于惊醒，胆怯心悸，遇事善惊，气短倦怠，舌淡，脉弦细。此乃心神被邪扰而不得主持神明，导致神明躁动，故出现上述症状。治以镇心安神定志。方用安神定志丸(《医学心悟》):人参、茯苓、茯神、远志、石菖蒲、龙齿。临证应用时可将人参改太子参,加磁石、生龙骨、生牡蛎以增强镇静安神之功。另外可服用磁朱丸(《千金方》):神曲、磁石、朱砂,用于心神不安,虚阳上浮而致心悸失眠、耳鸣、耳聋等,清心明目,镇心安神而奏效。

7. 益气养血法

症见:不易入睡,梦多易醒,醒后再难入睡,兼见心悸健忘,头晕目眩,肢倦神疲,饮食无味,舌质淡、苔薄白,脉沉细。心主血,脾生血,心脾两虚,血不养心,神不守舍,故不易入睡,多梦易醒,心悸健忘,气血不足,不能上养于脑,则头晕目眩等症作矣。治以补益气血,养血安神。方用归脾汤(《济生方》):党参、黄芪、白术、茯神、酸枣仁、龙眼肉、当归、远志、木香、甘草、大枣、生姜。或见于产后失眠,因失血过多,阴亏气弱,症见心悸怔忡,睡卧不宁,梦多,记忆力减退,舌红苔少,脉细弱等症。常用圣愈汤(《兰室秘藏》,方药:熟地、党参、黄芪、当归、白芍、川芎)加减,临证时常去川芎,酌加酸枣仁、柏子仁、夜交藤、阿胶以养心血、益智安神。若神经衰弱者,加制首乌、生山药、炙远志、五味子、龙眼肉、枸杞子等补肾益精,荣脑安神,多获满意疗效。若失眠较甚,加夜交藤、五味子、合欢花、柏子仁以助养心安神,或加龙骨、牡蛎以镇心安神;若血虚较甚,加制首乌、熟地、白芍、阿胶以补血充脑安神。

8. 交通心肾法

症见:心悸不安,不能入睡,多见临睡时精神兴奋,面部潮红,舌红苔少,脉弦细。心为火脏,肾为水脏,心阳(即心火)下降而交于肾阴,肾阴(即肾水)上升而济于心阳,从而使心肾两脏的阴阳、水火、升降关系处于平衡、相济、协调状态,以维持人体正常的生命活动。升降失常,水火不济,必然会产生心肾不交的病变。肾阴不能上济,阳无阴制,于是心火偏亢,常怔忡不宁,夜寐不安。方用交泰丸(《韩氏医通》):黄连 3 g,肉桂 1.5 g,研为末,于睡前 2 小时吞服,或于下午、晚上分两次服,亦可作汤剂,水煎服。临证应用时可加入远志、菖蒲、麦冬以养阴安神定志。

(王立忠)

十、王立忠教授对情志因素与疾病关系的探讨

中医学特别重视情志因素对人体健康的影响，早在《黄帝内经》中就提出了"形神合一""情志与内脏相关"的论点，认为良好的精神状态可以增进人体健康，而不良的精神刺激则能使人致病，甚至病重而亡。王立忠老师在临证过程中，非常关注和重视情志因素对疾病的发生、发展和转归预后等的影响，现将王师对情志与疾病关系的认识和临床治疗经验阐述如下：

1. 情志与疾病的关系认识

王师认为，一个人如果精神愉快、性格开朗，对人生充满乐观情绪，就会阴阳平和，气血通畅，五脏六腑协调，机体自然处于健康状态。反之，长期不良的情绪不但可以造成肝气郁滞，影响脾胃消化吸收功能，出现诸如胃痛、腹痛、泄泻、体重变化等症；肝郁日久化火，痰火互结，还可携痰上扰心神，致失眠、头痛、耳鸣，若影响到血分，则可导致妇女月经不调，肝气郁结、痰凝、血瘀均可形成乳房肿块（乳腺增生），俗称"乳癖"；如果以上诸症长期得不到正确的调治和缓解，除可出现抑郁、焦虑等精神性疾病外，还可波及肺、肾等脏器，临床可见到木火刑金、肝肾阴虚等证。由此可见，由于情志不畅，影响了人体气机的升降出入，进而影响人体的水液代谢及血液运行，日久则影响到其他各个脏腑的功能，使人体由亚健康逐渐转向疾病状态，病情也越来越严重。正如古云："百病皆生于气。"

跟师侍诊时，每当听完患者叙述症状、看过舌脉之后，常可见王师关切地问患者："平时爱不爱生气？""脾气好不好？"等，在每天诊治的患者中，患者的症状十有六七都跟平时爱生气和发脾气有关。所以，王师经常劝慰患者，要保持

平和的心态、乐观的心情，并鼓励病患培养兴趣爱好，如平时可阅读诗词歌赋、练习琴棋书画、弄花木养鸟鱼或是收藏古物等，这不仅可使精神有所寄托，还可陶冶情操，消除忧虑和烦恼，这也叫作情绪转移疗法。

2. 临床上从调理情志入手治疗疾病经验举隅

(1)郁证：是由于情志不舒，气机郁滞所引起的以心情抑郁、情绪不宁，胸胁胀痛，或易怒善哭，以及咽中有异物梗阻、失眠等各种复杂症状的一类病证。《丹溪心法》云："气血冲和，万病不生，一有怫郁，诸病生焉。故人身诸病，多生于郁。"

1)逍遥散证：临床上，王师对一些无明显不适症状，自觉心情不畅、郁郁寡欢、胸胁胀痛，或心烦易怒，食量减少，脉有弦象的患者，常给予逍遥散加减治疗，平时中成药可常服逍遥丸调治，以疏肝解郁，理气健脾。

2)半夏厚朴汤证：若是心情抑郁不畅、善太息，胸闷、胁肋胀痛，易怒，咽中如有异物梗阻，咽之不下、咯之不出。此病多由情志不畅，肝气郁结，结于咽喉或肝郁脾滞，痰气结于咽喉引起。王师常用半夏厚朴汤配合二陈汤加减治之，以疏肝解郁、健脾化痰。

(2)不寐：是指以经常无法入睡或无法保持睡眠状态，导致睡眠不足，由各种原因引起入睡困难、睡眠深度或频度过短、早醒及睡眠时间不足或质量差等，是一种临床常见病证。

临床常见有许多失眠的患者前来王师处求治。在不寐的诸多病因中，由于生气、思虑不止等情志因素引起的脏腑功能失调而发生的不寐为数不少，常常使患者痛苦不堪。此类患者因情志不畅，肝气不得疏泄，肝郁乘脾，脾失健运，聚湿生痰，肝郁日久化火，痰火上扰心神，致心神不宁而不寐。辨证当属肝郁痰扰，心神不宁。王师常用四逆散合温胆汤加味以疏肝解郁，和中化痰，宁心安神。

(3)眩晕：中医认为，眩是指眼花或眼前发黑，晕是指头晕甚或自身或外界景物旋转。由于两者常同时并见，故常合并称为"眩晕"。

眩晕的病因病机无外虚实两端，《黄帝内经》中说"诸风掉眩，皆属于肝"，眩晕一病无论是在病机还是治疗上，都或多或少与肝相关，肝胆为风木之脏，主疏泄调达。如若情志不畅，忧郁或恼怒太过，肝失条达，肝气郁结，气郁化火，肝阴耗伤，风阳易动，上扰头目，导致眩晕，此种类型的眩晕常会因情绪波动而病情加重。王师见到此类病患，常用自拟清肝祛痰和胃汤或天麻钩藤饮加减，以疏肝解郁，祛痰和胃或平肝潜阳，佐以滋养肝肾之品。

(4)头痛：头痛一般指眉毛以上、后枕下部以上这一范围的疼痛，是临床上的常见病，可单独出现，也见于多种疾病的过程中。

头痛病因可分为外感和内伤两类，在内伤病因中，首当其冲的即为情志不遂。由于忧郁恼怒，情志不遂，肝失条达，气郁阳亢，或肝郁化火，阳亢火生，上扰清窍，可发为头痛；若肝火郁久，耗伤阴血，肝肾亏虚，精血不承，亦可发为头痛。王师在临床上常用天麻钩藤饮或金铃子散加减治之，以平肝潜阳，化痰通络，疏肝和胃，清泄肝胆郁热。

(5)耳鸣：是指人们在没有任何外界刺激条件下所产生的异常声音感觉，常是耳聋的先兆。

临床中此类患者亦不在少数，王师在接诊的耳鸣患者中，一类因平素性情急躁易怒，肝郁化火，日久伤及脾胃，中医认为“脾胃为生痰之源”，脾虚则湿聚痰生，痰挟火邪上蒙清窍，导致耳鸣。王师常运用自拟清肝和胃饮治之，药用菊花、薄荷、谷精草、蝉蜕、龙胆草、生白芍、陈皮、法半夏、茯苓、焦山楂、炒莱菔子、神曲、连翘、甘草、石菖蒲和磁石等，全方共奏清肝泻火，理气化痰和胃之功。

(6)乳腺增生：是女性最常见的乳房疾病，是正常乳腺小叶生理性增生与复旧不全，乳腺正常结构出现紊乱，属于病理性增生。

中医认为，此病病因多与肝脾有关，若素有脾胃虚弱或常食辛辣及肥甘厚味，损伤脾土，导致脾的运化功能失常，聚湿生痰；或情绪压抑、肝气郁滞；或平素性情急躁、容易发怒；或因七情所伤，忧思过度，均可导致肝气郁结，气郁、湿聚而成痰等，又因肝脉布于两胁，其支脉行于乳中，肝郁日久化火，热灼津液为痰，气滞痰凝血瘀即可形成本病。

王师主张本病应标本兼治，治以疏肝解郁，健脾祛湿，软坚通络，消痰散结。临床常用治疗中药有海藻、昆布、浙贝母、制鳖甲、生牡蛎、三棱、莪术、水蛭、黄柏、夏枯草、王不留行、茯苓、柴胡、甘草等，还可配合使用逍遥丸、小金丹、乳癖消、夏枯草片等中成药。

(7)月经先期：月经先期是指月经周期提前 7 天以上，或 20 天左右一行，连续发生2个周期或以上，属于月经不调的范畴。本病的病因病机主要是气虚和血热。血热又可分为实热和虚热，由于肝郁血热郁怒伤肝，木火妄动，下扰血海，迫血下行，致使月经先期来潮的患者临床上常有之。

临床见到患者平素情绪易于波动，急躁易怒，月经每月提前10天左右来潮，经前可有乳房胀痛，来潮时少腹胀痛，经色紫暗，夹杂小血块，经量时多时少，舌质暗红苔少，脉象弦细而数。辨证属肝气郁结，肝郁化火，热扰冲任，迫血妄行。王师常用丹栀逍遥散加减治疗，以疏肝解郁，清热活血，化瘀通经。

(8)脏躁：是指妇女情志不畅，五志化火，伤及脏阴，以情志失常为主的临床疾病，此病多见于女性，属中医情志病的范畴。早在张仲景《金匮要略》中即有"脏躁"病名。传统中医认为，本病始于肝，伤及心、肺、脾、肾四脏，临床多以精神忧郁，烦躁不宁，喜悲伤欲哭，喜怒无定，呵欠频作，不能自控为主症。王师常用甘麦大枣汤合百合地黄汤加减治之。

综上所述，因情志因素波及的脏腑不少，导致的疾病众多，但王老师认为只要针对不同的病因病机，认真分析，辨证精确，遣方用药恰中病机，临床均可获得满意疗效。

（梁慕华整理）

十一、小青龙汤临证应用心得

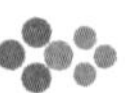

方药组成：麻黄、桂枝、赤芍、甘草各 10 g，半夏、干姜各 15 g，细辛 5 g，五味子 6 g。出自《伤寒论》。

用法：水煎服，日服两次，每次 200 mL。

主治：肺失宣降，寒饮内停，恶寒发热，无汗，咳嗽气喘，痰多清稀，苔白滑，不渴饮，脉浮紧；甚则痰饮喘咳不能平卧，小便不利，或肌肤水肿者。

治法：解表化饮，温肺散寒，止咳平喘。

临证时要认真分析组方发病机制，以宣肺解表化饮，止咳平喘为基本的治疗原则。临证必须根据症状具体情况、发病原因、时间长短、体质等情况进行调整，因为该病病位在肺，但往往在发病的过程中，累及心、肝、脾、肾等脏，首先涉及肺失宣降、血运不行、水饮内停、气道挛急等方面的病理改变。卫气运行关乎肺，营血运行关乎心，水津运行关乎肺脾肾，气道痉挛关乎肝。此方虽以治肺为主，却以桂枝兼润营血，通利血脉，兼温肾阳，增强气化，干姜温脾阳，恢复脾运；芍药兼柔肝缓急，缓其痉挛。所以临证应用须灵活达变，若感受新邪，寒重，喘咳加剧者，当用麻黄、桂枝、生姜以增强解表化饮、止咳平喘之功；头痛恶寒，身痛无汗，鼻塞或流清涕者，加荆芥、防风、白芷各 10 g，以祛风散寒解表；若恶寒重，可加重麻黄、桂枝以增强发汗解表的作用；恶风、自汗重者，重用桂枝、赤芍，还可加姜、枣以加强调和营卫的作用；外寒已解而咳喘未除者，可去麻黄、桂枝改用炙麻黄以宣肺平喘；若寒痰郁久化热，身热不甚，痰白质黏不易吐出者减桂枝、干姜为半量，加生石膏 20 g、地骨皮 10 g、桑白皮 12 g，黄芩 9 g；痰多胸膈满闷，饮食不香者，加紫苏子、莱菔子、薤白各 12 g 以降气祛痰止咳；痰多喘不能平卧者，加车前子 10 g（包煎）、葶苈子 12 g；若舌淡胖、水滑苔、痰多是湿偏胜，与五苓散合用而加白术、泽泻各 12 g，或真武汤合用而加白术、茯苓各 12 g、制附

子 10 g,以温阳化气行水;若兼里热烦躁者,用小青龙汤加生石膏以解表化饮、清热除烦。治慢性肺源性心脏病,可用小青龙汤加丹参、炒白术、防己、制附子、炒葶苈子、大枣、桑白皮等益气活血,强心利尿,止咳平喘,消肿;若加止咳药则随寒热酌情用之。

咳嗽日久渐虚,多属肺、脾、肾俱虚,治疗常用苓桂术甘汤中加上干姜、细辛、五味子、胡桃、蛤蚧、紫石英、沉香等温化寒饮,纳气定喘,可获相得益彰之效。

王教授认为应用小青龙汤时,假如束手束脚,不能抓住其本质灵活变通,而是拘泥于经文字句,则难以发挥其应有作用。仲景著作言简意赅,应深刻正确理解其条文的寓意,准确灵活地掌握小青龙汤的适应证,真正做到“有是证,用是方”。

小青龙汤经典方证是有无汗、脉浮等太阳伤寒证。临证时表证可有可无,然饮证为必具,故方中麻黄、桂枝用量适当加大,甚则可以酌加荆芥、防风等解表之品。若无表证,临床发现患者亦常有遇风冷咳喘加重、痰量明显增多等特点,但见具有寒饮特点,即可选用小青龙汤温肺化饮,不必以有无表证为拘。

王教授治疗虚性哮喘时,常常在小青龙汤的基础上加入淫羊藿、蛤蚧、紫河车、紫石英等补肾纳气定喘之品而收效。因肺主呼气,肾主纳气,肾为气之根,咳喘日久,必损伤肾气,故补纳肾气为要。总之,小青龙汤为温阳宣肺、蠲饮涤痰之剂。临证见有咳、喘、痰、满,甚则喘息不得卧,或颜面肢体水肿、舌淡苔白、脉滑等痰饮之证,无论有无表证,均可酌情应用小青龙汤。应用小青龙汤加减治疗多种疾病,如感冒、气管炎、哮喘、肺炎、肺心病等,每获良效。

(赵润杨整理)

十二、王立忠教授治疗面肌痉挛经验

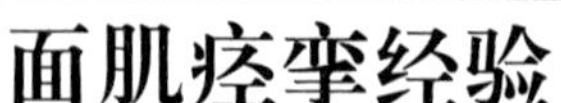

面肌痉挛，又称面肌抽搐，表现为一侧面部不自主抽搐。抽搐呈阵发性且不规则，程度不等，常伴头晕、头涨、心烦易怒等症，可因疲倦、精神紧张及情绪激动而诱发或加剧。起病多从眼轮匝肌开始，然后涉及整个面部，病情常进行性加重。本病多在中年后发生，常见于女性。

面肌痉挛在中医口僻、筋惕肉瞤等病症中有相应的描述和论治。一般认为本病系外风侵袭，或阳亢、血亏引动肝风所致。其病位主要在面部经络及肝，其病性以实证居多，但虚证亦为数不少。王立忠教授认为，本病初期常因外感风寒诱发，逐步发展，渐成风痰上扰，面部经脉瘀阻之证，久则出现气血不足，筋脉失养症候。

1. 风寒中络型

本型多见于面肌痉挛患者的初期，其发病多与感受外邪有关，手足三阳经皆上循头面，风性轻扬，夹寒夹热皆易循经上犯，即所谓“伤于风者，上先受之”，“高巅之上，唯风可到”，所以感受风寒之邪常常是面肌痉挛的起始病因。风寒阻络，症见一侧面部不自主抽搐，时发时止，遇风寒诱发加重，便溏、尿清，舌淡、苔薄，脉浮。治宜解表散寒，温经通络止痉，以自拟祛风散寒止痉汤治疗，药物组成为：荆芥 10 g，防风 10 g，白芍 12 g，桂枝 10 g，川芎 15 g，细辛 5 g，全蝎 10 g，白芷 10 g，白蒺藜 30 g，红花 10 g，延胡索 10 g，甘草 6 g，方中桂枝温经解表散头面之寒，温经散寒；川芎上达巅顶而活血通络，辅以白芷、细辛、荆芥、防风疏散风寒；又加白芍、甘草柔筋和营，全蝎、白蒺藜、红花、延胡索活血祛风通络，临床上辨证治疗，随症加减，疗效显著。

病案举例:患者某,女,43 岁,自诉半年前因冒风受寒而致右侧颜面瘫痪,经治疗 20 余天,基本恢复正常,但 3 个月前右眼角出现阵发性抽动,时发时止,遇风寒诱发加重,既往无外伤史,头颅 CT 检查未见明显异常。在当地医院诊断为面肌痉挛,服用卡马西平等药略有好转,但仍发作,深以为苦,遂来求中医诊治,经询问检查,患者为右侧面肌痉挛,现症见恶寒怕风,右侧头痛时眼角出现阵发性跳动,小便正常,大便软,舌质淡、苔薄白,脉浮紧。王师诊后辨证为风寒中络,治以祛风散寒、通络解痉。药用荆芥 10 g,桂枝 10 g,防风 10 g,白芍 12 g,川芎 15 g,细辛 5 g,全蝎 10 g,白芷 10 g,白附子 8 g,羌活 10 g,红花 10 g,延胡索 10 g,甘草 6 g,7 剂,水煎服。服药 7 天后来诊,诉抽动渐减,发作次数减少,饮食及睡眠正常,风寒已散,经络未通,守上方去荆芥、防风,以防其辛散太过,加僵蚕、蝉蜕各 12 g 以祛风缓急,上方加减调服 1 个月后,面部抽动消失,随访至今未再发作。

2. 风痰阻络型

本型多见于顽固性面肌痉挛,反复发作,经久不愈,王师认为对于病程较长的面肌痉挛,风痰阻滞面络,经脉痹阻,日久络瘀是其常见病理发展机制。这类患者多因初感风寒发病,失治误治,久则形成本证,该类患者大多一侧面部抽动,反复发作,迁延不愈,伴头晕、头痛,情绪易激动,舌质淡红、苔白腻,脉弦细而滑,治疗应祛风化痰、通络止痉。方以王师祛风化痰定痉汤治疗。药物组成为:天麻 12 g,蝉蜕 12 g,全蝎 10 g,蜈蚣 2 条,川芎 30 g,蔓荆子 12 g,僵蚕 12 g,葛根 30 g,白芷 12 g,白附子 8 g,甘草 6 g。方中天麻、蝉蜕、全蝎、蜈蚣、僵蚕、白附子具有祛风化痰、搜剔经络而止痉之功,而王师认为面肌痉挛的部位有少阳经和阳明经所经过,选用蔓荆子、葛根、白芷等引经以清少阳、泻阳明可明显提高疗效,故本方具有祛风活血,化痰通络止痉之功。临床以本方为基础方随症加减治疗,疗效突出。

病案举例:患者某,女,47 岁,郑州人,自诉 2 年前因受风寒出现右侧颜面部阵发性抽动,每日 10 余次,每次发作约 2 ~ 3 min,无脑梗死、糖尿病史。头颅 CT 检查未见明显异常,曾在院外中西医治疗,症状不减,曾服用卡马西平片,无明显疗效, 2 年来病情反复发作,不堪其苦,前来求治,检查见右侧面部阵发性抽搐,舌质暗红有瘀斑、苔腻,脉弦滑,王师诊后辨证为风痰阻络型,治宜祛风活

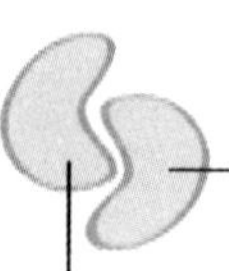

血，化痰通络，药用天麻 12 g，蝉蜕 12 g，全蝎 10 g，蜈蚣 2 条，川芎 30 g，蔓荆子 12 g，僵蚕 12 g，葛根 30 g，白芷 12 g，白附子 8 g，甘草 6 g，10 剂，水煎服。服药 10 天后，抽搐减轻，发作次数减少，舌淡红、苔薄白，脉弦细，上方去加鸡血藤 30 g，养血活血，加减治疗 2 月余，经年顽疾，终告痊愈。

3. 血虚风动型

本型多见于年老久病之人，《金匮要略 · 中风历节病脉证并治》篇说：“寒虚相搏，邪在皮肤，浮者血虚，络脉空虚，贼邪不泻，或左或右，邪气反缓，正气即急，正气引邪，㖞僻不遂，邪在于络，肌肤不仁……”今贼风中入面颊之脉络，血脉损伤，致血气运行受阻，无以濡布肌肤，筋脉失养而缓纵不收，故面部抽搐，面色无华，失眠健忘，心悸怔忡，唇甲色淡，舌淡、苔薄，脉细弦。治宜养血熄风止痉，方以自拟养血熄风定痉汤加减：当归10 g，生地黄 10 g，白芍 10 g，龟板 10 g，麦冬 10 g，天冬 10 g，生牡蛎 30 g，僵蚕 10 g，全蝎 5 g，制首乌 15 g，防风 10 g，白蒺藜 30 g，葛根 20 g。方中当归、生地黄、白芍、龟板、麦冬、天冬、制首乌、葛根养血柔筋，生牡蛎、僵蚕、全蝎、防风、白蒺藜熄风止痉，临床上加减辨证应用，疗效显著。

病案举例：王某，20 年前出现左上眼皮跳动，未予重视，渐至左下眼皮又开始抽动，此后她的左侧口角、面部，甚至颈部均相继出现了阵发性抽搐，抽搐的程度也越来越重，尤其是劳累后容易出现且不易停止，在当地服用营养神经类药物症状无好转，20 年来病情反复发作，难言其苦，前来求治，检查见左侧面部阵发性抽搐，舌质淡、苔薄，脉弦细，王师诊后辨证为血虚风动型，治宜养血熄风止痉，药以当归 15 g，生地黄 15 g，白芍 30 g，龟板 12 g，麦冬 10 g，天冬10 g，生牡蛎 30 g，僵蚕 10 g，全蝎 10 g，制首乌 18 g，防风 10 g，白蒺藜 30 g，葛根 20 g，生黄芪 15 g，15 剂，水煎服。服药 15 剂后来诊，诉抽动程度减轻，发作次数减少，饮食及睡眠正常，上方加继服 1 个月后，面部抽动明显减轻，加减调整 2 月余，多年顽疾虽未能痊愈，但临床症状明显减轻。

王老师认为，本病分 3 型进行辨证治疗，基本上反映了面肌痉挛的发展规律，所以应早诊断、早治疗。面肌痉挛休作无常，乍跳乍止，是风邪为患的特点，所以祛风药是治疗面肌痉挛的关键药物，祛风通络为总的治疗原则，温经散寒、化痰通络、祛风解痉、养血活血为基本治法，常用药物有羌活、白芷、防风、川芎、

僵蚕、全蝎、钩藤、天麻、地龙、蜈蚣、白芍、当归、白蒺藜、何首乌等。此外应避风寒，畅情志，注意休息，尽量减少本病发生的诱发因素。

总之，跟师学习为时尚短，且笔者愚钝，要将王师40余年的临床经验全部精选归纳是不现实的。只能略举笔者所领悟到的点滴特色，做如上介绍。王师的这些临证经验和高尚医德，让笔者意识到进一步研究中医药治疗面肌痉挛有着广阔的前景，值得我们继续为之上下求索。

（郭健整理）

十三、王立忠教授治疗痫证经验

1. 对病因病机认识

痫证是一种反复发作性神志异常的病症，俗称“羊痫风”，《诸病源候论·痫》曰：“痫病……醒后又复发，有连日发者，有一日三五发者。”该病临床表现为突然意识丧失，甚则跌倒，不省人事，强直抽搐，口吐涎沫，两目上视或口中怪叫，移时苏醒，除疲乏无力外，一如常人。该病病因有先天、后天之分，先天病因为遗传因素、妊娠失调；后天病因为六淫邪毒或时宜病毒、突受惊恐、跌打或颅脑外伤、饮食不节、脑内虫积为患等，但临证中以饮食不节与突受惊恐较为多见。王师临证治疗该病谨察病机，细审病势；尊崇辨证论治，将辨病和辨证相结合，分清楚是原发性或是继发性，辨明标本缓急；强调饮食调护、截断诱因、改善体质并举，治疗中一旦取效，不可随意停药。

2. 辨治经验

王师根据金元张子和、朱丹溪等前贤“痰迷心窍”论痫之说，以及张景岳着眼“痰气”两字之发挥，认为痫证的发病多以“痰”为主，“痰邪”是造成痫证的中心环节；五志过极，则化火生风夹痰，上犯清窍，或因脏腑娇嫩，卒受惊恐，气机逆乱，痰浊上蒙心神，诱发本病；风、火、瘀等为标，痰为本，痰不除则痫不止，故治当以化痰为先。王师指出：“痰邪”贯穿于该病的始终，可见于痫证未成之时，亦可见于缓解期及发作期。久病可致瘀，故王师临证时常酌加活血通经之品，并自拟熄风醒脑定痫汤（天麻 10 g、石菖蒲 10 g、郁金 10 g、生地黄 10 g、胆南星 9 g、僵蚕 10 g、地龙 10 g、全蝎 10 g、蝉蜕 12 g、磁石 30 g、知母 10 g、黄连 6 g、甘草 6 g）加减治疗，效如桴鼓。

3. 病案举例

例1 患者，男，32 岁，2010 年 6 月 20 日初诊。主诉：突然昏仆、四肢抽搐、口吐白沫、两目上视反复发作2年。患者2年前无明显诱因突然出现昏仆,四肢抽搐,脚弓反张,口吐白沫,两目上视;近来发作频繁,约15~20天发作1次,常因熬夜、疲劳等因素诱发;1周前发作1次,症状如前,5 min后苏醒,醒后头昏沉,四肢无力。现症:神疲乏力,舌淡红、苔白腻而滑,脉弦滑。患者平素痰较多,既往无颅脑外伤史,脑电图及头颅CT检查均未见明显异常。西医诊断:癫痫。中医诊断:痫证,辨证为痰涎壅盛、郁而化热、上蒙清窍。治宜豁痰清热,醒脑开窍,熄风定痫。方予熄风醒脑定痫汤加减,处方:天麻12 g,石菖蒲10 g,郁金12 g,生地黄10 g,胆南星10 g,僵蚕10 g,瓜蒌15 g,法半夏12 g,地龙12 g,全蝎12 g,蝉蜕12 g,磁石30 g,知母10 g,黄连5 g,竹茹10 g,甘草6 g。1天1剂,水煎,分2次温服。服药15剂后,痫证未发,吐痰较治疗前减少,舌淡红、苔薄白而腻,脉滑细。守上方,去瓜蒌,加天竺黄9 g、皂荚1.5 g。继服15剂,痫证仅发作1次,症状有所减轻,持续约1 min即苏醒,醒后精神如常,但大便干结,无其他不适,舌淡红、苔薄白而腻,脉滑细。守上方,加玄参12 g、瓜蒌12 g。服药15剂,病愈。后将上方加工为水丸,每次8 g,1天3次,口服。随访2年,未复发。

按:王师认为痫证之痰常是顽痰,具有胶结难化的特征,与一般痰邪不同;痫证久发难愈、缠绵不愈正是由顽痰所致,故治痫必先治痰。本例患者平素嗜食肥甘厚味及醇酒炙煿,痰湿较盛,郁久化热,胶结为顽痰,顽痰蒙蔽脑窍,发为痫证。熄风醒脑定痫汤方中生地黄、知母、黄连、瓜蒌、竹茹养阴清热化痰;天麻、石菖蒲、郁金、法半夏、僵蚕、胆南星、地龙、全蝎熄风化痰,醒脑开窍;蝉蜕、磁石祛风镇痉。后加天竺黄、皂荚,以增强祛风化痰止痫之效。热清痰化,风除痫止,其病逾矣。继服水丸,以巩固治疗。

例2 患者,女,23岁,2010年6月11日初诊。主诉:突然昏仆、四肢抽搐、不省人事反复发作半小时。现病史:患者半年前受惊吓后突然出现昏仆,不省人事,四肢抽搐,脚弓反张,两目上视,二便失禁,约5 min后自行苏醒,醒后头晕、头昏等,于当地某医院就诊,经颅脑CT、磁共振、脑电图等检查未见异常;2天前因受惊吓再次发病,症状如前,5 min后苏醒,醒后头昏沉,四肢无力。现症:失眠多梦,心悸口干,痰较多,大便正常,舌质红、苔黄腻,脉滑细。西医诊断:癫痫。中医诊断:痫证,辨证为痰热蒙窍。治宜豁痰清热,醒脑开窍,镇惊安

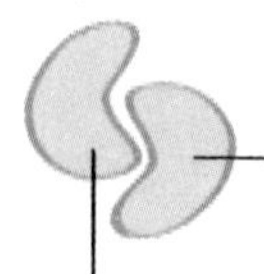

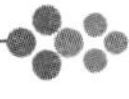

神,熄风定痫。方予熄风醒脑定痫汤加减,处方:天麻 12 g,石菖蒲 10 g,郁金 12 g,生地黄 12 g,胆南星 10 g,地龙 12 g,川贝母 10 g,黄连 5 g,知母 10 g,天竺黄 10 g,蝉蜕 12 g,皂荚 1.5 g,栀子 10 g,磁石 30 g,生白芍 12 g,酸枣仁 30 g,茯神 20 g,甘草 6 g。1 天 1 剂,水煎,分 2 次温服。服药 10 剂,痫证未发,失眠有所好转,但仍觉心悸,偶有头痛,月经色暗、有血块,舌质红、苔少,脉滑细。守上方,去栀子、磁石、茯神,加炙远志 10 g、僵蚕 12 g、全蝎 12 g、竹茹 10 g。继服 10 剂,痫证未发,失眠、心悸等症状明显好转,舌质红、苔薄白,脉滑细。将上方加工为水丸,每次 8 g,1 天 3 次,口服。随访至今,未复发。

按:《素问·举痛论》曰:"恐则气下。"又曰:"惊则气乱。"本例患者平素痰涎壅盛,卒受惊恐,气机逆乱,痰浊随气上逆,蒙闭心神,发为痫证。熄风醒脑定痫汤方中生地黄、知母、黄连、天竺黄、川贝母、栀子养阴清热化痰;天麻、石菖蒲、郁金、胆南星、地龙、皂荚熄风化痰,醒脑开窍;白芍、枣仁、茯神、磁石敛阴清热,镇惊安神。后加炙远志、僵蚕、全蝎、竹茹、蝉蜕,以增强化痰清热、熄风定惊之功效。热清痰化,风除痫止,其病愈矣。

4. 小结

痫证多因骤受惊恐,先天禀赋不足,脑部外伤及感受外邪、饮食所伤等致使脏腑功能失调,风痰闭阻,痰火内盛,造成清窍被蒙,神机受累,元神失控而发病,本病大多是在发作后进行治疗,即缓则治其本,依据发作时的症状及休止期兼症辨证论治,应耐心长期坚持服药,至完全控制痫证发作达 3 ~5 年或更长时间,以巩固疗效。

(谭高峰整理)

医案篇

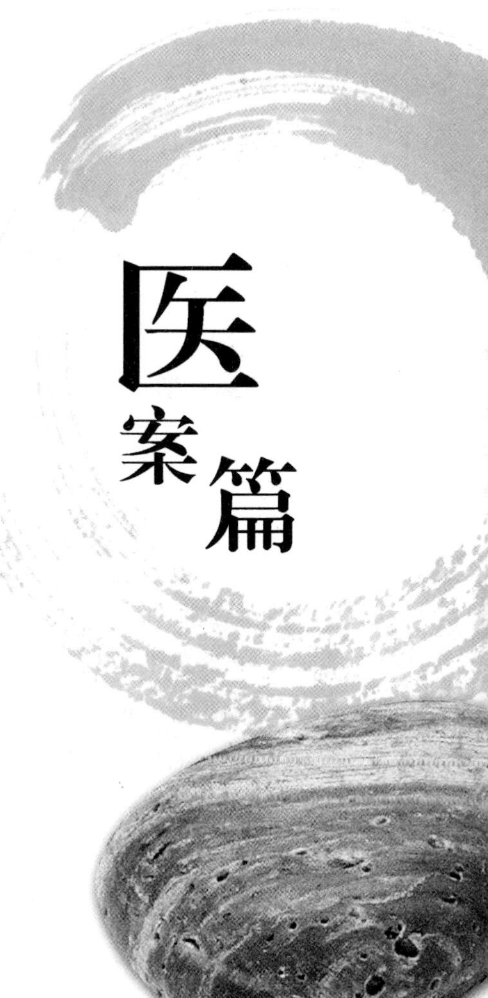

一、内科医案

(一)脑　病

1. 头痛

头痛(痰火上扰,蒙蔽清窍)

李某,女,65岁,郑州人,2014年4月25日初诊。

主诉:头痛半年。

病史:患者半年前无明显诱因出现前额眉棱骨及巅顶部涨痛,时轻时重,多次到我院诊治,时好时坏,遇热后加重,伴目赤,口干、口苦,纳眠一般,大便偏干,小便尚可,舌质红、苔薄黄腻,脉弦滑。

诊断:头痛。

辨证:痰火上扰,蒙蔽清窍。

治法:清热化痰,活血止痛。

方药:桑叶10 g,蔓荆子15 g,夏枯草15 g,葛根20 g,全蝎12 g,白芷12 g,白蒺藜20 g,竹茹10 g,陈皮10 g,法半夏12 g,茯苓15 g,谷精草30 g,菊花10 g,生石膏30 g,甘草8 g,10剂,水煎400 mL,分早晚两次温服。

2014年5月5日二诊,药后疼痛有所减轻,守上方去桑叶加荆芥10 g、川芎30 g、延胡索12 g,继服10剂,煎服法同前。

2014年5月16日三诊,药后疼痛明显好转,自述右侧牙稍痛,守上方加白

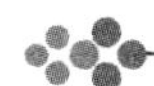

附子 8 g，继服 10 剂，煎服法依前。

药后随访半年，头痛病愈。

按语：《景岳全书·头痛》："凡诊头痛者，当先审久暂，次辨表里，盖暂痛者，必因邪气，久病者，必兼亢气…"《丹溪心法·头痛》："头痛多主于痰，痛甚者火多，有可吐者，可下者。""头痛需用川芎，如不愈可加引经药，太阳川芎，阳明白芷，少阳柴胡，太阴苍术，少阴细辛，厥阴吴茱萸…"患者头痛，遇热加重，舌质红、苔黄腻，脉弦细，皆痰火之象，以二陈汤中陈皮、法半夏、茯苓化痰而绝痰生之源；"巅顶之上唯风可达"，加桑叶、菊花、蔓荆子、白蒺藜以疏风止痛；患者前额乃阳明胃经所主，巅顶为厥阴肝经所辖，故以生石膏、葛根清胃经之热，用夏枯草、谷精草、竹茹来泻肝胆经之火；"久病入络"，加全蝎通络止痛；全方痰火同治，阳明、厥阴兼顾，药证相宜，故收佳效。

（谭高峰整理）

头痛（肝火上炎，痰瘀阻络）

宋某某，男，48 岁，2015 年 4 月 7 日初诊。

主诉：头痛 3 月余。

现病史：患者近 3 月来出现头痛，左侧颞部疼痛明显，饮酒后及情绪波动时疼痛加重，曾查头颅磁共振示：轻度脑动脉硬化。血压 130/70 mmHg。舌暗红、苔白腻，脉弦细而滑。

诊断：头痛。

辨证：肝火上炎，痰瘀阻络。

治法：清肝泻火，化痰通络。

方药：桑叶 10 g，菊花 10 g，蔓荆子 15 g，葛根 20 g，全蝎 10 g，夏枯草 15 g，僵蚕 12 g，白芷 12 g，白蒺藜 20 g，川芎 20 g，胆南星 9 g，赤芍 12 g，红花 10 g，生石膏 25 g，甘草 8 g。10 剂，水煎服，日 1 剂，早晚分两次温服。

2015 年 4 月 20 日二诊，服药后头痛明显好转，服三剂后头痛已不明显，但受凉及生气时易再发，太阳穴处涨闷不适，舌质红、苔薄白，脉沉细。

方药：荆芥 10 g，防风 10 g，羌活 10 g，川芎 10 g，葛根 20 g，天麻 12 g，蔓荆

子 15 g，延胡索 12 g，全蝎 10 g，白芷 12 g，白蒺藜 20 g，菊花 10 g，胆南星 9 g，甘草 8 g。10 剂，水煎服，日 1 剂，早晚分两次温服。

2015 年 4 月 30 日三诊，服上药后头痛已不再发作，但情绪不佳时太阳穴处仍觉涨闷不适。舌淡红、苔白腻。

守上方加柴胡 12 g、苍术 10 g、荷叶 12 g，继服 10 剂。随访头痛未再发作。

按语：《医碥·头痛》说："头为清阳之分，外而六淫之邪气相侵，内而六腑经脉之邪气上逆，皆能乱其清气，相搏击致痛，须分内外虚实。"此患者饮酒后及情绪波动时疼痛加重，舌暗红、苔白腻，脉弦细而滑，辨证为肝火上炎，痰瘀阻络。因于肝者，一因情志所伤，肝失疏泄，郁而化火，上扰清空，而为头痛；一因火盛伤阴，肝失濡养，或肾水不足，水不涵木，导致肝肾阴亏，肝阳上亢而致头痛。方中桑叶、菊花、夏枯草清肝泻火，葛根、川芎、赤芍、红花活血化瘀，全蝎、僵蚕活血通络，白芷、白蒺藜、蔓荆子均为止头痛之良药，生石膏、胆南星泻火祛痰通络。服后患者头痛明显减轻，但受凉及生气时易再发，太阳穴处涨闷不适，考虑风邪上袭，加用荆芥、防风疏风祛邪，羌活为治太阳经头痛之要药，加天麻平肝熄风。服后头痛基本已除，但情绪不佳时太阳穴处仍觉涨闷不适，舌淡红、苔白腻。仍有肝气不舒，湿邪阻络之象，加柴胡疏肝理气，苍术燥湿，荷叶祛湿以升清阳之气。因辨证准确，后又根据患者症状灵活加减，切中病机，故疗效颇佳。

（赵润杨整理）

头痛（肝郁夹痰）

熊某，女，40 岁，公务员，安阳林州市人，于 2014 年 8 月 8 日就诊。

主诉：头痛、头昏 1 月。

现病史：1 月前生气后出现头痛、头昏，痛时两目发胀，偶尔出现剧烈头痛，伴恶心呕吐，两胁胀闷，口苦咽干，月经前乳房胀痛明显，症状好转。现：头痛、头昏，痛时两目发胀，偶尔出现剧烈头痛，伴恶心呕吐，两胁胀闷，口苦咽干，纳可，眠欠佳，大便干，小便黄。舌质红、苔薄黄而腻，脉弦滑。

辩证：肝郁夹痰。

治法：肝郁化火，痰热上扰清窍。

方药：桑叶 10 g，菊花 10 g，薄荷 10 g，白芍 12 g，蔓荆子 10 g，夏枯草 15 g，陈皮 6 g，半夏 10 g，茯苓 12 g，瓜蒌 12 g，甘草 6 g。10 剂，每日 1 剂，水煎服，日两次。嘱其忌食辛辣油腻、生冷甜食。

2014 年 8 月 22 日复诊，服用上方后病情好转，继服 10 剂。随访诸症消失。

按语：头痛指因外感或内伤杂病所致头部经脉绌急或失养，清窍不利而引起头部疼痛为主要表现的一类病症。头痛之名首载于《内经》。《素问·风论篇》有“脑风”“首风”之名。《丹溪心法·头痛》强调“痰与火”，“头痛多主于痰，痛甚者火多”。头痛多与肝、脾、肾三脏的功能失调有关。因于肝者，多为情志所伤，肝失疏泄，肝郁化火，上扰清窍，而致头痛。此患者因情志抑郁，伤及肝脾，肝郁化热，脾虚聚湿生痰，痰热上扰清空，经络气血逆乱而致头痛。常因情绪波动而诱发。法当疏肝解郁，清热和胃，治以自拟清肝泻热和胃汤而收效。方中桑叶、菊花、薄荷疏散风热，平抑肝阳；生白芍养血敛阴，平抑肝阳；蔓荆子、夏枯草疏散风热，清利头目；陈皮、法半夏、茯苓健脾化痰；瓜蒌清热化痰；甘草调和诸药。若兼失眠者，酌加黄连、栀子、紫石英、珍珠母等；便秘者，加决明子、大黄等。

（赵晶整理）

头痛（少阴阳虚，寒凝脉络）

付某，女，36 岁，郑州市人，2015 年 1 月 13 日初诊。

主诉：发作性右侧颞部搏动样疼痛 10 余年，加重 1 天。

现病史：自诉近 10 年来常觉头痛，平均每月发作一次，右侧颞部搏动样头痛，持续约 2 天逐渐缓解，入冬发作频率增多，畏寒肢冷，面色苍白，舌胖嫩、苔白，脉弦沉细。

诊断：头痛。

辨证：少阴阳虚，寒凝脉络。

治法：温经助阳，散寒止痛。

方药：麻黄附子细辛汤加味（麻黄附子细辛汤，《伤寒论》）。麻黄 10 g，制附片 10 g（先煎），细辛 3 g，白芷 3 g，川芎 6 g，白芍 10 g，炙甘草 6 g。7 剂，水煎服，

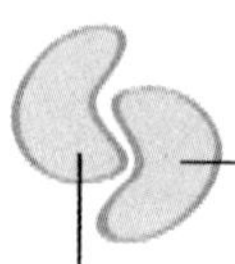

日1剂，早晚分两次温服。患者服药当晚痛止，随访至今，头痛未再发作。

按语：麻黄附子细辛汤是《伤寒论》太少两感证之主方。本证严格来说并不属于太少两感证，但其头痛10年余，入冬尤甚，伴畏寒肢冷等症，结合舌脉，符合少阴阳虚、寒凝脉络辨证，故治法以温经助阳、散寒止痛为主，选麻黄附子细辛汤加味。方中麻黄散寒祛风，附子温肾扶阳，细辛温经散寒，川芎、白芷行气活血引药直达头部，白芍、甘草缓急止痛。全方具有温经扶阳、散寒止痛之效，故1剂痛止，7剂而愈，辨证准确，选药精当，故获桴鼓之效。

（赵英霖整理）

头痛（风寒湿夹杂）

李某某，男，46岁，农民，于2012年9月12日就诊。

主诉：头痛反复发作，经久不愈已8年之久。

现病史：8年来每遇风寒则触发，疼痛加剧，头痛多为涨重作痛，时伴恶心，偏于前额和眉棱骨处。曾在当地中西医治疗，服天麻丸、正天丸、镇脑宁胶囊、去痛片等，未能奏效，无奈常服去痛片度日。经头颅CT检查：正常。舌淡红、苔滑腻，脉象滑缓。

诊断：头痛。

辨证：风寒湿邪侵袭，阻遏清阳，久痛入络，瘀阻气血。

治法：祛风邪，散寒湿，活血通络。

方药：自拟“蠲痛汤”。荆芥10 g，防风10 g，羌活10 g，独活10 g，藁本10 g，白芷10 g，川芎30 g，白蒺藜30 g，陈皮10 g，半夏12 g，桃仁10 g，红花10 g，细辛5 g，全蝎6 g，甘草6 g。10剂，水煎，分2次温服。水煎服，每日1剂，分2次温服。

二诊，服上药后，头痛显著减轻，但时感两太阳穴处疼痛，夜间口干，舌质红、苔薄白而腻，脉象弦滑。此乃寒湿化热之象。仍宗上方去羌活、独活，川芎减至18 g，加葛根20 g，蔓荆子、野菊花各10 g，生石膏30 g。继服10剂，头痛完全消失。后用蠲痛丸，善后调理而愈。随访1年未发。

按语：风寒湿邪夹杂为患之头痛，颇为常见，方用“蠲痛汤”：荆芥、防风、羌活、独活、细辛、藁本、白芷、白蒺藜祛风胜湿；陈皮、半夏健脾燥湿，川芎、全蝎、桃仁、红花活血通络；甘草调和诸药，故服药后症状减轻，但二诊症见寒湿化热之象，遂用葛根、蔓荆子、生石膏、野菊花以祛风清热止痛，而收全功。

（郭健整理）

头痛（寒湿上袭，气滞血瘀）

李某，女，25岁，郑州市人，自由职业者，2013年4月26日就诊。

主诉：头痛昏沉1年，加重半月。

现病史：患者去年起出现头痛、头沉不能抬举，发作时面色苍白，手脚麻木，沉痛，阴雨天及洗头时加重，失眠时亦加重，舌质淡、苔薄白润，脉弦细。

诊断：头痛。

辨证：寒湿上袭，气滞血瘀。

治法：散寒除湿，行气活血。

方药：荆芥10 g，防风10 g，川芎30 g，羌活10 g，葛根20 g，藁本10 g，延胡索12 g，细辛5 g，蔓荆子15 g，全蝎12 g，桃仁10 g，红花10 g，菊花10 g，甘草8 g，白芷12 g，白蒺藜20 g。7剂，服后患者症状消失痊愈。

按语：患者平素行事任性，性格内向，爱生闷气，盖初病在络，久病入脏腑，初病在气，久病及血，久病多虚，久病多瘀。瘀从何来，大凡瘀之所得，不外气滞、寒凝、痰瘀、气虚四端。宜用延胡索行气活血。然何由而头沉痛，盖湿性黏腻重着。故处方以散风除湿，活血通络止痛立意，方中以芎芷石膏汤合荆防败毒散加减，散外风、清内热，除湿通络，使邪有出路，病患得解而愈。

（刘培民整理）

2. 眩晕

眩晕（肝脾肾虚，痰湿中阻）

刘某，男，52岁，工人，于2013年5月13日就诊。

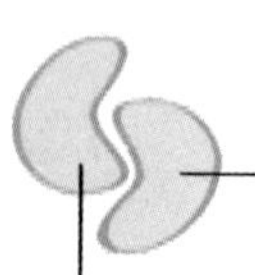

主诉：发作性头晕目眩，耳鸣伴恶心呕吐8年余。经常到医院输液治疗，各种检查未见明显异常，患者每因劳累过度而发病。发作时，头晕耳鸣，不敢睁眼，伴恶心呕吐，如坐舟车，精神不振，纳呆，腰酸痛，肢倦乏力。曾经中西医治疗，效果不显，故前来求治。查血压120/80 mmHg，右耳听力减退，纳差，二便调，舌质淡红、苔白而腻，脉弦细而滑。

诊断：眩晕。

辩证：肝脾肾虚，痰湿中阻。

治法：健脾补肾，化痰和胃。

方药：党参12 g，茯苓30 g，薏苡仁30 g，炒白术12 g，竹茹12 g，菟丝子30 g，山茱萸30 g，生牡蛎30 g，枳实10 g，陈皮10 g，法半夏12 g，石菖蒲10 g，泽泻20 g，生姜10 g，大枣12 g，炙甘草10 g。服5剂后头晕目眩、呕吐大减，再予原方5剂后诸症均见明显好转，宗上方加减，继服10余剂，病获痊愈，随访2年未发。

按语：本病病机复杂，相互兼夹，且虚实夹杂较多，尤以虚中挟实为多见。急性者多实，慢性者多虚，发作时多出现本虚标实。实者如风痰，或肝郁化火等；虚者如肝肾亏虚，或气血俱虚等。因此在治疗上，属风痰上扰者，治宜平肝熄风化痰；属肝郁脾虚，痰热内扰者，治宜健脾柔肝、清热化痰；属肝风挟痰浊者，治宜化痰熄风，健脾祛湿；属肝肾亏虚者，治宜滋补肝肾等。凡由于内耳膜迷路的淋巴水肿而引起的眩晕，中医系“痰浊上蒙”之证，若见恶心呕吐频繁，呕吐痰涎量多，属饮邪上逆者，可重用葶苈子、薏苡仁、茯苓、泽泻、川牛膝、车前子等渗湿利水药物。慢性者应注意平素调理。如属痰浊，常用香砂六君子丸、枳术丸；属肝肾亏虚，常用六味地黄丸、杞菊地黄丸、磁朱丸等缓治。这样既可减少减轻发病，又可巩固其疗效，另外对生活、饮食、情志等方面的调摄，也十分必要。本病属于脾肾亏虚，痰湿中阻之证，方用王老师经验方萸竹定眩汤获效。

（郭健整理）

眩晕（痰湿中阻，清阳不升）

闫某某，男，71岁，已退休，林州人，于2015年2月26日就诊。

主诉:头晕反复发作1年余,加重伴恶心欲呕1天。

现病史:1年前出现头晕目眩伴恶心、干呕,平素周身乏力,精神不振,步行不稳,在当地医院查头颅CT、MRI未见明显异常,输液治疗后症状稍改善。期间头晕反复发作。1天前无明显诱因出现头晕加重,头重如裹,头目不清,步行不稳,胃脘痞闷,纳差,睡眠欠佳,多梦,大便溏,1~2次/天。舌淡胖、边有齿痕、苔白厚腻,脉滑细。

辩证:痰湿中阻,清阳不升。

治法:燥湿祛痰,健脾和胃。

方药:自拟定眩汤。太子参12 g,炒白术12 g,茯苓30 g,生白芍10 g,竹茹10 g,枳实10 g,陈皮10 g,法半夏12 g,生薏苡仁30 g,川牛膝12 g,泽泻20 g,炒葶苈子10 g,山萸肉25 g,甘草8 g,大枣12 g,生姜4 g。10剂,每日1剂,水煎服,日两次。嘱其忌食辛辣油腻、生冷甜食。

2015年3月10日复诊,服上方10剂,头晕、恶心症状较前明显减轻,仍纳差,守上方加焦山楂15 g、焦建曲15 g、炒麦芽15 g,取10剂。随访诸症消失。

按语:眩晕是由于情志、饮食内伤、体虚久病、失血劳倦及外伤、手术等病因,引起风、痰、瘀上扰清空或精亏血少、清窍失养为基本病机,以头晕、眼花为主要临床表现的一类病症。徐春甫《古今医统·眩晕宜审三虚》认为:“肥人眩运,气虚有痰;瘦人眩运,血虚有火;伤寒吐下后,必是阳虚。”此患者因嗜酒肥甘,饥饱劳倦,伤于脾胃,健运失司,以致水谷不化精微,聚湿生痰,痰浊中阻,则清阳不升,浊阴不降,引起眩晕。法以燥湿祛痰,健脾和胃,方以自拟定眩汤收效。本方用党参、陈皮、半夏、生白芍、生牡蛎、牛膝以益气健脾化痰兼以平肝降火;酌用竹茹、枳实、生姜、大枣化痰和胃止呕,用泽泻、白术、茯苓、生薏苡仁、葶苈子以健脾利水,杜绝生痰之源;重用山萸肉补益肾精,固护肾气,使髓海充沛。复诊患者纳差,加焦山楂、焦建曲、炒麦芽健脾开胃、消食导滞,继服10剂诸症痊愈。

(赵晶整理)

眩晕(痰浊中阻,肝风上扰)

付某某,男,48岁,郑州市人,于2015年1月8日初诊。

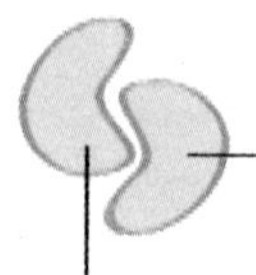

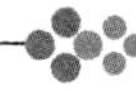

主诉：头晕，伴双侧颞部疼痛、恶心、步态不稳 20 天。

现病史：20 天前无明显诱因出现头晕，双侧颞部搏动样疼痛，恶心欲吐，头部昏沉不适，伴步态不稳。于某医院检查头颅 CT 后诊断为“后循坏缺血”，静脉滴注“天麻素注射液”、口服“眩晕宁”等药 10 余天，症状未见明显好转。纳差，睡眠差，二便正常。舌质红、苔白腻，脉弦细。

诊断：眩晕。

辨证：痰浊中阻，肝风上扰。

治法：健脾化痰，平肝潜阳。

方药：温胆汤合镇肝熄风汤加减。白术 15 g，生姜 6 g，竹茹 12 g，白芍 15 g，法半夏 12 g，陈皮 15 g，茯苓 20 g，枳实 10 g，泽泻 30 g，生牡蛎 30 g，甘草 6 g，生地黄 18 g，麦冬 18 g。7 剂，水煎服，日 1 剂，早晚分两次温服。

2015 年 1 月 17 日复诊，患者服上方后头晕明显减轻，已无恶心欲吐、步态不稳等症状，纳眠佳，二便可。效不更方，继服上方 7 剂，患者诸症全清，随访至今，未再复发。

按语：头为诸阳之会，清阳之府。《临证指南医案》华岫云按：“经云诸风掉眩，皆属于肝，头为六阳之首，耳目口鼻皆系清空之窍，所患眩晕者，非外来之邪，乃肝胆之风阳上冒耳。”阳气者，烦劳则张，患者平素劳累过度，暗耗肾阴，肝阳上亢。肝强日久则克土，脾虚运化不健，不能运化水湿则生痰饮，痰浊随肝风上冒，致头部清空之窍不清，故头晕。脾虚湿盛，痰浊中阻，故恶心欲吐，头部昏沉。双侧颞部搏动样疼痛，为肝阳上亢之象。总之，患者的发病与肝风、痰浊有着难以分割的联系，不可偏执一论。本病为本虚标实之证，故用温胆汤合镇肝熄风汤加减，半夏、陈皮、竹茹燥湿祛痰。白术健脾化痰，茯苓健脾渗湿，泽泻湿化浊，三味合用，健脾利湿而杜绝生痰之源；生牡蛎平肝潜阳，肝为将军之脏，非柔润不能和，故用白芍柔肝缓急，且白芍合生地黄、麦冬，酸甘化阴，柔肝滋阴，使肝肾之阴充足，使肝阳不致有亢盛之虞；生姜化痰，且能止吐，又能防止滋腻药物碍胃，与甘草共为佐使之用。全方择药精当，标本兼治，共奏健脾化痰、平肝潜阳之效，故获良效。

（赵英霖整理）

3. 中风

中风后遗症(气虚血瘀,经络失养)

石某,男,68岁,2013年3月25日初诊。

主诉:左侧肢体无力4年,左下肢无力加重1周。

现病史:患者自诉4年前脑梗死,经住院治疗,病情控制,能够自己步行,但留有左侧肢体无力,近1周左下肢沉重无力甚,影响步态,伴见乏力,健忘胆怯,烦躁易怒,大便黏腻不爽,舌淡胖、苔白腻,脉沉。

诊断:中风后遗症。

辨证:气虚血瘀,经络失养。

治法:益气活血,化瘀通络。

方药:党参15 g,生黄芪30 g,丹参20 g,当归12 g,川芎15 g,赤芍12 g,䗪虫8 g,胆南星9 g,天麻12 g,山茱萸25 g,葛根30 g,桑寄生20 g,川牛膝12 g,地龙12 g,苍术12 g,黄柏6 g,生薏苡仁30 g,焦山楂10 g,鸡血藤30 g,伸筋草20 g,甘草8 g,14剂,水煎400 mL,分早晚两次温服。

2013年4月11日二诊,服药后,患者症状好转,黄芪加至45 g,继服14剂,煎服法同前。

2013年4月25日三诊,服药后,症状明显好转,患者已可自由步态,大便畅,1日1次,舌淡胖、苔薄腻,脉缓,上方去苍术、黄柏、薏苡仁,加生白芍20 g,继服14剂,以资巩固,随访半年,生活基本能够自理。

按语:气实上逆,冲破脑络,血溢脉外而成中风,若治疗得当,瘀血去新血生,则中风可获痊愈,若气虚无力推动瘀血,其留于脑络则成中风后遗症;患者4年前患脑梗死,治疗乏效,出现左侧肢体无力,属中风后遗症无疑;瘀阻脑络则肢体不利;气虚则肢体无力、周身乏力;大便不爽,舌淡胖、苔白腻,左下肢沉重无力,是脾湿下犯;方中用党参、生黄芪补气,气足则荡血有力;用丹参、当归、川芎、赤芍活血化瘀以除邪实;用葛根、䗪虫、地龙、鸡血藤、伸筋草以通络;用四妙丸(黄柏、苍术、生薏苡仁、川牛膝)以祛脾湿;用桑寄生、山茱萸补肝肾以顾健

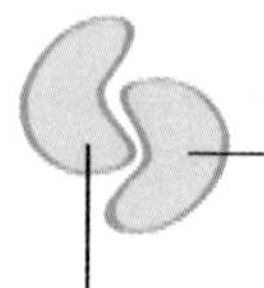

忘,用胆南星、天麻平肝胆而疗烦躁易怒;焦山楂健胃,甘草合诸药,全方共奏补气活血,化瘀通络,祛湿之功,标本兼治,疗效显著,生活基本能够自理。

（谭高峰整理）

中风后遗症(气虚血瘀,痰浊内阻)

张某,男,48岁,郑州市人,2015年1月27日初诊。

主诉:左侧肢体活动不遂六月余。

现病史:患者于2014年7月突发脑中风,住院微创开颅手术后,至今一直左侧肢体半身活动不遂,沉重无力,言语不利,多虚汗,动则加重,易激动,感情脆弱,舌质红、苔薄少、舌边尖红甚,脉沉缓。曾有高血压病史10年。

辨证:气虚血瘀,痰浊内阻。

治法:益气活血,化瘀消痰,舒筋通络。

方药:补阳还五汤加减。太子参12 g,黄芪30 g,丹参20 g,当归12 g,川芎15 g,赤芍12 g,桂枝10 g,蛰虫8 g,胆南星9 g,桑寄生20 g,川牛膝10 g,地龙12 g,鸡血藤30 g,伸筋草20 g,焦山楂10 g,忍冬藤30 g,甘草8 g。15剂,水煎服,日1剂,早晚分两次温服。

2015年2月12日二诊,诉服上药后身体较前灵活,言语不利好转,汗出症状显著好转,但诉夜尿多,舌质红、少苔,脉沉滑。守上方加黄芪至40 g、桑螵蛸12 g、山茱萸20 g、益智仁12 g、覆盆子12 g、五味子10 g、苍术10 g、黄柏6 g、生薏苡仁30 g、防风10 g。15剂,每日一剂,水煎汁400 mL,分早晚两次温服。

2015年4月9日三诊,诉药后尿频好转,尿量减少,但午后困倦乏力加重,舌质红、苔薄,脉沉,上方去苍术、黄柏,黄芪至50 g、升麻10 g、菟丝子30 g、木瓜15 g。15剂,水煎服,日1剂,早晚分两次温服。

按语:患者颅脑术后,左侧肢体半身活动不遂,沉重无力,言语不利,多虚汗,动则加重,知其气虚为本,气血鼓动无力,致使血瘀脑络,痰湿阻窍,半身不遂,肢体沉重,言语不利。王清任在《医林改错》中说:“此方治半身不遂,口眼歪斜,言语謇涩,口角流涎,下肢痿废,小便频数,遗尿不尽。”方中太子参、黄芪、丹参、当归、川芎、赤芍益气养血活血,大量补气药与活血祛瘀药共伍,使气旺而血行，活血不伤正，共奏益气活血通络之功。方中桂枝、鸡血藤、胆南星、忍冬藤、䗪虫、地龙、伸筋草、山楂祛风舒筋，活血通络，治风散血为治标之法；桑寄生、牛膝、桑螵蛸、益智仁、覆盆子补益肝肾，缩尿固涎；苍术、黄柏、薏苡仁健脾祛湿。全方补肝肾，强筋骨，健脾祛痰通络，益气养血为一体，标本兼顾，效如桴鼓。

（吕沛宛整理）

中风（痰瘀阻络，风阳上扰）

李某，男，68岁，2015年6月29日初诊。

主诉：左侧肢体活动不利半年余。

现病史：患者半年前生气后出现左侧肢体麻木无力，无言语不利、饮水呛咳等症，在当地医院查头颅CT：未见明显异常。按脑梗死住院治疗好转后出院，但仍有肢体麻木无力，口舌歪斜，遂来就诊，症见左侧肢体活动不利，烦躁易怒，口苦，目赤，纳差，眠差，舌体胖、舌质暗红、苔黄腻、舌下脉络瘀滞，脉弦滑。既往有高血压病史3年余，未正规服药控制；否认冠心病、糖尿病等病史。血压：152/92 mmhg。

诊断：中风（中经络）。

辨证：痰瘀阻络，风阳上扰。

治法：祛瘀消痰，熄风潜阳。

方药：化痰通络汤加减。天麻12 g，钩藤20 g，地龙20 g，生石决明30 g，生栀子10 g，黄芩12 g，杜仲20 g，桑寄生20 g，茯神20 g，丹参20 g，赤芍12 g，红花15 g，三七粉6 g（冲服），夏枯草15 g，天竺黄10 g，甘草10 g。10剂，日1剂，分2次服。

2015年7月15日二诊：患者症状有所改善，肢体麻木消失，活动较前灵活。守上方，丹参用至25 g，加当归12 g。再进10剂，煎服法同前。

随症加减治疗2月余，患者症状明显好转，步态已无明显不适。

按语：肝风内动，浊痰上扰清窍，下阻筋脉，以致气血运行不畅，痹阻脉络，故症见肢体不利、麻木，舌暗红、苔黄腻，脉弦滑，为肝阳上亢，痰邪阻窍之象。本方以化痰通络汤为基础方化裁，为平肝潜阳、祛瘀通络之剂，以天麻、钩藤、石决明之平肝祛风降逆为主，辅以清降之栀子、黄芩，滋肝肾之桑寄生、杜仲等，滋肾以平肝之逆，酌加三七、红花、丹参以活血通脉，并辅茯神、夏枯草以安神镇静，缓解其失眠。方证合拍，故能见效。

（郭健整理）

4. 呆证

呆证（痰瘀阻滞，肾精不足）

王某，男，78岁，2014年12月9日初诊。

主诉：中风后认知障碍半年余。

现病史：患者半年前出现言语不利，肢体麻木，诊断为“脑梗死”（多发性腔隙性梗死），于某西医院住院治疗10天，言语不利、肢体麻木症状改善，但反应迟钝，记忆力逐渐下降，给予对症治疗后症状改善不明显。遂到王老处就诊，刻诊症见：神志清，精神一般，反应迟钝，表情淡漠，易激惹，计算力、时空定向力、记忆力均明显减退，纳可，眠差，小便偶有失禁，大便稍干。察其舌质淡黯、苔白腻，舌下脉络瘀滞，脉沉弦。

诊断：呆证（血管性痴呆）。

辨证：痰瘀阻滞，肾精不足。

治法：化瘀消痰，益肾填精。

方药：桃红四物汤合保和丸加减。桃仁12 g，红花20 g，川芎10 g，当归20 g，菖蒲15 g，远志10 g，郁金15 g，僵蚕10 g，陈皮10 g，半夏10 g，茯苓30 g，炒莱菔15 g，丹参30 g，焦三仙各15 g，炒鸡内金15 g，甘草10 g。15剂，日1剂，水煎取汁200 mL，分2次服。

2013年12月27日二诊：服药后，舌苔稍退，食欲增强，肢体活动较前灵活。化瘀消痰之法初见成效。遂守上方，加蔓荆子10 g、菊花10 g，以助清利头目。30剂，煎服法同前。

2015年2月7日三诊：患者间断服药2月余，反应明显较前灵敏，记忆力也有所改善,纳食可。诊见舌质暗淡、舌苔薄白,舌下脉络略瘀滞。遂调方以益肾填精为主,佐以祛瘀消痰。方用地黄饮子加减。方药:熟地黄 15 g,枸杞子15 g,山茱萸 15 g,肉苁蓉 15 g,何首乌 15 g,当归 15 g,菖蒲 15 g,远志 10 g,桃仁10 g,红花 20 g,丹参 30 g,焦三仙各 15 g,甘草 10 g,生姜 3 片,大枣 5 枚。15 剂,煎服法同前。以上方随症加减治疗 3 个月,患者记忆力逐渐恢复,反应趋于灵敏,活动灵便。嘱其畅情志,慎饮食,适度锻炼,定期体检,谨防复发。

按语:呆证的病机多为情志不遂,五志内伤;痰瘀阻络,清气不升;心血不足,肾精衰少。本案所患系精亏痰阻之血管性痴呆。肝肾不足,虚火炼津灼痰,痰滞碍血,终致痰瘀互阻。故治疗上首先和中化痰,以资化源。方选桃红四物汤合保和丸加减,使中焦健运,痰源乏竭,血行流畅,而元神得养。然后化痰祛瘀,补肾填精。方用地黄饮子加减。痰瘀去,脉络通,肾精足,则呆证除。补的同时,仍兼顾化瘀消痰,消补兼施,以奏扶正祛邪之功。用此法分步治疗呆证,常获良效。

(郭健整理)

痴呆(血痰瘀滞,蒙蔽清窍)

王某,男,60 岁,农民,新郑市人,于 2014 年 10 月 9 日就诊。

主诉:反应迟钝,步态不稳 1 年。

现病史:1 年前渐出现反应迟钝,遇事善忘,步态不稳,不能步行,倦怠懒动,偶有梦游。曾在当地医院查头颅 CT 示:右侧基底节区脑梗死、脑白质脱髓鞘改变、脑萎缩。诊断为血管性痴呆,服用西药无明显效果,现不能独立步行,表情呆滞,腰膝酸软,纳食少,尿频多,大便正常,舌质暗红、苔白腻,脉滑缓。

辩证:血痰瘀滞,蒙蔽清窍。

治法:活血化痰,醒脑开窍。

方药:党参 12 g,炙黄芪 20 g,当归 12 g,酸枣仁 30 g,茯苓 15 g,炙远志 10 g,天麻 12 g,丹参 20 g,赤芍 15 g,川芎 20 g,石菖蒲 10 g,胆南星 9 g,䗪虫 8 g,菟丝子 30 g,地龙 12 g,僵蚕 12 g,天麻 12 g,葛根 20 g,鸡血藤 30 g,桑寄生 20 g,炙甘草 8 g,焦山楂 15 g。20 剂,每日 1 剂,水煎服,日 2 次。嘱其不宜劳

累，忌食生冷甜食。

2015年1月20日复诊，服用上方后病情好转，反应较前灵敏，腰酸腿软症状改善，可搀扶步行，纳食增加。生活基本自理，偶有胃脘胀痛，舌质暗红、苔白厚腻，脉滑缓。守上方加砂仁10 g、木香5 g，20剂，水煎服。随访诸症消失。

按语：痴呆，多有七情内伤、久病年老等病因，导致髓减脑消，神机失用而致，是以呆傻愚笨为主要临床表现的一种神志疾病。此因年高气血运行迟缓，血脉瘀滞，脑络瘀阻；脾失健运，聚湿生痰，蒙蔽清窍，使神明被扰，神机失用而形成痴呆。脑为元神之府，人至老年，脏腑功能衰退，肾中精气亏虚，不能生髓，髓海空虚，髓减脑消，则神机失用，而成痴呆。正如《医林改错》所说："年高无记性者，脑髓渐空。"法当活血化痰，醒脑开窍，治以自拟方而收全效。方中党参、炙黄芪、丹参、赤芍、川芎、当归、䗪虫益气活血通络；桑寄生补肝肾，强筋骨；天麻、胆南星、僵蚕、远志、石菖蒲熄风化痰开窍；酸枣仁养心益肝；焦山楂消食化痰和胃。复诊加木香、砂仁行气消胀，诸症痊愈。

（赵晶整理）

痴呆（肾虚血瘀，髓海不足）

姬某，男，78岁，三门峡市人，于2014年12月23日初诊。

主诉：头晕、步态不稳1年。

现病史：患者于2013年1月开始头晕，步行不稳，如坐舟车，步态时常左右歪斜，如醉酒状，伴有记忆力、思维、判断、理解能力下降，在当地医院诊断为"小脑萎缩"，常服吡拉西坦、乌灵胶囊等药物治疗，效不佳。纳呆，眠差，舌质暗有瘀斑、苔薄白，脉沉细无力。

诊断：痴呆。

辨证：肾虚血瘀，髓海不足。

治法：补肾活血，填精益髓。

方药：右归丸合通窍活血汤加减。熟地黄30 g，淮山药30 g，鹿角胶15 g，山茱萸15 g，五味子12 g，炒白术15 g，桃仁10 g，红花10 g，炙黄芪30 g，枸杞子15 g，白芍15 g，续断15 g，石菖蒲10 g，远志10 g，益智仁15 g，甘草6 g。14剂，水煎服，日1剂，早晚分两次温服。

2014年12月30日复诊，头晕减轻，走路较前平稳，睡眠转佳。舌质暗有瘀斑、苔薄白，脉沉细无力。效不更方，继服50余剂。

2015年3月28日三诊，已无头晕，步态较稳，记忆力较前明显好转，纳眠佳。舌质红、苔薄白，脉沉细。上方去桃仁、红花，继服30余剂，后以右归丸服月余。

按语：此例患者系年老精气不足、后天劳伤所致。肾精亏耗，肝肾不足，髓海失养，兼有瘀血，气血运行受阻。肾主骨，生髓，通于脑，肾精不足而不能上通于脑，故头晕、健忘失眠，正如《内经》所言："髓海不足，则脑转耳鸣。"肝主筋，肝血不足，则筋失濡养，步态不稳。此例患者以右归丸为基础方，补肾填精，温阳补肾，兼以桃仁、红花活血化瘀，菖蒲、远志醒脑开窍，益智仁补肾固精（现代药理研究表明，益智仁中含有益智醇、益智酮甲等物质，具改善脑代谢，提高记忆力等功效）。汤剂服用半年余，症状明显减轻，然精气不足之证，非一朝一夕所能充养，故后续服用右归丸以图缓治。

（赵英霖整理）

5. 头风

头风（风寒侵袭，气血瘀阻）

石某，女，45岁，周口市人，2015年5月20日初诊。

主诉：左侧面部疼痛1年余，加重两周。

现病史：患者1年前出现左侧面部疼痛，且颧骨处有电击感，伴恶风寒。曾于他处诊治，服天麻丸、正天丸、镇脑宁胶囊、去痛片等，效果差，无奈常服曲马多片止痛。脑电图：未见明显异常；查头颅CT示：未见明显异常。治疗效果不明显，遂来王师处求治。现症见：舌淡红、苔薄白，脉弦滑。

辨证：风寒侵袭，气血瘀阻。

治法：祛风散寒，活血通络。

方药：蠲痛汤合牵正散加减。荆芥10 g，防风10 g，川芎20 g，天麻12 g，僵蚕 12 g,葛根 15 g,全蝎 10 g,白附子 8 g,夏枯草 12 g,红花 10 g,赤白芍各 12 g,蔓荆子 12 g,蝉蜕 12 g,白芷 10 g,甘草 8 g。7 剂,水煎服,日 1 剂,早晚分两次温服。

2015 年 5 月 27 日二诊。患者服上方后,病情显著好转,现症见:情绪不佳或眠差时复发或加重,舌淡红、苔薄白稍腻,脉弦滑。守上方加钩藤 20 g,继服 7 剂。

患者服上方后,症状明显减轻,电击感、恶风寒等症消失,随访 1 月未再复发。

按语:头风病是以疼痛激烈,经久不愈,呈发作性头痛为主要临床表现的常见病。早在《素问 · 风论》中就有“风气循风府而上,则为脑风”“新沐中风则为首风”的记载。头风病的病因病机复杂,多与肝的功能失调、气机的失常,以及络脉失和、气血逆乱关系密切。患者因感受风寒之邪侵袭,阻遏清阳,络脉受阻,气血不通,不通则痛,发为本病。王老师治头风善用自拟“蠲痛汤”,蠲痛汤组成:荆芥、防风、羌活、独活、藁本、白芷、桃仁、红花各 10 g,川芎、白蒺藜各 30 g,细辛 5 g,全蝎、甘草各 6 g。牵正散方剂原载于明代方贤所著的《奇效良方》。由白附子、僵蚕、全蝎组成,具有祛风化痰,通络止痉的功能。王师扩大应用范围,常用于神经内科常见病如三叉神经痛、偏头痛等属风痰痹阻经络者的治疗,往往取得良效。方中荆芥、防风、葛根祛风散寒,解肌止痛;天麻、僵蚕、白附子、蝉蜕、蔓荆子、白芷化痰解痉止痛;川芎、全蝎、红花、赤芍活血通络止痛;夏枯草、白芍清肝泄热;甘草调和诸药。全方合用,共奏祛风散寒,活血通络止痛之功。

(梁慕华整理)

头面风(风痰入络)

宋某,男,33 岁,郑州市人, 2014 年 6 月 6 日初诊。

主诉:右侧面肌抽搐样收缩 2 年余。

现病史:2 年前患者受风后出现右侧面肌抽搐样收缩,严重痉挛时眼不能睁开。精神紧张、疲劳时加剧,睡眠时消失。面肌抽搐不伴疼痛。舌质淡红、苔白腻,脉弦滑。

诊断：中风—中络。

辨证：风痰入络证。

治法：熄风化痰，活血通络。

方药：天麻钩藤饮加减。天麻 12 g，钩藤 20 g，夏枯草 15 g，茺蔚子 10 g，赤芍 12 g，生白芍 12 g，全蝎 10 g，白芷 10 g，白蒺藜 20 g，胆南星 9 g，地龙 12 g，炒僵蚕 12 g，蝉蜕 12 g，煅磁石 30 g，红花 10 g，野菊花 10 g，甘草 6 g。10 剂，水煎服，日一剂。

2014 年 6 月 13 日二诊，服上方 10 剂后，面肌痉挛症状消失，舌质淡红、苔白，脉滑细。守上方继服 7 剂巩固疗效。随访未再复发。

按语：面肌痉挛病因复杂，绝大部分存在着局部血管压迫因素。一般认为其病理变化大都存在着面神经的脱髓鞘改变，导致面神经核内产生异常电兴奋灶，面肌、面神经营养发生了障碍。本病属中医“中风—中络”范畴。“诸风掉眩，皆属于肝”，方中天麻、钩藤、白蒺藜、地龙、全蝎平肝熄风止痉，祛风通络；僵蚕、胆南星祛风化痰；白芍平抑肝阳，养血敛阴，磁石平肝潜阳；赤芍、红花活血通络，血活风自灭；夏枯草、野菊花清热解毒；甘草调和诸药。诸药合用，共奏熄风化痰，活血通络之功。

（李彦杰整理）

口僻（风热阻络，气血瘀阻）

赵某某，男，56 岁，郑州市人，于 2015 年 2 月 24 日就诊。

主诉：口角歪斜 1 个月。

现病史：患者 1 个月前晨起后发现口角歪斜，一侧眼睑闭合不全，耳后疼痛，于附近诊所就诊，予以药物治疗，具体不详，疗效欠佳。现耳后疼痛减轻，仍口角歪斜，咀嚼无力，睡醒后双手麻木，平素性情急躁。二便尚可。舌淡红、苔白厚，脉滑数。

诊断：口僻。

辨证：风热阻络，气血瘀阻。

治法：熄风清热，活血通络。

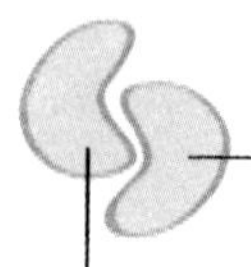

方药:牵正散加味。天麻 12 g,全蝎 10 g,白附子 8 g,僵蚕 10 g,当归 12 g,赤芍 15 g,胆星 9 g,防风 9 g,白芷 12 g,葛根 20 g,地龙 15 g,蝉蜕 12 g,红花 10 g,川芎 15 g,夏枯草 15 g,菊花 10 g,枸杞 12 g,甘草 8 g。10 剂,水煎服,日 1 剂,早晚分两次温服。配合马齿苋煎水外洗。

2015 年 3 月 8 日复诊,诉诸症明显减轻。上方继服 7 剂。

按语:口僻是由于正气不足,络脉空虚,卫外不固,风热之邪阻滞脉络,气血痹阻,肌肉失濡而发生,不同年龄均可罹患。方中白附子、全蝎、僵蚕为牵正散,具有祛风化痰,通络止痉之功效,主治风中头面经络。方中白附子辛温燥烈,入阳明经而走头面,以祛风化痰,尤其善散头面之风,为君药。全蝎、僵蚕均能祛风止痉,其中全蝎长于通络,僵蚕且能化痰,合用既助君药祛风化痰之力,又能通络止痉,共为臣药。天麻、蝉蜕、夏枯草、地龙熄风清热,活血通络。当归、赤芍、红花活血通络,川芎行气通络,胆星祛风化痰,防风祛风解表、止痉,白芷祛风止痉,葛根解表通络,菊花疏风清热,枸杞清热补虚。诸药合用,风邪得散,痰浊得化,经络通畅,则歪斜之口眼得以复正。

(邢若星整理)

6. 痫证

痫证(风痰上扰,蒙闭清窍)

付某,女,28 岁,新密人,2014 年 3 月 14 日初诊。

主诉:反复癫痫发作 20 余年,再发加重 1 月。

现病史:20 余年前患者高热后出现昏仆倒地,口吐白沫,四肢抽搐,口中发声如羊叫,约数分钟缓解,症状过后,复如常人,约 2 天 1 发,西医诊断为“癫痫”,常年口服西药,疗效欠佳,纳眠欠佳,大便干,2 天 1 行,小便正常,舌质淡胖、苔薄腻,脉滑。

诊断:癫痫。

辨证:风痰上扰,蒙闭清窍。

治法:平肝熄风,豁痰通窍。

方药:天麻 10 g,炒白术 12 g,法半夏 12 g,石菖蒲 10 g,郁金 12 g,胆南星 9 g,僵蚕 10 g,全蝎 10 g,蝉蜕 12 g,地龙 12 g,皂荚 15 g,磁石 30 g,甘草 8 g,14 剂,水煎 400 mL,分早晚两次温服。

2014 年 3 月 28 日二诊,药后发作频率减少,大便正常,日 1 行,舌淡胖、苔薄腻,脉滑,上方加茯神 20 g、知母 10 g、川贝 10 g,14 剂,煎服法同前。

2014 年 4 月 11 日三诊,药后第 1 周未发,第 2 周发作 3 次,均晚上发作,上方加夏枯草 12 g、黄连 5 g、天竺黄 9 g、竹茹 10 g、防风 10 g、生白芍 15 g,14 剂,煎服法如上。

2015 年 4 月 25 日四诊,药后发作频率明显减少,舌淡、苔腻,脉缓,效不更方,守上方继服 14 剂,以资巩固。

按语:怪病皆由痰作祟,痰性滑利,随气机升降,无所不往,以致怪病百出,癫痫病亦然,痰邪扰胆,《素问·六节藏象论》言:“凡十一藏取决于胆也”,胆病则枢机不利;痰邪化热,引动肝风,以致昏仆倒地;痰蒙脑窍,以致神志不清;苔腻、脉滑、口出白沫为痰邪为病的特征,方中用胆南星、郁金、竹茹、天竺黄除胆中痰热,用天麻、蝉蜕、磁石、防风以熄肝风,用石菖蒲、皂荚、天竺黄豁痰开窍,

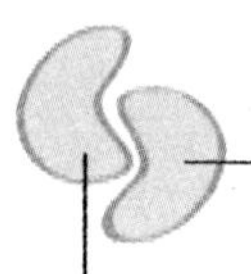

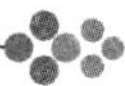

用炒白术、法半夏以绝生痰之源，又加全蝎走窜搜风，共奏息风豁痰开窍之功，后将汤剂易为丸剂，以资巩固，随访1年未发。

（谭高峰整理）

痫证（热极生风，痰邪上扰）

付某某，女，28岁，新密人，2015年3月14日初诊。

主诉：发作性意识丧失20余年。

现病史：患者曾于儿时在一次发热后出现眨眼，口中流涎，一过性眩晕，头昏沉倒地，约数十秒后醒来如常人。20余年来每遇发病前可见眩晕、头昏沉等症，约2天发作1次。期间曾去多家医院诊治，行头颅MRI平扫示未见明显异常。脑电图示：中度异常脑电图。曾诊断为癫痫，经治疗效果不明显，遂来王师处求治。刻诊：饮食、大便正常。舌质淡、苔薄腻，脉滑细。

诊断：痫证。

辨证：热极生风，痰邪上扰。

治法：涤痰熄风，定痫开窍。

方药：定痫丸加减。天麻10 g，炒白术12 g，法半夏12 g，石菖蒲10 g，郁金12 g，胆南星9 g，僵蚕10 g，全蝎10 g，蝉蜕12 g，地龙12 g，皂荚1.5 g，磁石30 g，甘草8 g。14剂，水煎服，日一剂。

2015年3月28日二诊。服上方后，发作频次减少，舌淡红、苔薄白腻。守上方加茯神20 g、知母10 g、川贝10 g，继服14剂。

2015年4月11日三诊。服上方后，第1周未发作，第2周多夜间发作。守上方加夏枯草12 g、黄连5 g、天竺黄9 g、竹茹10 g、防风10 g、生白芍15 g。继服14剂。

4月25日四诊。服上方后，发作次数较前又有减少，1周内未发作。仍守上方继服14剂。

经以上诊治后，随访患者发作次数明显减少，病情趋于稳定，随访3月，患者病情稳定。

按语：王师认为痰邪是痫证发作的根源，若痰与风、火、瘀等病理因素相互搏结，蒙蔽清窍，冲扰神明则发为痫证。此患者系因儿时发高热为诱因，痰与火热之邪搏结，蒙蔽了清窍而发为本证。由于痫证之痰，常为顽痰，具有胶固难化的特点，与一般痰邪不同。加上痫证患者久发难愈，因此治痫首要在于治痰。清代程钟龄《医学心悟·卷四癫狂痫》曰："痫者，忽然发作，眩仆倒地，不省高下，甚则瘈疭抽掣，目斜、口㖞，痰涎直流，叫喊作畜声……虽有五脏之殊，而为痰涎则一，定痫丸主之。"定痫丸方中多用半夏、石菖蒲、僵蚕、胆南星、知母、川贝母、皂荚等药物以化痰开窍，配合天麻、郁金、蝉蜕、全蝎、地龙、磁石等平肝熄风、化痰通络之药，共奏熄风化痰，开窍定痫之功。王师认为定痫丸的临证应用并不局限于癫痫的治疗，还常用于中枢神经系统疾病的治疗，如眩晕、偏正头痛、中风后肢体疼痛、不寐、郁证、癫狂、痴呆、面肌痉挛等，各病只要有风、火、痰、瘀的病理因素，辨证属风阳痰热、络脉瘀滞，皆可使用本方。

（梁慕华整理）

痫证（痰涎壅盛，上蒙清窍）

患者高某，男，20岁，学生，安阳市人，于2012年5月20日就诊。

主症：反复发作性突然昏仆，四肢抽搐，口吐白沫，两目上视3年余。

现病史：3年前患者因生气后突然出现昏仆，四肢抽搐，口吐白沫，两目上视。近来发作较前频繁，约半个月左右发作1次，常因用脑过度、疲劳或情绪波动等因素而诱发。2天前发作1次，症如上述，约5～6分钟自行苏醒，醒后头沉重，四肢无力。口服丙戊酸钠、苯巴比妥效果不佳。平素痰多，时感神疲乏力，舌淡红、苔白滑而腻，脉弦细而滑。曾查脑电图，提示轻度异常；头颅CT未见明显异常。

诊断：痫证。

辨证：痰涎壅盛，郁而化热，上蒙清窍。

治法：豁痰清热，醒脑开窍，熄风定痫。

方药：自拟熄风醒脑定痫汤。天麻12 g，石菖蒲10 g，郁金12 g，生地黄10 g，胆南星10 g，僵蚕10 g，地龙12 g，知母10 g，黄连5 g，竹茹10 g，枳实10 g，甘草6 g。15剂，水煎服，日一剂，分2次温服。

2012 年 6 月 12 日二诊，服上药后，癫痫症状未发，吐痰较前减少，舌淡红、苔薄白而腻，脉滑细。守上方，去瓜蒌，加天竺黄 9 g、皂荚 1.5 g，以化痰止痫。继服 20 剂。

2012 年 7 月 5 日三诊，服上药后仅发作 1 次，症状较前轻，约 1 分钟即苏醒，醒后精神如常，但大便干结，余无其他不适，舌脉同上。仍按上方加玄参 12 g、全瓜蒌 12 g，以达清热润肠、镇惊之效。此方研末加工为水丸，每日 3 次，每次 8 g，水冲服。

一年后随访，患者未再出现癫痫发作。

按语：癫痫多由痰、火、瘀为内风触动，致气血逆乱，蒙蔽清窍而发病。以心脑神经受损为本，脏腑功能失调为标，其脏气不平，阴阳偏胜，心脑所主之神明失用，神机失灵，元神失控是病机的关键所在。其病位在心脑，与肝、脾、肾关系密切。癫痫多由痰、火、瘀为内风触动，致气血逆乱，蒙蔽清窍而发病。以心脑神机受损为本，脏腑功能失调为标，其脏气不平，阴阳偏胜，心脑所主之神明失用、神机失灵、元神失控是病机的关键所在。其病位在心脑，与肝、脾、肾关系密切。此患者素体痰湿较胜，郁久化热，痰热壅盛，上蒙清窍，发为癫痫。方中以生地黄、知母、黄连、瓜蒌、竹茹养阴清热化痰；天麻、石菖蒲、郁金、法半夏、僵蚕、胆南星、地龙、全蝎熄风化痰，醒脑开窍；蝉蜕、磁石祛风镇惊，后以天竺黄、皂荚增强祛风痰止痫之功。热清痰化，风除痫止，其病愈矣。

（赵润杨整理）

7. 狂证

狂证（营血热盛，湿热内蕴）

曾某某，男，40 岁，郑州市人，2015 年 4 月 30 日就诊。

主诉：智力障碍、狂躁 30 余年，加重 1 个月。

现病史：患者 2 岁时患脑炎高热，后遗轻度智力障碍，生活半自理，每日喜撕拆物品，偶有打人行为。4 个月前患肺部感染，发热咳嗽，胸闷咳痰，经治痊愈。2 个月前从深圳回郑州，父母发现患者不能自控外出、急躁易怒，已 1 月余。症见：不能自控外出，急躁易怒，坐卧不安，入睡困难，梦多，大便干燥，纳食少，舌质红绛、有瘀点、体胖大、苔微黄腻，脉浮细。脑 CT 示：脑萎缩。

中医诊断：狂证。

辨证：营血热盛，湿热内蕴，心神被扰。

治疗：清营凉血，清利湿热，安神定志

方药；防己地黄汤加味。防风 10 g，防己 10 g，生地黄 50 g，黄芪 10 g，陈皮 10 g，半夏 8 g，醋柴胡 10 g，生白芍 10 g，丹参 20 g，羌活 10 g，独活 10 g，黄连 10 g，泽泻 10 g，葛根 20 g，甘草 10 g。5 剂，水煎服，日 1 剂，早晚两次温服。

2015 年 5 月 7 日复诊，服药 5 剂，行为可自控，外出欲望减轻，仍急躁，入睡困难，梦多，大便不硬，纳食仍少，舌质红有瘀点、体胖大、苔微黄腻，脉浮细。上方继服 7 剂。半月后其母来告知，病已恢复如常。

按语：患者幼年病温，余热未清，营血蕴热持久，余热上扰神明；阴血劫伤，清窍失养，故智力障碍、行为举动不经。近期患温病发热，又在南方生活，舌质红绛有瘀点、苔黄腻，当属素有心营热盛，湿热内蕴，又复外热引动内热，瘀热内存，上扰清窍，神明不安。此谓之“炉烟虽熄，灰中有火”，灰中火长久未熄，持久煎熬，劫夺营血，营血分瘀热，劫着津液，湿热内蕴，里应外合而发病。用防己地黄汤清热凉血，消散瘀热，再以清热利湿药物，和胃化痰，保护胃气，内热得清，神志自安，以期达灰中火全熄之目的。

（王育勤整理）

8. 震颤

震颤（肝风内动，痰郁内结）

杨某某，男，47 岁，南阳人，2014 年 5 月 13 日初诊。

主诉：情绪紧张时双手震颤 1 年余。

现病史：患者近 1 年来每遇情绪紧张即出现双手震颤，不能自止，伴五心烦

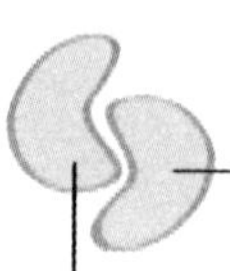

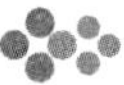

热，身热汗出，睡眠差。平素脾气急躁易怒。舌质淡红、苔白腻，脉弦细。二便调。

诊断：震颤。

辨证：肝风内动，痰郁内结。

治法：滋阴养肝，镇静熄风，祛痰解郁。

方药：自拟熄风止颤汤加减。柴胡 12 g，生白芍 12 g，薄荷 10 g，牡丹皮 10 g，夏枯草 15 g，合欢皮 20 g，竹茹 10 g，百合 30 g，陈皮 10 g，法半夏 12 g，茯神 20 g，酸枣仁 30 g，黄连 6 g，龙齿 20 g，生龙牡各 30 g，甘草 8 g。20 剂，水煎服，日 1 剂，早晚分两次温服。

2014 年 6 月 24 日复诊，服药后症状明显好转，双手震颤基本消失，睡眠较前显著好转，情绪较前稳定，偶有失眠、急躁现象，舌淡红、苔薄白而腻，脉弦细而滑。守上方加紫石英 20 g、胆南星 9 g，继服 10 剂。

半月后电话随访诸症消失。

按语：中医认为震颤的发病主要源自肝及肾。肝肾阴虚是本病发生的病理基础，也是形成风、火、痰、瘀疾病之标的根源所在。其病机特点为本虚标实，多表现为虚实夹杂。治疗上以熄风止颤为基础，重在滋补肝肾，补益气血，化痰通络。震颤证名，始见于《张氏医通 · 诸风门》，《内经》谓："诸风掉眩，皆属于肝。""掉"就是震颤。凡属动摇荡晃的病态，都是肝风为病。震颤"有头动而手不动者，由木盛则生风，生火。上冲于头，故头为震颤，若散于四肢，则手足动而头不动也"。因此，震颤一般认为是肝风为病。"动则风生，静则风熄"。"肝主筋"，震颤由于筋脉运动不能自主，所以两手伸直时手指震颤明显。熄风当用柔剂，止颤当以重剂。此患者症状发作与情绪关系明显，结合舌脉、症状分析，病机主要与肝风、痰郁有关。治疗当疏肝熄风，化痰解郁。方中柴胡、白芍、薄荷疏肝理气、柔肝养阴，牡丹皮、夏枯草清肝泄热，合欢皮、百合和血解郁、宁心安神，陈皮、法半夏理气化痰，茯神、酸枣仁安神，黄连、龙齿、生龙牡清心镇静安神、熄风止颤，甘草调和诸药，全方共奏滋阴养肝，镇静熄风，祛痰解郁之功，因此震颤明显减轻，偶有失眠、急躁现象，效不更方，前方基础上加紫石英加强镇静安神、熄风止颤之功，胆南星燥湿祛痰，从源头上减少病理因素的形成，故获良效。

（赵润杨整理）

颤证（脾肾亏虚，阴虚风动）

李某，男，66岁，退休干部，2014年6月18日初诊。

主诉：右侧肢体静止性震颤进行性加重5年余。

现病史：患者5年前无明显诱因出现右侧肢体静止性震颤，伴舌体不自主震颤，未予重视，病情进行性加重，遂到当地医院就诊，诊断为帕金森病。给予美多芭片、安坦片等口服，症状可以基本控制，但近一年需加大药量控制病情，伴流涎、大便干结，多方求治效果不佳。遂求治于王老，刻诊症见：神志清，精神差，右侧肢体静止性震颤，肢体强硬，舌体震颤，腰膝酸软，行动迟缓，动作笨拙，面色萎黄，口流涎，纳呆，眠可，大便干，小便黄。舌体瘦，舌质暗红、苔白，脉沉细弦。血压142/86 mmHg。

诊断：颤证（帕金森病）。

辨证：脾肾亏虚，阴虚风动。

治法：健脾补肾，熄风定颤。

方药：六君子汤加味。太子参20 g，生白术30 g，陈皮15 g，半夏12 g，茯苓30 g，炒莱菔30 g，石菖蒲20 g，当归20 g，续断25 g，桑寄生20 g，生龙牡20 g（先煎），远志10 g，焦楂15 g，焦建神曲15 g，连翘10 g，杜仲20 g，大云30 g，木香10 g，甘草10 g。10剂，日1剂，水煎取汁300 mL，分2次服。

2014年6月28日二诊：服药后，肢体及舌体颤动、口角流涎有所缓解。现眠差，易醒，醒后较难入眠。舌体瘦、苔黄、少津，脉沉弦。血压135/85 mmHg。痰湿渐去，脾气渐复，阴液不足，可再加枸杞子、山茱萸以增强滋阴熄风之功。守上方，加枸杞子20 g、山茱萸20 g。15剂，煎服法同前。

以上方随症加减治疗2个月，患者已无流涎，周身肌肉颤抖偶发，纳食正常，睡眠也有所改善。

按语：本病好发于中老年人，隐匿起病，渐进加重，多以本虚标实为主。本虚多为肝肾阴虚，气血虚弱；标实以风、痰、瘀、火多见。常虚实相兼为病。本案所患系脾肾亏虚，阴虚风动之颤证。患者老年，久病体弱，脾气渐弱，肾气渐衰。肝肾亏虚，阴液枯竭，不能濡养筋脉、肌肉，以致风从内生，肌肉震颤。脾气虚

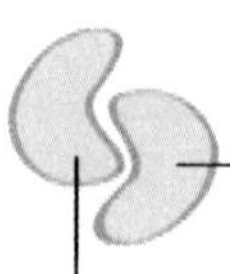

弱,痰浊内生,气血生化乏源,气血虚弱不能荣于四末,或夹风痰内阻,致筋脉失养而震颤。脾气虚弱,不能摄津,而致流涎。治疗上应注重健脾化痰,顾护后天之本,以生气血,荣四末;治则为滋补肝肾,育阴熄风,以生阴液,养清窍。选用六君子汤合大定风珠加减治疗,切中病机,故获良效。

(郭健整理)

颤证(肝风内动,筋脉失养)

孙某,女,43岁,工人,2014年12月27日初诊。

主诉:左上肢静止性震颤进行性加重1年余。

现病史:患者1年前无明显诱因出现左手震颤,未予重视,症状进行性加重,渐至左臂颤抖,情绪激动、紧张时颤抖加重。左侧肢体发凉。遂来我院就诊,现症见:神志清,精神一般,左上肢静止性震颤,阵发性胸闷,口苦,纳可,眠差,多梦,小便黄,大便干,舌质红、苔黄腻,脉弦。

诊断:颤证(帕金森病)。

辨证:肝风内动,筋脉失养。

治法:镇肝熄风,濡养筋脉。

方药:太子参20 g,麦冬15 g,白芍15 g,茯苓15 g,玄参12 g,焦麦芽15 g,焦建神曲15 g,生地12 g,瓜蒌15 g,生龙牡各30 g(先煎),制鳖甲(先煎)20 g,蜈蚣2条,全蝎10 g,川楝子15 g,甘草10 g,生姜3片,大枣5枚。15剂,日1剂,水煎取汁250 mL,分2次服。

二诊:服药后症状较前减轻,已觉心胸舒畅,睡眠明显改善,肢体已温,唯颤动偶发。守上方加丹参20 g、续断20 g、鸡血藤25 g、川牛膝20 g。15剂,煎服法同前。

以上方随症加减治疗2个月,患者左上肢震颤基本消失,唯紧张激动时发作。遂嘱患者再进15剂,以资巩固。半个月后,患者告愈,已正常上班工作。随访1年无复发。

按语:颤证发病多与年老体虚、情志过极、饮食不节、劳逸适当等因素有关。病理性质总属本虚标实。本为气血阴阳亏虚,其中以阴津精血亏虚为主;标为风、火、痰、瘀为患。颤证病在筋脉,与肝、肾、脾等脏关系密切。本案病机为肝风内动,筋脉失养。方中生地黄、鳖甲养阴,川楝泻肝,白芍柔肝,龙骨、牡蛎潜阳,麦芽、神曲和胃,蜈蚣、全蝎通络,续断、五味子益肾,生姜、大枣、甘草和中,标本兼顾,故获良效。若肝风甚,肢体颤抖、眩晕较著,加天麻、全蝎、石决明;阴虚火旺,兼见五心烦热,躁动失眠,便秘溲赤,加黄柏、知母、牡丹皮;肢体麻木,拘急强直,加木瓜、僵蚕、地龙,重用白芍、甘草以舒筋缓急。

(郭健整理)

颤证(肝血不足,筋失濡养)

徐某,64 岁,郑州人,2015 年 6 月 1 日初诊。

主诉:右上肢不自主震颤 1 年余。

现病史:患者 1 年前无明显诱因逐渐开始右上肢震颤,伴有失眠、健忘,精神恍惚,纳食减少,口干,大便秘结。先后在老年病科、神经内科就诊,皆诊断为"帕金森病",应用金刚烷胺、安坦、美多芭等治疗不效,辗转 1 年余,来我院就诊。刻诊见表情呆滞,头摇肢颤,步态蹒跚,反应迟钝,吐字不清,面色微黄,自述心胸烦闷不适,纳呆,寐差,大便干,4 天 1 行。舌质淡、苔白厚腻,脉虚弦无力。

诊断:颤病。

辨证:肝血不足,筋失濡养。

治法:补肝养血,滋阴熄风。

方药:镇肝熄风汤加减。生龙骨 30 g,生牡蛎 30 g,制龟板 12 g,制鳖甲 12 g,钩藤 12 g,当归 12 g,熟地 12 g,天冬 15 g,麦冬 15 g,白芍 18 g,炒酸枣仁 30 g,肉苁蓉 18 g,葛根 30 g,甘草 6 g,7 剂,水煎服,日 1 剂,早晚分两次温服。

2015 年 6 月 9 日复诊,药进 7 剂,右上肢震颤明显减轻,心烦已除,睡眠改善,纳食增加,大便顺畅,其余诸症较前稍缓。舌质淡红、舌苔薄白,脉较前有力,思方药对症,效不更方,上方继服 14 剂,水煎服,日 1 剂,早晚分两次温服。

2015 年 6 月 24 日三诊,服上药后,右上肢震颤明显减轻,言语不觉困难,睡眠质量进一步好转,面色红润,仍有健忘,大便通利,纳食增加,脉和缓有力。为

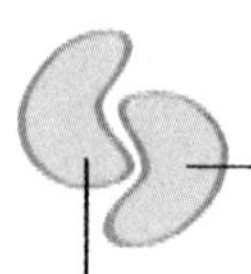

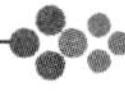

增加化痰开窍、醒脑健脑之效，前方加石菖蒲 12 g，30 剂，水煎服，日 1 剂，早晚分两次温服。服药月余，诸症消失。

按语：肝主筋，藏血，筋赖血濡。肝血不足，筋失濡养，则筋急失柔，肢颤头摇。精血互生，肝血不足，则精血自亏，不能上奉以养心填髓充脑，故失眠、健忘、精神恍惚。津血同源，血虚者津自亏，故口干、大便干结。肝血不足，阴不制阳，肝阳逾越，故心烦。患者年迈，结合脉证，其阴虚血少可知，审证求因，治病图本，当以滋阴养血，柔肝熄风之重剂方能奏效。以镇肝熄风汤加减，用生龙骨、生牡蛎、制龟板、制鳖甲滋阴潜阳，重镇熄风为君药。天冬、麦冬滋阴养血，合白芍酸甘化阴，补肝柔肝，缓肝之急，以为臣药之用。钩藤定痉平肝熄风。当归、熟地、肉苁蓉滋阴养血补阴，润肠通便，炒枣仁养心安神，共为佐药。甘草缓急，调和诸药为使。考虑到葛根既可以舒筋活络，又可以滋阴生津，因津血同源，故重用之。三诊诸症已减，帕金森病日久多伴发认知功能障碍，又复加石菖蒲开窍醒神，诸药合用，针对此例患者较为合拍，故临床效果满意。

（赵英霖整理）

颤证（肝肾不足，风阳内动）

杨某，女，72 岁，退休，2014 年 6 月 26 日初诊。

主诉：头部、双上肢不自主颤动 10 年余。

现病史：头部、右臂不自主静止性震颤，渐至左臂，症状进行性加重，平时拿筷不稳，须喂食，步态缓慢，步履艰难，近两年来症状明显加重，反应迟钝，近期记忆力明显下降。现右手不停震颤，活动时加重。纳可，眠稍差，夜间尿频，大便尚可。舌质暗红、苔黄略腻，舌下脉络瘀滞，脉沉弦滑。高血压病 6 年余，血压控制尚可。

诊断：颤证（特发性震颤）。

辨证：肝肾不足，风阳内动。

治法：滋补肝肾，潜阳熄风。

方药：六味地黄汤合天麻钩藤饮加减。熟地 12 g，牡丹皮 20 g，泽泻 20 g，茯苓 30 g，山药 20 g，山茱萸 20 g，枸杞子 20 g，珍珠母 20 g（先煎），生龙牡 20 g（先

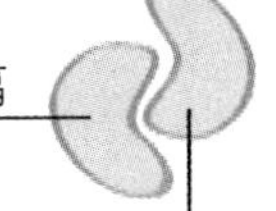

煎),钩藤20 g(后下),僵蚕15 g,杜仲20 g,续断20 g,桑寄生20 g,怀牛膝20 g,全蝎10 g,丹参20 g,甘草10 g。7剂,日1剂,水煎取汁250 mL,分2次服。

二诊:右上肢仍有不自主抖动,头部颤动稍减少。苔薄白,脉沉弦。滋阴熄风已初见成效,可酌加蜈蚣、白芍等以增强化瘀通络、熄风定颤之功。

处方:原方加蜈蚣2条、生白芍30 g、肉苁蓉20 g、竹茹15 g。7剂,煎服法同前。

三诊:服药后,症状有所改善,纳眠可,二便调。舌质紫暗,脉沉滑。酌加滋阴熄风重剂,期获良效。

处方:守上方加制鳖甲25 g(先煎)、制龟板25 g(先煎)、地龙25 g、沙参20 g。7剂,煎服法同前。

四诊:服药后,患者双上肢、头部颤动较前减少,活动灵活度明显改善。效不更方。嘱坚持按时服药,30剂,煎服法同前。

上方随症加减治疗4个月,患者头部偶有颤动,肢体活动渐灵便,偶有颤动。嘱其畅情志,慎饮食,注重调护,加强锻炼。

按语:本案患者年老体衰,高血压病多年,肝肾亏虚、瘀血内阻是其病机,脑髓不充,阴液枯竭,筋脉失养,风阳内动,发为颤证。治疗以化瘀消痰,滋补肝肾为主。方选六味地黄汤合天麻钩藤饮加减。熟地滋阴补肾、白芍养阴柔肝;龟板、鳖甲、牡蛎育阴潜阳;全蝎、蜈蚣搜风通络,配钩藤、僵蚕、地龙息风止痉,佐以丹参、桑寄生、牛膝、杜仲、川断,通经络,补肝肾;山茱萸温肾补肝,山药健脾滋肾固精,与熟地相伍,三阴并补;牡丹皮清泄肝火,制山茱萸酸收之性;茯苓淡渗健脾,既助山药补脾固精,又可防脾土之壅滞;甘草健脾益气,调和诸药。全方补泻结合,标本兼顾,以补虚治本为主,补不恋邪、泻不伤本、甘淡平和,诸药配合,共奏潜阳熄风、滋补肝肾之功。

(郭健整理)

震颤(滋养肝肾,平肝熄风)

桑某某,女,35岁,2015年3月2日初诊。

主诉:自觉浑身发颤1周余。

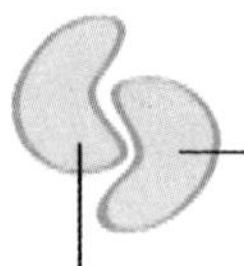
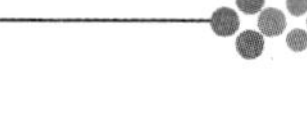

现病史：患者于1周前自觉浑身发颤，伴左下肢酸软，耳中轰鸣，腰酸痛。于当地医院行各项相关化验检查均未见明显异常，西医诊断为“神经官能症”，给予营养神经类药物口服症状无缓解，遂来求治中医治疗。舌质淡红、苔薄白，脉沉弦细。

诊断：震颤。

辨证：肝肾亏虚。

治法：滋养肝肾，平肝熄风。

方药：天麻钩藤饮合杞菊地黄丸加减。天麻12 g，钩藤20 g，生白芍12 g，菊花10 g，枸杞子12 g，蝉蜕12 g，山茱萸20 g，怀牛膝12 g，桑寄生20 g，茯神20 g，炙远志9 g，酸枣仁30 g，陈小麦30 g，大枣5枚，甘草8 g，磁石30 g。7剂，水煎服，日1剂，早晚分两次温服。

2015年3月9日二诊。服用上药7剂，病情无明显变化，仍觉震颤，头部尤甚，夜间明显，畏寒，眠差，便溏，舌淡、苔白厚腻，证属肝肾阴虚较甚，需大补真阴。

方药：龟板胶12 g（烊），鳖甲胶12 g（烊），菟丝子30 g，补骨脂12 g，枸杞子12 g，制首乌15 g，白蒺藜20 g，淫羊藿12 g，生龙牡各20 g，阿胶12 g（烊），生白芍15 g，葛根15 g，全蝎9 g，蜈蚣2条，黄连6 g，麦冬12 g，酸枣仁30 g，茯神20 g，夏枯草15 g。10剂，水煎服，日1剂，早晚分两次温服。

2015年3月26日三诊。服上药10剂后震颤显著减轻，余症有身体游走性刺痛，舌淡、苔白腻。守上方加蝉蜕12 g，继服10剂。药后症状明显减轻，震颤、游走疼痛等症消失。

按语：震颤临床上病程较长，病证复杂，病理变化有一定的规律性，主病变在肝，久病则涉及脾胃。其病位在脑髓、筋脉，病理性质多属本虚标实。肝肾不足，脑髓、筋脉失养是发病的基本病机，痰瘀阻络是基本病理。邪热、邪风、邪湿阻滞经络；或气血不足，难以温养筋脉；或病久入络，瘀血内阻，血行不畅，筋脉失养所致肢体颤抖、痉挛、麻痹等。首诊用平肝熄风之天麻钩藤与滋补肝肾之杞菊地黄丸合用，却收效甚微；二诊遂穷其病因病机，虽为肝风内动，但根本却是真阴不足，阴血亏虚，不能濡养筋脉，遂至颤动，龟板胶、鳖甲胶、阿胶均为血肉有情之品。欲大补真阴，必于阳中求阴，则阴得阳升而泉源不竭，又以生龙牡潜镇之,龙雷之火归其本位而不上腾以助熄肝风,全蝎、蜈蚣息风解痉,因其走窜之性,又寓补于通,更加夏枯草平肝木折肝火,配伍其他滋补肝肾、养阴柔肝通络之品,故获捷效。

(梁慕华整理)

9. 不寐

不寐(肝郁化热,伤及阴血)

陶某,女,12 岁,郑州市人,2015 年 4 月 15 日初诊。

主诉:入睡困难 1 个月,加重 2 天。

现病史:患者为学生,因学习任务繁重,1 个月来,晚上入睡困难,近 2 日症状加重,伴健忘、耳鸣,急躁易怒,饮食欠佳,二便调,舌质红、苔薄白,脉弦细数。

诊断:不寐。

辨证:肝郁化热,伤及阴血,血不荣脑。

治法:疏肝解郁,养血安神。

方药:甘草 10 g,陈小麦 25 g,大枣 4 枚,生白芍 10 g,酸枣仁 20 g,五味子 10 g,枸杞子 10 g,菟丝子 15 g,麦冬 10 g,茯神 15 g,蝉蜕 10 g,夏枯草 10 g,生山药 20 g。7 剂,每日 1 剂,水煎汁 400 mL,分早晚各 1 次,温服。

2015 年 4 月 22 日二诊,服上药后,入睡困难明显好转,耳鸣、健忘、急躁易怒均有所改善,纳可,大小便正常,舌质淡红、苔薄,脉弦。守上方加郁金 10 g、合欢皮 15 g、炙远志 9 g、节菖蒲 9 g,7 剂,每日 1 剂,煎取 400 mL,分早晚各 1 次,温服。

按语:《素问 · 五藏生成》中提到:“人卧则血归于肝”,另外,肝藏魂,开窍于目,都说明肝与睡眠密切相关,故失眠症可从肝论治。患者学习压力大,不善倾诉,而致肝气抑郁,肝胆郁热扰心,心失所养,故入睡困难;心烦失眠,故急躁易怒;火盛伤阴,肝病及肾,子病及母而致肾阴虚,因肾开窍于耳,主骨生髓,故耳鸣、健忘。“肝苦急,急食甘以缓之”,故方中以甘麦、大枣、浮小麦缓肝急;用

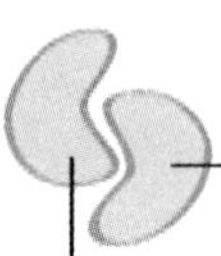

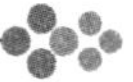

生白芍、酸枣仁、五味子以酸敛柔肝阴；用枸杞子、菟丝子以补肾；用麦冬、蝉蜕、夏枯草、茯神以滋阴除热安神；生山药固护脾胃之气，药证合拍，一诊后症状大减；效不更方，二诊，加郁金、合欢皮、炙远志、节菖蒲以解郁开窍安神善其后。

（谭高峰整理）

不寐（疏肝解郁，清心安神）

彭某某，女，50岁，农民，郑州市人，2014年11月6日初诊。

主诉：患者入睡困难1年余，加重半个月。

现病史：1年前出现入睡困难，易醒，梦多，情绪易怒，胁肋部偶有疼痛，服用百乐眠胶囊和地西泮效果均不佳，半个月前因家务事生气后入睡困难，易醒症状加重，醒后难以入睡，辗转难眠。舌质红、苔薄黄，脉弦细而滑。

辨证：肝郁化热。

治法：疏肝解郁，清心安神。

方药：柴胡12 g，黄芩10 g，生白芍15 g，牡丹皮12 g，栀子10 g，茯苓20 g，竹茹10 g，虎杖12 g，淡豆豉10 g，川楝子12 g，夏枯草15 g，黄连6 g，龙齿20 g，炒酸枣仁30 g，陈皮10 g，法半夏12 g，生龙牡各30 g，甘草8 g。10剂，每日1剂，水煎服，日2次。嘱其忌食辛辣油腻之品，调摄情志。

2014年1月20日复诊，服上方10剂，失眠症状好转，但诉腰部疼痛。舌淡红、苔黄厚腻，脉弦细而滑。守上方加桑寄生30 g、蜃虫8 g。继服10剂。

按语：不寐多为情志所伤、饮食不节、劳逸失调、久病体虚等因素引起脏腑功能紊乱，气血失和，阴阳失调，阳不入阴而发病。患者因情志不遂，暴怒伤肝，肝气郁结，肝郁化火，邪火扰动心神，心神不安而出现不寐。法以疏肝解郁、清心安神，方用丹栀逍遥散合黄连温胆汤加减。方中柴胡、黄芩、生白芍、牡丹皮、栀子、茯苓疏肝解郁、清热凉血，黄连、陈皮、法半夏、茯苓、竹茹清热化痰除烦，川楝子疏肝行气止痛，龙齿、龙骨、牡蛎清热镇惊安神，酸枣仁养心安神。全方疏肝解郁、清心安神，切中病机，故症状可明显减轻。复诊失眠症状好转，诉腰部疼痛，守上方加桑寄生、蜃虫补肝肾、强筋骨、活血通络止痛，诸症痊愈。

（赵品整理）

不寐（痰热内扰，心神不宁）

李某，女，35 岁，郑州人，2013 年 2 月 1 日初诊。

主诉：入睡困难伴多梦易醒、醒后难以入睡 4 个月。

现病史：4 个月前无明显诱因出现入睡困难，多梦易醒，醒后难以入睡，平均每晚睡眠时间不足 4 小时，常服用舒乐安定治疗。白天精神不振，头部昏沉不适，郁郁寡言，心神恍惚，神疲乏力。刻诊见入睡困难，时有心悸，烦躁，口苦，口干，尿黄，大便黏滞不畅。舌红、苔黄腻，脉弦滑。

诊断：不寐。

辨证：痰热内扰，心神不宁。

治法：清热化痰，养肝益心。

方药：黄连温胆汤合甘麦大枣汤加减。黄连 6 g，黄芩 6 g，竹茹 10 g，陈皮 12 g，清半夏 10 g，浮小麦 60 g，大枣5 枚，炙甘草 12 g，7 剂，水煎服，日 1 剂，早晚分 2 次温服。

2013 年 2 月 9 日复诊，服上方后，患者入睡较前稍易，未在服用镇静催眠药物，睡眠时间已延长至 4. 5 h，心悸、烦躁症状较前减轻。续用上方，7 剂，水煎服，日 1 剂，早晚分两次温服。

2013 年 2 月 17 日二诊，患者病情明显好转，入睡较前容易，睡眠时间约为 6 h，心悸、烦躁等症减轻，效不更方，继续上方 20 余剂后痊愈。

按语：中医学认为，不寐的根本病机为心神不安，病位在心。心为君主之官，赖血养之，又易受邪扰。若痰热扰心，则导致心神不安，神不守舍而病不寐，正如《景岳全书》云："不寐证虽病有不一，然唯知邪正二字则尽之矣，盖寐本乎阴，神其主也，神安则寐，神不安则不寐。"肝为心之母，主情志，疏泄气机，藏血以养心，情志内伤，肝气郁结，气血枢机不利，欲伸而不能达，内扰神志，魂不安则病不寐也。肝藏血，血能养心，火热伤阴耗血，或思虑过度，阴血暗耗，或体虚血少，以致肝阴不足，肝血亏虚，心脉失养，则神不守舍，亦不成眠。由此可见，心肝二脏在不寐的发病过程中起着至关重要的作用。此例患者，因痰热扰神而致不寐，日久情志失常，肝失疏泄，郁而化火，继则进一步影响心神，形成恶性循

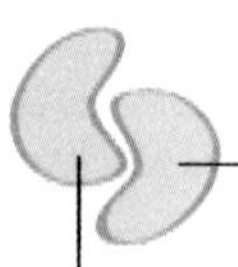

环。故用黄连温胆汤合甘麦大枣汤清热化痰,养肝益心。方中黄连、黄芩苦寒直折,清心肝之热邪。竹茹、陈皮、半夏燥湿祛痰,使痰热去而心神得安。不寐日久,肝气郁结,肝失所养,则产生郁郁寡言、心神恍惚之症,故合用甘麦大枣汤养肝益心。全方合用,共奏清热化痰、养肝益心之效,临床应用取得良效。

(赵英霖整理)

不寐(肾阴亏虚)

祝某,女,47岁,郑州市人,职员,2014年3月27日就诊。

主诉:失眠3个月。

现病史:近3月来入睡困难,易于惊醒难入睡,纳可,二便调。舌质红、苔薄黄,脉弦细。

诊断:不寐。

辨证:肾阴亏虚。

治法:滋阴补肾,养血安神。

方药:甘草12 g,生地黄10 g,生白芍12 g,茯神20 g,枸杞子12 g,夜交藤30 g,桑枝20 g,陈小麦30 g,大枣4枚,炙远志9 g,百合30 g,竹茹10 g,黑芝麻20 g,枣仁30 g,7剂水煎服。服药后反馈3剂药后即安然入睡。

按语:患者中年女性,素有心神不宁,加之年近五旬肾精渐亏,肝血亏耗,虚火上扰心神,遂至心神失守,阳不入阴,失眠频作,王师处方以甘麦大枣汤合百合地黄汤加味,取清代徐彬《金匮要略论注》"盖病本于血,心为血主,肝之子也,心火泻而土气和,则胃气下达。肺脏润,肝气调,躁止而病自除也。补脾气者,火为土之母,心得所养,则火能生土也"之意,方中以小麦能和肝阴之客热,而养心液,且有消烦利溲止汗之功,故以为君。甘草泻心火而和胃,故以为臣。大枣调胃,而利其上壅之燥,故以为佐。百合地黄汤合枣仁则是王师治不寐经验方,取其滋阴凉血,清热润肺之意,清补并用,很好地顾护了下焦渐虚,虚火上扰的病因,因而取效迅捷,患者服药后有效如桴鼓之感慨。

(刘培民整理)

失眠、脏躁案(阴血亏虚,清窍失养)

石某某,女,49岁,郑州市人,2013年10月21日就诊。

主诉:入睡困难,易惊醒12年,加重3年。

现病史:诉自12年前夫妻不睦而致入睡困难,不敢独处,持续至今。近又因家务事烦扰,失眠加重,先后服用血府逐瘀汤、安神定志汤、酸枣仁汤、朱砂安神汤及针灸治疗,效果不佳,今求诊治。现症见:入睡困难,易醒,惊恐不安,胆怯。大便干结,小便可,纳可,形体适中。舌质瘀暗而红、少苔,脉弦。

中医诊断:1. 失眠;2. 脏躁。

辨证:阴血亏虚,清窍失养。

治法:滋阴润燥,养心安神。

方药:甘麦大枣汤加减。甘草10 g,生地黄30 g,生白芍30 g,百合30 g,竹茹15 g,酸枣仁30 g,茯神15 g,枸杞子24 g,桑葚24 g,黑芝麻24 g,陈小麦30 g,紫石英12 g。10剂,水煎服,日1剂,早晚2次温服。

服完3剂后患者即告知已能入睡,情绪稳定,10剂药服完告愈。

按语:患者病情实为"百合病""脏躁"合病,只是现在无此病名,据其临床表现,可归于"郁病""失眠"中。《金匮要略·妇人杂病脉证并治》"妇人脏燥,喜悲伤欲哭,像如神灵所作,数欠伸",百合病"意欲食,复不能食,常默默,欲卧不能卧,欲行不能行,饮食或有美时,或有不欲闻食臭时,如寒无寒,如热无热,口苦小便赤,诸药不能治,得药则剧吐利,如有神灵者,身形如和",在许多失眠、郁证患者身上均可见到,其病机实是《类证治裁·郁证》所言"七情内起之郁,始而伤气,继必及血,终乃成劳"。所以治以滋阴润燥,养心安神,兼以苦寒清热,酸甘化阴,重镇安神之法,甘草、小麦、大枣三味药合用甘润缓急,濡养脏腑,养心调肝,酌加生地滋阴清热,白芍、枣仁滋阴柔肝,养肝生津,竹茹清热化痰除烦,桑葚、黑芝麻、枸杞子滋补肝肾,紫石英上能镇心,重以去怯,下能养肝滋肾。小麦、茯神、百合养心安神。全方共收滋阴润燥,养心安神之效,虽不直接治疗失眠,而躁烦不寐自宁。

以清热凉营法治疗失眠,生地黄、玄参、牡丹皮、赤芍、焦栀子等可为君药,

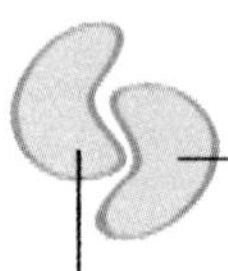

也可为臣药,具体得视营分热盛是主要病机还是兼见病机。即温病热盛,营分郁热,余热未清,以清热凉营为主要治法,清热凉营药物为君药;清解气分药物,即透热转气药物为臣药。如是痰火上扰、心肝火旺,热邪有内传入营分之势、之实,则相反,清解气分药物为君药,清热凉营药物为臣药。药物之间的君臣佐使配伍关系要根据气营之热孰轻孰重,以及气伤、阴伤多少而改变。

(王育勤整理)

健忘(心肾亏虚,髓海失养)

李某某,女,59 岁,濮阳南乐县人,2014 年 9 月 6 日初诊。

主诉:健忘 2 年余,加重 1 个月。

现病史:患者 2 年前出现健忘,时伴有眩晕。近 1 个月来又出现四肢乏力,自觉眼前时有人影出现。舌淡红、苔薄白,舌体瘦小,脉滑细。

诊断:健忘。

辨证:心肾亏虚,髓海失养。

治法:补益心肾,安神益智。

方药:归脾汤加味。太子参 12 g,炙黄芪 20 g,制首乌 12 g,枸杞子 12 g,山茱萸 20 g,生山药 30 g,菟丝子 30 g,覆盆子 12 g,石菖蒲 9 g,酸枣仁 30 g,龙眼肉 12 g,益智仁 12 g,乌药 10 g,桑螵蛸 12 g,茯神 20 g,炙远志 9 g,炙甘草 8 g,生白芍 12 g。14 剂,水煎服,日 1 剂,早晚分两次温服。

2014 年 9 月 27 日二诊。服上方后眩晕、乏力好转,但仍记忆力差,舌质淡红、苔薄,脉细。守上方加五味子 10 g、百合 30 g、玉竹 12 g,继服 14 剂,水煎服,日 1 剂。

2014 年 10 月 25 日三诊。服上方后病情好转,仍稍有健忘,心情烦躁,偶有失眠、头晕。诊断为郁证。

方药:柴胡 12 g,生白芍 12 g,竹茹 10 g,郁金 12 g,陈皮 10 g,法半夏 12 g,茯神 20 g,酸枣仁 30 g,枸杞子 12 g,百合 30 g,山茱萸 20 g,桑寄生 20 g,建曲 10 g,砂仁 10 g,木香 5 g,甘草 8 g,大枣 5 枚。12 剂,水煎服,日 1 剂。

2014 年 11 月 8 日四诊。服上方后病情减轻,下肢时痛。守上方加制首乌

12 g、木瓜 12 g、川牛膝 12 g、鸡血藤 30 g。继服 10 剂。

2014 年 11 月 22 日五诊。服上方后症状显著减轻，可见舌淡红、苔白腻，脉沉细。

方药：太子参 12 g，制首乌 12 g，茯神 20 g，酸枣仁 30 g，枸杞子 12 g，炙远志 9 g，龙眼肉 12 g，百合 30 g，浮小麦 30 g，五味子 10 g，山茱萸 20 g，菟丝子 30 g，生山药 30 g，砂仁 10 g，大枣 5 枚，炙甘草 8 g，竹茹 10 g。14 剂。

2014 年 12 月 27 日六诊。服药后精神好转，心情开朗，记忆力较前明显改善，体重增加，舌红、苔少，脉沉细。守上方加麦冬 12 g，继服 14 剂，水煎服，日 1 剂，早晚分 2 次温服。服后症状明显减轻，记忆力较前大有好转。

按语：中医学认为“脑为髓之海”，此患者年龄稍长，肾水稍亏，髓海空虚，不能向上滋养心阴（神），致使心阴亏虚，心神失养，脑海亏虚；平素思虑较多，思则伤脾，气血不足，亦致心神失养，遂成健忘之证。王师初诊在归脾汤基础上加制首乌、枸杞子、山茱萸、菟丝子、覆盆子等药以补益肝肾涩精，生山药、益智仁补脾肾、固精益智，石菖蒲、桑螵蛸开窍，安神定志，生白芍平肝敛阴，全方共奏补益心肾，安神益智之效。经过初诊调理，患者症状有所减轻，肝郁之证显现，王师转而疏肝健脾，解郁安神，方用逍遥散合温胆汤加上宁心安神、补益肝肾、理气和胃等药调治。经此调治 20 多剂后，患者症状显著减轻，王师又以归脾汤加上补肾、宁心安神之药善后，令患者症状基本消失，获效显著。

（梁慕华整理）

(二)肺病

1. 咳嗽

咳嗽(风邪上袭,肺气上逆)

王某某,女,36岁,郑州市人,于2014年5月7日就诊。

主诉:干咳2月余。

现病史:2个月前因受凉出现咳嗽,阵发性咽痒、干咳无痰,咽痒即咳,遇凉气、讲话即可诱发剧烈咳嗽。先后静脉滴注、口服各种抗生素及止咳药物,症状均无明显好转。纳可,眠一般,小便可,大便稍干,舌红、苔少,脉象弦细。

辨证:风邪上袭,肺气上逆。

治法:宣肺祛风,降气止咳。

方药:玉屏风散加减。生黄芪15 g,生白术12,防风10 g,桔梗10 g,当归10 g,全瓜蒌10 g,炒牛蒡子9 g,金银花15 g,连翘15 g,枳壳10 g,炒紫苏子12 g,炒莱菔子12 g,甘草6 g。7剂,水煎服,日1剂,早晚分2次温服。

2014年5月13日复诊,患者服上药后咳嗽、咽痒明显减轻,稍有干咳,自觉咽干不舒,纳眠如常,二便通利,舌红、苔薄白而干,脉弦细。守上方去金银花、连翘加芦根15 g、麦冬12 g,5剂,水煎服,日1剂,早晚分2次温服。服后随访患者咳嗽、咽部不适等症状均完全消失。半年后随访未再反复。

按语:风邪易袭上位,肺脏位居五脏之最高位,易受风邪侵犯,而咽喉为气道之门户,感受风邪之后,常首先表现为咽喉不利,后邪气内侵,肺失宣肃,而出现咳嗽。此患者初起感受风寒之邪,邪气未能及时宣散,使用各种抗生素导致邪气深入,咳嗽日久不愈,患者平素体质相对偏燥热,风邪未解,反又入里化热,因而表现为干咳无痰、咽痒、大便稍干、舌红苔少、脉象弦细等风、燥、热之症。

应用玉屏风散祛风散邪，桔梗、牛蒡子清利咽喉，枳壳、炒紫苏子、炒莱菔子降气止咳，金银花、连翘清肺热，当归既有“治风先治血，血行风自灭”之意，又能与瓜蒌共奏润肠通便之功，以通腑泄热。全方宣肺祛风，清肺利咽，降气止咳，切中病机，故症状可明显减轻。复诊仍稍有干咳，自觉咽干不舒，考虑久咳肺阴受损，津耗不足，加用芦根、麦冬养阴生津，诸症痊愈。

（赵润杨整理）

咳嗽（燥热伤肺，肺失清润）

张某某，男，14 岁，平顶山市人，2013 年 8 月 6 日就诊。

主诉：发热、咳嗽 1 月余。

现病史：患者 1 个月前因不慎外感风热出现咳嗽、痰少，咽痒咽痛，发热，体温最高 38.6°C，曾在当地医院查咽拭子：支原体（+），血常规：各项指标在正常范围。诊为“上呼吸道支原体感染”，予阿奇霉素等抗炎治疗，效果欠佳。现症见：晨起咳嗽较甚，无痰，咽干，夜热早凉，晨起体温正常，发热时体温波动在 37.7～38.1°C。纳食可，大便干。舌质干红、苔少，脉细数。

诊断：咳嗽。

辨证：燥热伤肺，肺失清润。

治法：清燥润肺止咳。

方药：桑杏汤和青蒿鳖甲汤加减。炙桑白皮 12 g，杏仁 8 g，北沙参 12 g，黄芩 10 g，桔梗 10 g，知母 10 g，川贝 10 g，全瓜蒌 12 g，地骨皮 12 g，百部 10 g，鳖甲 12 g，青蒿 10 g，炙甘草 6 g。7 剂，水煎服，日 1 剂。

2013 年 8 月 13 日二诊，服上方 7 剂，诸症消失，舌质红、苔薄白，脉细。守方继服 4 剂巩固疗效。

按语：本病咳嗽为风热犯肺，肺气壅遏所致，因失治误治，不能及时使邪外达，风热化燥伤阴，肺失清润，故咳嗽迁延不愈；“燥胜则干”，燥伤津液，故咽干、无痰、大便干；阴液已伤，余邪深伏阴分，夜间阴不制阳，故入夜身热，晨阳出于阴，热退身凉。方中北沙参养阴润肺而宁咳；黄芩、知母、炙桑白皮、地骨皮清泄肺热；川贝、杏仁、瓜蒌、百部润肺止咳；前胡、桔梗、甘草宣肺利气，止咳化痰；鳖甲、青蒿滋阴清热,内清外透。诸药合用,使肺得清润,宣降有权,阴分伏热外达,故咳止热退。

(李彦杰整理)

咳嗽(补肺益肾,止咳定喘)

梁某某,女,48岁,农民,安阳市人,于2014年9月18日就诊。

主诉:咳嗽、咯痰间歇发作4年,加重伴偶有喘促2个月。

现病史:4年前感冒后引起咳嗽、咯痰,5年来经常感冒后引起咳嗽、咯痰,服用药物后症状好转。2个月前外感风寒后出现咳嗽、咯痰,痰白、量多、质稀,输液及服用药物后症状未见明显改善。现症见:咳嗽,咯痰,痰白、量多、质稀,偶有喘促,畏冷,纳眠可,二便调。舌质淡、边有齿痕、中后部苔腻,脉滑细。

辨证:肺肾亏虚,痰邪壅肺,肺失宣降。

治法:补肺益肾,止咳定喘。

方药:生麻黄8 g,太子参10 g,炙黄芪15 g,淫羊藿12 g,丹参20 g,杏仁10 g,桃仁10 g,百部10 g,五味子6 g,炒紫苏子15 g,炒莱菔子15 g,炒枳壳10 g,地龙12 g,炙紫菀12 g,炙款冬花12 g,甘草6 g。10剂,每日1剂,水煎服,日2次。嘱其忌食辛辣油腻、生冷甜食。

2014年09月30日复诊,服用上方后症情好转,仍畏寒,偶有喘促,守上方去桃仁,加干姜10 g、细辛5 g。取10剂。随访诸症消失。

按语:王老认为肺、脾、肾功能失调是发生咳嗽、痰饮、喘促的根本原因,但亦有外感咳嗽失治或治疗不当,迁延日久而导致三脏阴阳亏损成为内伤咳嗽。《素问·咳论》曰:“五脏六腑皆令人咳,非独肺也。”肺气不足,治节无权,水湿津液失于宣化,蓄积为痰;脾气(阳)虚损,健运失司,可聚湿生痰;肺肾阴虚,虚火内炽,可煎熬津液为痰;肾阳不足,温化无权,水湿上犯,亦可聚而成痰;肾气不足,摄纳无权,则气短而喘促。因此,本病为标实而本虚,标在肺,制在脾,本在肾。对于长期咳喘、反复发作的患者,出现喘促、心悸,甚则不能平卧,亦可导致阻塞性肺气肿、肺源性心脏病等。法当补肺益肾,止咳定喘,治以自拟宣肺固肾定喘汤而收效。方中生麻黄宣肺止咳平喘,太子参、生黄芪健脾益气,淫羊藿温肾阳，桃仁、丹参、杏仁活血化瘀，祛痰止咳平喘，五味子敛肺止咳并可制约辛散温燥太过之弊；炒紫苏子、炒莱菔子、炙紫菀、炙款冬花温肺化痰，降气止咳；地龙化痰平喘；枳壳行气开胸；诸药相合，散中有收，开中有合，使风寒得散，水饮得除，肺得宣降，则气喘自平。

（赵晶整理）

咳嗽（痰热壅肺，气阴两虚）

陈某某，男，64 岁，2015 年 5 月 19 日初诊。

主诉：咳嗽 2 周余。

现病史：患者 2 周前出现咳嗽，伴吐白色泡沫痰，痰中带血，日轻夜重，口干气短，盗汗，大便不成形。舌红、苔黄腻，脉滑细。

诊断：咳嗽。

辨证：痰热壅肺，气阴两虚。

治法：清热化痰，益气养阴。

方药：清金化痰汤加减。桑叶 12 g，黄芩 10 g，北沙参 12 g，麦冬 12 g，杏仁 10 g，前胡 10 g，桔梗 10 g，知母 10 g，川贝 12 g，瓜蒌 6 g，陈皮 9 g，地龙 12 g，连翘 15 g，炙款冬花 12 g，炙桑白皮 12 g，地骨皮 10 g，甘草 8 g，代赭石 30 g，白及 10 g。8 剂，水煎服，日 1 剂，早晚分两次温服。

2015 年 5 月 28 日二诊。患者服上方 3 剂即见效，5 剂咳血消失，睡眠好转，大便成形。余症有吐白色黏痰、气短、厌食油腻、脉滑。

方药：温胆汤加减。北沙参 15 g，麦冬 12 g，金钗石斛 12 g，竹茹 10 g，枳实 10 g，陈皮 10 g，法半夏 12 g，茯苓 15 g，焦山楂 10 g，建神曲 10 g，地骨皮 10 g，炙桑白皮 12 g，甘草8 g。10 剂，水煎服，日 1 剂，早晚分 2 次温服。

经以上诊治后，随访患者，自述气短、吐白色黏痰、厌油腻等症状完全消失。

按语：中医学认为“五脏六腑皆令人咳”，但“咳证虽多，无非肺病”，因此，咳嗽可由各种病因影响肺的宣发肃降功能而引起。咳嗽常随外感而发，是寒热袭肺，痰热蕴结，肺失宣降的结果。患者素体气阴两虚，感受外邪则易化热化火，更耗气伤阴，见日轻夜重、口干气短、盗汗等症，由因及果，日久遂成痰热壅肺,气阴两虚之虚实夹杂证。邪火伤络则见痰中带血,痰湿过多阻于肠道可见大便不成形。清金化痰汤出自《杂病广要》(引《医学统旨》),其功能重在清热化痰,肃肺止咳。方中桑白皮、黄芩、山栀、知母清泄肺热;川贝、瓜蒌、桔梗清肺止咳;麦冬、陈皮、茯苓、甘草养阴化痰。诸药合用使热清火降,气顺痰消,则咳嗽自愈。加用桑叶祛风清热;炙款冬花、炙桑白皮、地骨皮、代赭石清泄肺热、润肺下气祛痰;北沙参、麦冬、金钗石斛滋肺胃阴;杏仁、前胡宣肺利气,止咳化痰;地龙清热熄风平喘;连翘清热散结;白及活血化瘀。全方共奏清热止咳化痰,益气养阴之效。二诊,患者有吐白色黏痰、气短、厌食油腻、脉滑等余症。审症求因,患者久病及脾,脾失运化,痰湿内蕴,上泛于肺,肺失宣降所致,治法宜健脾燥湿,化痰止咳。方用温胆汤加减。

(梁慕华整理)

2. 哮病

哮病(肺肾两虚,痰瘀交阻)

翟某某,女,44 岁,郑州市人,于 2014 年 11 月 30 日初诊。

主诉:反复发作性胸闷、气喘 5 年余,再发加重 3 天。

现病史:5 年前因受凉后开始出现咳嗽、咳痰、胸闷、气喘,喉中喘鸣,于诊所静脉滴注抗感染、平喘药物后症状缓解。此后每遇受凉即易出现咳嗽、胸闷、气喘,每年约发作 2 ~3 次,曾于省人民医院查肺功能诊断为“支气管哮喘”,应用平喘、激素类药物症状可控制,但易反复发作。3 天前患者受凉感冒后再次出现上述症状发作,现气喘憋闷,喉中喘鸣如鼾,声低,气短息促,稍动则喘甚,咳嗽,咳痰色白、质黏,不易咳出,伴腰膝酸软、畏寒,纳食一般,眠差,平素月经量多,色黯,有血块,痛经,小便可,大便溏,舌质黯淡、边有瘀斑,舌下脉络瘀滞、苔白腻,脉沉细而滑。求中医诊治。

诊断:哮病。

辨证:肺肾两虚,痰瘀交阻。

治法：补肺益肾，化痰祛瘀。

方药：党参 15 g，黄芪 30 g，沉香 6 g（后下），五味子 10 g，紫苏子 10 g，款冬花 12 g，杏仁 12 g，补骨脂 12 g，丹参 15 g，茯苓 20 g，桂枝 10 g，桃仁 10 g，蛤蚧 1 对，黄芩 10 g，川贝母 10 g，桔梗 10 g。7 剂，水煎服，日 1 剂，早晚分 2 次温服。

2014 年 12 月 2 日二诊，服上方后，闷喘好转，喉中喘鸣明显减轻，仍咳嗽、咳白黏痰，效不更方，继服 10 剂，水煎服，日 1 剂，早晚分 2 次温服。

2014 年 12 月 15 日三诊，服上方后咳嗽、气喘明显减轻，活动后稍气短，睡眠好转，诉 12 月 6 日月经来潮，量较前有所减少，色黯，少量血块，痛经较前减轻。守上方去五味子、紫苏子、款冬花、川贝母加熟地 15 g、山茱萸 15 g、怀山药 15 g、淫羊藿 10 g、巴戟天 10 g。7 剂，水煎服，日 1 剂，早晚分 2 次温服。

2014 年 12 月 16 日四诊，患者服上药后，哮喘症状基本消失，偶劳累和自觉气短，休息后可缓解，余症均除。守上方继服 10 剂以巩固疗效。嘱避免受凉、劳累。

1 年后电话随访，患者哮喘未出现发作。

按语：此案系肺肾两虚、痰瘀交阻之哮喘。《类证治裁》载："实喘责之肺，虚喘责在肾。"固肺不主气，肾不纳气，均可引起气之上逆而发为哮喘。痰气瘀阻肺络，肺宣发宿降失常，亦可引起哮喘。故王老用补肺益肾、化痰祛瘀之品。方中使用蛤蚧乃因其有补肺益肾、定喘止嗽之功，《本草纲目》载其"补肺气，益精血，定喘止嗽，疗肺痈消渴，助阳道"。全方补肺益肾纳气，化痰祛瘀平喘，临床辨治此型哮喘，往往疗效显著。肺主气司呼吸，肾主纳气，肾为气之根，若肾虚根本不固，吸入之气不能归纳于肾，就会出现呼吸困难、喘息的病症。补肾纳气定喘乃治疗大法也。

（赵润杨整理）

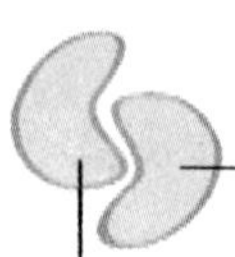

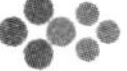

3. 喘证

喘证(痰邪壅肺,肺失肃降)

赵某,男,86岁,郑州人,2014年9月17日初诊。

主诉:咳嗽伴胸闷、气喘5年余,加重1天。

病史:患者5年前受凉后出现咳嗽、胸闷、气喘等不适症状,后反复发作,冬春季较重,经中西医治疗,效均欠佳,症状时轻时重,1天前因受凉病情加重,伴痰少而黏,胸闷,气喘,心烦急躁,纳眠差,二便可,舌质红、苔腻,脉弦滑。

诊断:喘证。

辨证:痰邪壅肺,肺失肃降。

治法:宣降肺气,止咳平喘。

方药:定喘汤合三子养亲汤加减。炒紫苏子15 g,炒莱菔子15 g,炒白芥子15 g,炙紫菀12 g,炙款冬花12 g,生麻黄8 g,杏仁10 g,炒葶苈子12 g,厚朴10 g,黄芩8 g,炙桑白皮12 g,白果10 g(打),甘草8 g,7剂,水煎400 mL,分早晚2次温服。

2014年9月24日二诊,药后症状明显好转,自述腰酸、怕冷,守上方加五味子10 g、仙灵脾12 g,继服10剂,煎服法同前。

药后随访1年,至今未发。

按语:喘证的临床症状轻重不一,轻者仅表现为呼吸困难,不能平卧;重者稍动则喘息不已,甚则张口抬肩,鼻翼煽动;严重者喘促持续不解,烦躁不安,面青唇紫,肢冷,汗出如珠,脉浮大无根,甚则发为喘脱。喘证在《金匮要略》中属痰饮病范畴,其内言:病痰饮者,当以温药合之。《丹溪心法·喘》:“肺以清阳上升之气,居五脏之上,通荣卫,合阴阳,升降往来,无过不及,六淫七情之所感伤,饱食动作,脏气不和,呼吸之息,不得宣畅而为喘急,亦有脾肾俱虚、体弱之人,皆能发喘;又或调摄失宜,为风寒暑湿邪气相干,则肺气胀满,发而为喘;又因痰气皆能令人发喘;治疗之法,当究其源,如感邪气,则驱散之,气郁则调顺之,脾肾虚者温理之。”本患者咳喘日久,迁延不愈,本虚标实,虚实夹杂,1天前咳喘加重,观其脉症,痰实为急,急则治其标,故以宣降肺气、止咳化痰为法,方中用炒紫苏子、炒莱菔子、炒白芥子等子类温润药化痰且温而不燥;炙紫菀以润肺止咳;炙款冬花、生麻黄、杏仁、厚朴以宣降肺气而止咳喘;炙桑白皮、黄芩以清泄肺实;白果以敛肺定喘;甘草合诸药。7 剂后效显症缓,加五味子、仙灵脾以温补肾阳、化痰饮以治标,治急顾缓,标本兼治,故收佳效。

(谭高峰整理)

喘证(风寒闭肺)

马某某,男,59 岁,郑州市人,于 2015 年 1 月 8 日就诊。

主诉:反复气短、喘闷 5 年余。

现病史:5 年前渐出现气短、喘闷,每遇受寒后或劳累后发作或加重,于医院就诊,胸片检查示:慢性支气管炎、肺气肿。予以药物治疗,具体不详,服药后症状减轻,停药后复又加重。纳差,夜眠差,小便正常,大便每日 1 ~2 次,较稀。舌质淡、苔白滑,脉弦细而滑。

诊断:喘证。

辨证:风寒闭肺。

治法:宣肺散寒,降气平喘。

方药:小青龙汤加减。生麻黄 8 g,丹参 20 g,干姜 10 g,细辛 5 g,五味子 10 g,桂枝 10 g,法半夏12 g,炒枳壳 10 g,地龙 12 g,炒紫苏子 15 g,炒莱菔 15 g,淫羊藿 12 g,炙紫菀12 g,炙款冬花 12 g,甘草 8 g,大枣 4 枚,生姜 2 片。10 剂,水煎服,日 1 剂,早晚分 2 次温服。

2015 年 1 月 22 日复诊,诉气短、喘闷明显减轻,大便较前成形。上方继服 7 剂。

1 周后电话随访患者症状好转稳定,3 个月后回访未再出现反复。

按语:患者体虚且素有水饮,邪蕴于肺,壅阻肺气,一旦感受外邪,表寒引动内饮,而发本病。《难经》:“形寒饮冷则伤肺。”水寒相搏,内外相引,饮动不居,水寒射肺,肺失宣降,故发气喘。方以小青龙汤加减应用。生麻黄宣肺平喘利水,桂枝通阳化气行水,二者均解表散寒。干姜、细辛温肺化饮,兼助麻、桂解表祛邪,五味子敛肺止咳,法半夏、炒紫苏子、炒莱菔子、炙紫菀、炙款冬花温肺化痰、降气止咳,丹参活血祛瘀,枳壳消积行痰。久病阳虚及肾,仙灵脾温补肾阳,地龙化痉平喘。诸药相合,散中有收,开中有合,使风寒得散、水饮得除,肺得宣降,则气喘自平。

(邢若星整理)

喘证(外寒内饮)

许某,女,65岁,周口商水县人,2015年7月2日初诊。

主诉:反复咳嗽、咳痰5年余,加重伴胸闷、气喘5个月。

现病史:患者5年前感冒后开始出现咳嗽、咳痰反复发作,每遇受凉易犯,口服一般止咳药物可缓解。5个月前因受凉再次出现咳嗽、咳痰加重并伴胸闷、气喘,先后于多家医院治疗,诊为"肺间质纤维化",中西药治疗效果不明显。今来诊,症见:咳嗽、咳泡沫痰,色白量多,胸闷、气喘,夜间明显,咽痒,纳眠差,小便黄,大便干。舌质淡红、苔白腻,脉弦细而滑。

诊断:喘证。

辨证:外寒内饮。

治法:解表化饮,止咳平喘。

方药:小青龙汤加减。生麻黄8 g,丹参20 g,干姜10 g,桂枝10 g,细辛5 g,法半夏15 g,五味子10 g,白芍10 g,枳壳10 g,炒紫苏子15 g,炒莱菔子15 g,白芥子10 g,地龙15 g,炙紫菀15 g,炙款冬花15 g,炙桑白皮12 g,甘草8 g,大枣15 g,生姜6 g,7剂,水煎服,日1剂,早晚分2次温服。

2015年7月9日复诊,服上方后咳喘明显减轻,仍有白痰,痰量较前有所减少,纳眠较前好转,小便可,大便稍干。舌质淡红、苔白厚,脉滑细,守上方加炒葶苈子12 g、白果10 g(打碎),继服7剂。

后电话随访诸症基本消除。

按语:本证由于风寒束表、寒饮内停而成。风寒束表,皮毛闭塞,卫阳被遏,营阴郁滞,故见恶寒发热、无汗、身体疼痛。素有水饮之人,一旦感受外邪,每致表寒引动内饮,《难经·四十九难》说:"形寒饮冷则伤肺。"水寒相搏,内外相引，饮动不居，水寒射肺，肺失宣降，故咳喘痰多而稀。对此外寒内饮之证，若不疏表而徒治其饮，则表邪难解；不化饮而专散表邪，则水饮不除。故治宜解表与化饮配合，表里双解。选用小青龙汤加减治疗。方中麻黄、桂枝相须为君，发汗散寒以解表邪，且麻黄又能宣发肺气而平喘咳，桂枝化气行水以利里饮之化。干姜、细辛为臣，温肺化饮，兼助麻、桂解表祛邪。然而素有痰饮，脾肺本虚，若纯用辛温发散，恐耗伤肺气，故佐以五味子敛肺止咳、芍药和养营血，二药与辛散之品相配，一散一收，既可增强止咳平喘之功，又可制约诸药辛散温燥太过之弊；半夏燥湿化痰，和胃降逆，亦为佐药。原方基础上酌加枳壳、炒紫苏子、炒莱菔子降气平喘，白芥子温化寒痰；地龙解痉平喘；炙紫菀、炙款冬花、炙桑白皮止咳化痰；生姜、大枣调和脾胃；炙甘草兼为佐使之药，既可益气和中，又能调和辛散酸收之品。复诊加葶苈子、白果泻肺平喘，配伍严谨，散中有收，开中有合，使风寒解，水饮去，宣降复，则诸症自平。

（赵润杨整理）

4. 肺胀

肺胀（肺虚感寒，气逆膈热）

段某某，女，79 岁，巩义人，2015 年 6 月 8 日初诊。

主诉：咳嗽、咳痰、胸闷、气喘 5 个月。

现病史：5 个月前因受凉感冒后开始出现咳嗽、咳白痰、胸闷、气喘，活动后加重，于西医院住院治疗，诊为“慢性阻塞性肺疾病”，给予抗感染、解痉平喘药物治疗 1 周余，症状无明显缓解。今来诊。症见：咳嗽、咳白黏痰、胸闷、气喘、乏力，活动后明显，伴口干、口苦，纳差，眠可，小便可，大便干，舌红、苔黄，脉滑细。

诊断：肺胀。

辨证：肺虚感寒，气逆膈热。

治法：宣肺平喘，清热化痰。

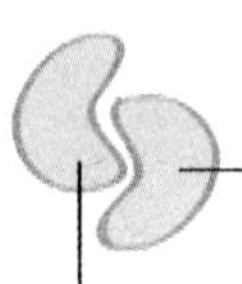

方药：定喘汤加减。生麻黄 8 g，白果 10 g（打碎），黄芩 8 g，炙款冬花 12 g，炒紫苏子 15 g，杏仁 10 g，地骨皮 10 g，炙桑白皮 12 g，连翘 15 g，地龙 12 g，全瓜蒌 12 g，炙紫菀 12 g，炒莱菔子 12 g，法半夏 12 g，甘草 8 g。7 剂，水煎服，日 1 剂，早晚分 2 次温服。

2015 年 6 月 15 日复诊，服上药后咳嗽、胸闷、气喘均较前明显减轻，仍有白痰，活动后汗多，纳食一般，夜眠可，二便正常。舌红、苔薄黄，脉滑细，守前方加丹参 20 g、炒白芥子 10 g、炙款冬花 12 g、五味子 10 g、浮小麦 30 g，继服 7 剂，并给予保和丸每日 2 次，每次 15 粒口服。

按语：本病中医病名称肺胀，本病的发生，多因久病肺虚，痰浊潴留，每因再感外邪，诱使病情反复发作加剧。《症因脉治·喘证论》谓："肺胀之因，内有郁结，先伤肺气，外复感邪，肺气不得发泄，则肺胀作矣。"本病变首先在肺，肺主气，开窍于鼻，外合皮毛，主表，卫外。故外邪从口鼻皮毛入侵，首先犯肺。邪气壅肺，肺气宣降不利，或咳，或喘，或哮，或津液失于输化而成痰，久则肺虚，气阴耗伤，导致肺的主气功能失常，遂使六淫乘袭或他脏之邪干肺，而成肺胀。《诸病源候论·咳逆短气候》曰："嗽则气还于肺间，则肺胀，肺胀则气逆。"本病的主要病理因素为痰，本病多由慢性肺系疾病积久而成，隐袭发病，病程较长，在其发病过程中，痰浊、水饮与血瘀起重要作用。此患者平素肺脾虚弱，肺虚不能化津，脾虚不能转输，水津停滞，痰浊内生，壅阻于肺，壅塞气道，亦为肺胀。

定喘汤具有宣肺平喘降气，清热化痰之功效。表寒宜散，里虚宜敛，方中麻黄疏表散寒，宣肺止咳平喘，白果敛肺祛痰定喘，二药配伍，一散一收，既能增强止咳定喘之效，又可防麻黄耗散肺气，共为君药。桑白皮泻肺平喘，黄芩清热化痰，二者合用消内蕴之痰热而除致病之本，同为臣药。杏仁、紫苏子、半夏、款冬花降气平喘、化痰止咳，助君、臣药以平喘除痰，俱为佐药。甘草生用，调和诸药，且能止咳，用为佐使。本方证为风寒外束，痰热内蕴所致。由于素有痰热，复感风寒，肺气壅闭，肺失宣降，故哮喘咳嗽，痰多气急，痰稠而黄，苔黄腻，脉滑数。治宜宣肺降气，清热化痰。方中用麻黄辛温，宣肺平喘，解表散邪；白果甘涩，敛肺定喘，祛痰止咳，两药合用，一散一收，既能增强平喘之功，又可防麻黄辛散太过耗伤肺气，共为君药。杏仁、紫苏子、款冬花、半夏皆能降气平喘、化痰止咳，协助君药加强平喘祛痰之功，共为臣药。用甘寒之桑白皮、苦寒之黄芩，清泄肺热，止咳平喘，为佐药。臣佐相配，以解内蕴之痰热。酌加瓜蒌、连翘清肺化痰散结，炒莱菔子降气化痰；患者口干、口苦，考虑热盛伤阴，酌加地骨皮清退虚热，甘草和中而调药，为使药之用。诸药相合，共奏宣降肺气，止咳平喘，清热化痰之功，使痰热清，外寒解，肺气降，则咳嗽痰喘诸症自除。复诊咳、喘均明显减轻，仍有白痰、汗多，加炒白芥子、炙款冬花加强化痰之功；五味子、浮小麦收涩敛汗；咳喘日久，多痰瘀互结，加丹参活血化瘀。同时口服保和丸健脾消食，固护中焦脾胃，扶正固本，以防再发。

（赵润杨整理）

5. 感冒

感冒（气虚感冒）

许某某，女，45 岁，兰考县人，2015 年 4 月 27 日初诊。

主诉：反复感冒 1 年余。

现病史：1 年前因宫颈癌术后行放化疗后反复出现感冒，咳嗽、咳白痰，约每月 1 次，乏力，汗多，面色白，纳呆眠可，小便可，大便略溏，舌淡红、苔白腻，脉滑细。

诊断：感冒（习惯性感冒）。

辨证：气虚感冒。

治法：益气解表，健脾和胃。

方药：玉屏风散合香砂六君子汤加味。党参 15 g，生黄芪 20 g，炒白术 12 g，防风 10 g，荆芥 10 g，薄荷 10 g，桔梗10 g，陈皮 10 g，法半夏 12 g，茯苓 15 g，淫羊藿 12 g，焦山楂 10 g，乌药 10 g，浮小麦 30 g，炙甘草 8 g，大枣 5 g，生姜 2 片。

2015 年 5 月 6 日复诊，服上药后咳嗽、咳痰等感冒症状消失，患者自觉出汗减轻，纳食明显好转，大便较前成形。仍有乏力，舌淡红、苔白，脉滑细。守上方去荆芥、薄荷、桔梗，黄芪加至 25 g，加炒山药 20 g，继服 7 剂。

3 个月后电话随访未再出现感冒反复。

按语：人体对环境的适应能力、抗病能力及康复能力，中医称为“正气”。《内经》云：“正气存内，邪不可干”“邪之所凑，其气必虚。”只有在正气虚弱、防御能力低下的情况下，才会因外邪侵袭而引起感冒发病。反复感冒，又称习惯性感冒，其根本原因是正气虚弱，因此补益正气是防治感冒的根本。而“脾胃为后天之本”，大多反复感冒的患者都是因为脾胃功能失调导致正气虚弱，抵抗力低下。仲景在《伤寒论》中说：“四季脾旺不受邪。”调理脾胃是预防反复感冒的重要方法。此案中患者因宫颈癌术后行放化疗，正气亏虚，反复感冒，乏力、面白、纳呆、便溏及舌脉均是脾胃虚弱的表现。方中应用玉屏风散益气固表，荆芥疏风解表，薄荷、桔梗利咽止咳化痰。党参、炒白术、陈皮、法半夏、茯苓为香砂六君子汤合二陈汤，益气健脾、祛湿化痰，仙灵脾补肾益精、健脾利湿。焦山楂消积开胃，乌药温肾散寒，用于胃寒痉挛，宿食不消，还可以理七情郁结，治疗气血凝停，痰食稽留。浮小麦甘能益气，凉可除热，有止汗之效，可以治疗失眠、烦躁不安，大枣、生姜调和脾胃。复诊感冒症状消失，故去荆芥、薄荷、桔梗等解表之药，加大黄芪用量以增强益气固表扶正之功，炒山药健脾补肺，益胃补肾，助五脏，强筋骨，是平补肺脾肾的药食两用之品。经调治，患者脾胃功能健运，正气充沛，则邪无所犯。

（赵润杨整理）

（三）心病

1. 胸痹（冠心病）

胸痹（气虚血瘀）

王某某，男，52 岁，郑州市人，于 2015 年 2 月 10 日就诊。

主诉：反复胸闷半年余。

现病史：患者半年多前饮酒后出现胸闷，活动后明显，于医院就诊，心电图示下壁心肌梗死。纳食一般，夜眠差，二便尚可。舌暗淡、体胖、苔薄白，脉沉缓涩。

诊断：胸痹。

辨证：气虚血瘀。

治法：益气活血，化瘀通络。

方药：自拟活血通络汤。太子参 12 g，生黄芪 25 g，丹参 20 g，赤芍 12 g，当归 12 g，川芎 15 g，石菖蒲 10 g，檀香 12 g，葛根 20 g，桑寄生 20 g，酸枣仁 30 g，郁金 12 g，鸡血藤 30 g，焦山楂 10 g，三七粉 3 g（冲服），炙甘草 8 g。10 剂，水煎服，日 1 剂，早晚分 2 次温服。

2015 年 2 月 22 日复诊，诉胸闷、胸痛明显减轻，纳眠好转。舌暗淡、体胖、苔薄白，脉沉缓涩。守上方继服 7 剂。

按语：患者平素脾胃虚弱，健运失司，聚湿生痰，痰湿阻滞，气机不畅，血行受阻，导致瘀血内生，血瘀使湿聚成痰，痰阻也可使血浊而生瘀，从而痰瘀互阻，气血不畅，心脉痹阻，胸阳不振，气不运血，发为胸痹。方中太子参、黄芪健脾益气，赤芍、当归、丹参、焦楂、三七活血化瘀，郁金、川芎、檀香理气通络，葛根、石菖蒲化瘀通络，桑寄生补益肝肾、培元固本，枣仁养心安神助眠，鸡血藤活血通

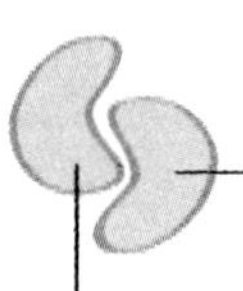

络舒筋。诸药合用,共奏益气活血、化瘀通络之功。本病患者应注意调摄精神,避免情绪激动;注意生活起居,寒温适宜;节制饮食;注意劳逸结合,发作期患者应该卧床休息。

(邢若星整理)

胸痹(气血亏虚,痰瘀阻络)

张某,男,63 岁,退休,2014 年 7 月 25 日初诊。

主诉:发作性胸部刺痛 1 个月余。

现病史:患者 1 个月前劳累后出现发作性胸部刺痛,住院诊断为冠心病心绞痛型,经住院治疗缓解。仍时有心慌、胸痛,劳累时加重,偶有气短、乏力,现症见乏力,纳可,眠差,入睡困难,大便常干结,小便正常。舌质淡黯、边有齿痕、苔白、微黄,脉沉取无力。血压 135/90 mmHg(服用降压药)。

诊断:胸痹(冠心病)。

辨证:气血亏虚,痰瘀阻络。

治法:益气活血,化瘀消痰。

方药:太子参 20 g,黄芪 20 g,当归 12 g,郁金 20 g,丹参 20 g,陈皮 15 g,半夏 12 g,茯苓 15 g,焦山楂 15 g,焦建神曲 15 g,延胡索 10 g,三七粉 3 g(冲),川芎 12 g,鸡血藤 30 g,甘草 10 g。14 剂,日 1 剂,水煎取汁 250 mL,分 2 次服。

二诊:服药后,胸部刺痛有所缓解,疼痛不明显,睡眠较前好转,能够入睡,偶有自汗。现睡眠时间较短,每晚 4 ~ 5 小时,纳食可,大便次数稍多,质软,小便正常。守上方,加生龙牡 20 g(先煎)以助敛汗。15 剂,煎服法同前。

以上方随症加减治疗 2 个月,患者已觉心胸畅快,服药期间未有发作。嘱其畅情志,慎起居,清淡饮食。

按:本病的发生多与寒邪内侵、饮食不当、情志失调、年老体弱等因素有关。其病机有虚实两方面。实有气滞、寒凝、血瘀、痰阻,痹遏胸阳,阻滞经脉;虚有心脾肝肾亏虚,心脉失养。临床多以本虚标实为主。本案病机以气虚为本,痰瘀为标。治疗上当化瘀消痰,益气扶正。祛痰健脾,用保和丸;化瘀通脉,用当归、丹参、郁金;益气养血,用黄芪、太子参、当归、鸡血藤、延胡索、川芎;王老施治注重顾护脾胃，多用保和丸消痰、去滞、和胃，强调调护后天脾胃，以助气血生化，推陈致新。临床用之，屡获良效。

（郭健整理）

胸痹（痰瘀阻络，气阴不足）

王某某，男，47 岁，已婚，南阳市人，2013 年 7 月 5 日初诊。

主诉：心悸、气短、乏力 3 年余，胸痛 1 天。

现病史：患者于 3 年前曾经长期感冒，后出现心悸、气短、乏力。早起时（7 ~ 9 点）出现气短乏力，骑自行车总想休息，伴后背痛，大便不成形，小便黄，眠差，纳可，头晕干呕，心慌，左胸部钝痛，眠浅，易醒，脑后枕部持续跳动疼痛。舌质暗红、苔白多津，舌体厚，边有齿痕，脉沉弦滑有力，左寸数。辅助检查：低密度脂蛋白降低，三酰甘油、胆固醇升高。头孢类药物过敏。既往有抽烟饮酒史。

诊断：胸痹。

辨证：痰瘀阻络，气阴不足。

治法：益气养阴，化痰祛瘀通络。

方药：保和丸合生脉饮加减。太子参 25 g，麦冬 15 g，五味子 15 g，当归 15 g，白芍 15 g，丹参 25 g，赤芍 20 g，三七参 6 g，青皮 20 g，郁金 20 g，陈皮 12 g，半夏 10 g，云苓 30 g，炒莱菔子12 g，焦山楂 15 g，焦建神曲 12 g，连翘 10 g，甘草 10 g，葛根 20 g，生姜 3 片，大枣 5 枚（劈）。20 剂，日 1 剂，水煎服。

2013 年 8 月 7 日二诊。服上药后，诸症明显减轻，气短乏力症状消失，偶有心悸，后背痛消失，左侧心前区轻微疼痛，大便正常，小便黄，易上火，现咽喉疼痛，睡眠改善，头晕消失，已无干呕症状，脑后枕部偶有跳动疼痛。舌质暗、苔薄黄，脉数有力。守上方加炒枳壳 12 g、川朴 12 g、木香 12 g。20 剂，日 1 剂，水煎服。

经以上诊治后，患者心悸、左心前区轻微疼痛、脑后枕部跳动疼痛等症未再出现，睡眠明显改善，纳食增加。

按语：冠心病属中医学之“胸痹”“心痛病”范畴，病理基础为痰浊血瘀，痰浊产生的主要原因为脾胃功能失调，即所谓“脾为生痰之源”。痰浊内蕴则导致经脉瘀滞，气血运行不畅，因此脾胃不仅生痰，也可生瘀，痰浊闭阻、经脉瘀滞是产生胸痹的前提条件，痰瘀共同构成冠心病的病理基础，因此调理脾胃则是祛痰化浊、畅通经脉，治疗脾胃失调所致胸痹心痛病的根本所在。患者素体虚弱，易受外邪，今发病心慌、气短乏力，且伴有胸部疼痛、饮食不化等症，是脾胃失调的表现，方选保和丸加减以祛痰化浊，畅通经脉；合用生脉饮加减以益气养阴；当归、白芍、三七养血，化瘀止痛，丹参、赤芍活血化瘀，青皮、陈皮、郁金、枳壳以行气止痛，葛根升阳止泻。诸药合用，共奏益气养阴，化痰祛瘀通络之功。

（梁慕华整理）

2. 心悸

心悸（心肾阳虚，水气凌心）

李某某，女，32 岁，焦作人，于 2013 年 12 月 6 日初诊。

主诉：心悸、胸闷，伴形寒肢冷 2 月余，加重 3 天。

现病史：患者平素阳虚体质，恶风怕冷，2 个月前受凉后出现心悸、气短，常觉胸闷，形寒肢冷，面色㿠白，四肢水肿，大便溏，小便清长，纳差。舌质淡、苔白腻水滑，舌体胖大有齿痕，脉沉细。既往慢性肾炎史 5 年余。尿常规示：尿蛋白 + + +。心电图检查示：频发房性早搏。

诊断：心悸。

辨证：心肾阳虚，水气凌心。

治法：温煦肾阳，化气行水。

方药：真武汤合苓桂术甘汤加减（真武汤《伤寒论》、苓桂术甘汤《金匮要略》）。制附子 6 g，炒白术 15 g，桂枝 15 g，炒白芍 10 g，车前子 10 g（包），猪苓 20 g，茯苓 20 g，生薏苡仁 20 g，生姜 5 g，陈皮 5 g，甘草 5 g，7 剂，水煎服，日 1 剂，早晚分 2 次温服。

2013 年 12 月 23 日复诊，患者服上方 7 剂后心悸减轻，仍有水肿，纳食增加，大便溏，形寒肢冷改善不明显，舌淡、苔白腻，舌体胖大有齿痕。加大温阳与利水药物剂量，原方将附子改为 10 g，茯苓增加至 30 g，7 剂，水煎服，日 1 剂，早晚分 2 次温服。

2014 年 1 月 3 日三诊，患者诉心悸明显减少，已无水肿，怕冷症状明显改善，纳食增加，自觉手足温热感，有蚁行感，此为阳气振奋，经络通利之象，效不更方，继服上方 14 剂，诸症完全消失，以济生肾气丸服月余而愈。

按语：心主君火，为阳气之用，心火离照当空。肾主命火，为阳气之根，主生主化，命火潜藏不露。此二者为人体生育之机，共主人身阳气，病理上常常相互影响。此例患者平素命火式微，又有慢性肾炎病史，形寒肢冷，面色晄白，四肢水肿，大便溏，小便清长，舌淡、苔白腻，舌体胖大有齿痕，一派阳气不振之象。寒饮上犯则凌心，心悸、气短、胸闷，为水失温化，泛滥上凌之症。方用真武汤温振肾阳，苓桂术甘汤化气行水。肾为水脏，主人体津液代谢，肾阳振奋，自无水邪滞留之症，重用桂枝，温心阳而平水气，自无水邪上犯之虞。复诊仅心悸减轻，他症未见改善，阳虚程度可知，遂重用附子、茯苓，加大温阳利水之功，三诊诸症即见明显改善，然心肾阳衰非长期治疗不能奏效，故以济生肾气丸服月余以善后。

（赵英霖整理）

心悸（痰瘀阻络）

姚某某，男，20 岁，已婚，郑州市人，2013 年 7 月 5 日初诊。

主诉：心慌伴左侧胸膺针刺痛 1 月余。

现病史：患者于 1 个月前出现心慌，胸口刺痛，伴左侧后背痛，胸闷，头晕沉，腹泻 2 天，小便黄，纳差反胃，眠正常，身体乏力。舌红、苔白腻，左寸脉缓关脉弦，右脉弦。曾在郑大一附院做检查，心脏彩超示：三尖瓣少量交流，心动过缓。gMV－IggE 细胞病毒抗体 Igg（＋）。心肌酶谱提示心肌损伤。

诊断：心悸。

辨证：痰瘀阻络。

治法：祛湿化痰，祛瘀通络。

方药：生脉饮合保和丸加减。太子参 25 g，麦冬 15 g，五味子 15 g，当归 20 g，白芍 20 g，全蝎 10 g，金钱草 20 g，蛇床子 25 g，陈皮 10 g，半夏 10 g，云茯苓

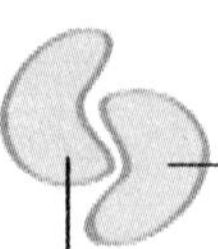

30 g,炒莱菔子 10 g,焦山楂10 g,焦建神曲 12 g,连翘 10 g,鸡血藤 20 g,甘草 10 g,川楝子 15 g,生姜 3 片,大枣5 枚(劈),醋延胡索 15 g。7 剂,日一剂,水煎服。

2013 年 7 月 15 日二诊。服上药后,晚上睡前胸口痛(凌晨零点左右疼痛),自觉头重脚轻,略有腹泻,纳眠可,小便可,大便日 1 ~ 2 行。舌淡红、苔白薄(左脉寸缓关弦,右脉弦紧)。

守上方,太子参 30 g、麦冬 18 g、五味子 18 g、当归 25 g、连翘 12 g、加丹参 28 g。15 剂,日 1 剂,水煎服。

2013 年 8 月 5 日三诊。服上药后,出现胸闷、心前区不适,偶有后背痛、心慌,服中药时大便略溏,停服中药则大便正常,眠可,纳差(量少),血压:110/75 mmHg。齿痕舌,舌质淡、苔白腻,脉象弦细数。

守上方,黄芪加到 25 g,加白术 15 g。10 剂,日 1 剂,水煎服。

经以上治疗,患者胸闷、心前区不适症状明显减轻,后背痛、心慌等症消失。舌脉较前大有改善。

按语:心悸是指患者自觉心中悸动,惊惕不安,甚则不能自主的一种病症,有惊悸和怔忡之分。金代成无己在《伤寒明理论》中对心悸的定义为"悸者,心忪是也。筑筑惕惕然动,怔怔忪忪不能自安者是也"。现代医学中各种原因引起的心律失常,如心动过速、心动过缓等都可以归入心悸范畴。此患者胸痛、心悸,且伴有乏力、纳差等症,舌淡、苔腻,脉缓,提示气阴两虚,脾胃运化无力,方中用生脉饮,太子参、麦冬、五味子益气养阴为主药;合用保和丸以消食和胃,健脾化湿;当归、白芍、鸡血藤养血活血止痛,全蝎通络散结,延胡索、川楝子行气止痛,金钱草、蛇床子祛湿化痰。诸药合用,共奏祛湿化痰,祛瘀通络之效。

(梁慕华整理)

心悸(心肾亏虚)

张某某,女,57 岁,商丘市人, 2013 年 6 月 20 日初诊。

主诉:心慌 1 月余。

现病史:患者于 1 个月前无明显诱因出现心慌,伴口稍干,倦怠乏力,腰部不适,胸闷,眠可。舌体胖大、苔薄,脉沉细。心电图示:窦性心动过速,心率 109

次/min。

诊断:心悸。

辨证:心肾亏虚。

治法:补益心肾,安神定悸。

方药:生脉饮加减。太子参 12 g,麦冬 12 g,五味子 10 g,酸枣仁 30 g,茯苓 20 g,石菖蒲 9 g,桑寄生 20 g,女贞子 12 g,墨旱莲 20 g,檀香 10 g,炙甘草 8 g,玉竹 12 g。5 剂,水煎服,日 1 剂。

2013 年 6 月 26 日二诊,服药 5 剂后心慌明显改善,口干未再出现,舌脉基本同前。继守上方去玉竹,处方如下:

太子参 12 g,麦冬 12 g,五味子 10 g,枣仁 30 g,茯苓 20 g,石菖蒲 9 g,桑寄生 20 g,女贞子 12 g,墨旱莲 20 g,檀香 10 g,炙甘草 8 g。5 剂,水煎服,日 1 剂。

2013 年 7 月 3 日三诊,继服 14 剂后未感明显心慌,精神、体力均佳,随访 3 个月未再复发。

按语:心悸一病,多因患者素体虚弱,耗损心之气阴,或劳倦太过伤脾,生化之源不足,气血阴阳亏乏,脏腑功能失调,致心神失养,发为心悸。心之气血不足,则见心悸气短,甚则头晕目眩,失眠健忘。王老师擅长采用生脉饮随症加减,标本兼治,使气阴复,瘀血去,病情渐愈,临床上取得较好的效果。该患者的生脉饮加味药中,太子参、麦冬、五味子益气养阴,扶正固本;茯苓养心安神,定魂魄;酸枣仁宁心安神;患者口稍干,是肾水不能上滋于口所致,加用桑寄生、女贞子、墨旱莲、玉竹滋阴补肾;檀香芳香走窜以通心脉;石菖蒲化痰通脉。

心悸之证,虚证偏多,久则夹痰夹瘀夹湿,形成虚实夹杂之证。虚证治宜补气补血,滋阴助阳;实证则祛瘀化痰除湿。临床辨证虽分多型,但常错综复杂,故需仔细辨证。心悸一证为非特异性症状,故要注意原发病,结合西医的辨病治疗。单纯用中药治疗心悸对功能性的心悸疗效较好,对器质性疾病引起的心悸亦可有效减轻症状,如配合辨病治疗则疗效更佳。

(梁慕华整理)

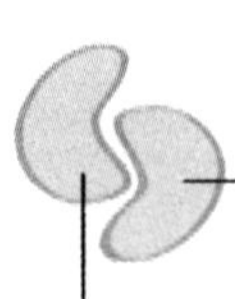

（三）肝胆脾胃病

1. 胃痛

胃痛（肝郁气滞）

付某，男，35岁，2015年5月27日初诊。

主诉：胃脘胀痛1年、加重1个月。

现病史：患者自述胃脘部胀痛，时痛连两胁，胸中亦觉胀闷，偶有嗳气泛酸，喜太息，大便稍干不畅，流口水，舌质红、少苔，脉弦细而滑。患者平素情绪易怒，饮食不规律。胃镜检查：慢性浅表性胃炎。

辨证：肝郁气滞。

治法：疏肝解郁，理气止痛。

方药：桑叶10 g，蝉蜕12 g，柴胡12，乌药10 g，胆南星9 g，鸡内金12 g，厚朴10 g，檀香12 g，郁金12 g，生白芍15 g，吴茱萸5 g，黄连6 g，制香附10 g，大腹皮12 g，焦山楂10 g，鳖甲12 g，延胡索12 g，川楝子12 g，生麦芽15 g，木香5 g，甘草8 g。8剂，水煎服，日1剂，分早晚2次温服。

2015年5月28日复诊，诉服上药后，胃痛胃胀显著减轻，胸闷、嗳气、泛酸、喜叹息症状稍减。但诉神疲乏力，腰膝酸软，口渴欲饮，舌质红、少苔，脉弦稍数。表现出肝肾阴虚之证，后期以补肝肾，疏肝解郁为主，治其病症。

按语：本证多因精神刺激、情志不遂、饮食不节，肝失疏泄，气机逆乱，横逆脾胃，肝脾（胃）不和，疏泄不利，土失木疏，气壅而滞。从肝论治胃病应调肝，肝疏泄正常，气顺胃自安和，即所谓“治肝可以安胃”。方中柴胡、郁金、香附、麦芽疏肝解郁；桑叶、蝉蜕疏散肝经郁热；檀香、厚朴、木香理上、中、下三焦之气，气降则胀消；鸡内金、山楂、鳖甲、麦芽以消食和胃醒脾；金铃子散合乌药以顺气止痛;左金丸清肝胃郁滞之火,兼有降逆止酸之功。佐白芍以酸敛肝阴,柔肝止痛,防肝气疏泄太过,充分体现“肝体阴而用阳”之意;方中胆南星一味因流涎一症而加之。《本草纲目》:“虎掌天南星,味辛而麻,故能治风散血;气温而燥,故能胜湿除涎。”可用胆南星治疗流涎而非益智仁等一些温肾健脾摄唾的药物。全方以舒肝解郁、理气止痛、消食和胃于一体,标本兼顾,诸症皆消。

(吕沛宛整理)

胃痛(肝脾失调)

王某,女,45岁,2015年6月4日初诊。

主诉:胃胀痛2月余,加重1周。

现病史:患者自诉近2个月不明原因出现胃胀,胃部不适,1周前因与家人吵架,胃胀加重,伴胃痛、泛酸、嗳气、不欲饮食、喜太息。患者平素脾气急躁,情志不畅,大便时干时稀,余无不适。舌质红、苔少、舌边无苔,脉弦细而滑。

辨证:肝木克土,肝脾失调。

治法:解郁理气,和胃止痛。

方药:柴胡疏肝散加减。柴胡12 g,生白芍15 g,制香附10 g,郁金10 g,檀香12 g,薄荷10 g,吴茱萸5 g,黄连6 g,炒枳壳12 g,陈皮10 g,法半夏12 g,茯苓15,炒莱菔子10 g,砂仁10 g,木香5 g,甘草8 g,大枣4枚,生姜3片。7剂,日1剂,水煎汁400 mL,早晚分2次温服。

2015年6月11日复诊,诉药后胃胀显著减轻,情绪较前好转,守上方继续服用7剂,嘱其平时调畅情志、清淡饮食,每日摩腹半小时巩固疗效。

按语:郁证是由于肝失疏泄,气机不畅,郁而不得发越所致的一类病症。肝木旺乘脾土,临床多见胃胀、嗳气酸腐、胁肋胀痛等脾胃方面的症状,方中用柴胡、香附疏肝理气,白芍、甘草,酸苦甘化阴,以养血柔肝、缓木之旺乘脾,郁金、檀香、薄荷、枳壳、陈皮疏肝理气以消胀。肝火犯胃,佐吴茱萸、黄连,如左金丸(《丹溪心法》),治胃热呕吐吞酸、脘胁痛。陈皮、半夏、茯苓、炒莱菔子、砂仁、木香、大枣、生姜健脾祛痰,化湿和胃,培脾胃之气以防土虚木乘,因辨证施治得当,故诸症悉除。余在临床跟师中,但凡辨证肝胃不和,肝脾失调而至胃胀、胃

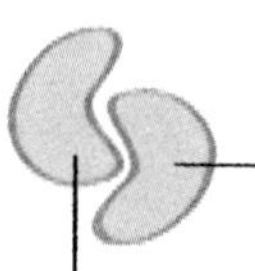

痛、泛酸、嗳气、不欲饮食、胁痛、喜太息者，老师用此方加减，无不效验，吾亦用此方每验于临床。

（吕沛宛整理）

胃痛（肝胃不和，脾气虚弱）

耿某某，男，23岁，河南省商丘人，2015年2月27日初诊。

主诉：间断性胃脘隐痛2年余，加重1个月。

现病史：患者于2年前出现胃脘部隐痛，曾去多家医院进行诊治，服用中、西药治疗效果不明显，1个月来症状加重，伴随泛酸、恶心、干呕，时有吐痰。舌淡暗、苔白腻而滑、边有齿痕，脉象沉细而滑。

诊断：胃脘痛。

辨证：肝胃不和，脾气虚弱。

治法：疏肝健脾和胃，理气止痛。

方药：香砂六君丸合左金丸加味。党参12 g，炒白术12 g，茯苓15 g，炒枳壳10 g，吴茱萸5 g，黄连6 g，煅瓦楞30 g，陈皮10 g，法半夏12 g，砂仁10 g，甘松12 g，建神曲10 g，木香5 g，甘草8 g，大枣4枚，生姜2片，炒白芍12 g。10剂，水煎服，日1剂，早晚分2次温服。

2015年3月12日二诊。服上方后，病情略有好转，受凉后加重，舌质红、苔白腻而滑。守上方去炒白芍，加生白芍12 g，枸杞子12 g。继服10剂，水煎服，日1剂，早晚分两次温服。

2015年3月27日三诊。服上药后，病情明显好转，上述症状基本消失，胃脘部偶有隐痛，舌淡、苔薄白而腻，边有齿痕。守上方加高良姜9 g，继服10剂，水煎服，日1剂，早晚分2次温服。

患者在经过1个月的治疗后，症状明显减轻，胃痛、泛酸等症消失。

按语：胃痛，中医指以胃脘（上腹心窝以下、脐以上部位）疼痛为主，或伴有纳呆、泛酸、嘈杂等症状的一种病症。胃痛实证多由外邪、宿食或瘀血引起，其虚证可有胃阴不足或脾胃阳虚，病机关键在于“不通则痛”。本患者病症因平素心情不畅，肝气郁结，日久化火；肝郁化火，横逆反胃，木火克犯脾土，故致脾胃虚弱,肝胃不和之证,出现胃脘部隐痛,伴泛酸、恶心、干呕,时有吐痰。舌淡、苔白腻而滑、边有齿痕,脉象沉细而滑等亦为脾气虚弱之征象。方用香砂六君丸益气健脾为基础方,香砂六君丸由四君子汤化裁而成,在四君子汤的基础上加了陈皮、半夏等益气补中药物。其中白术、党参、茯苓益气健脾;砂仁、木香理气止痛和胃;陈皮、半夏祛湿止呕;甘草缓急止痛。加枳壳增强理气止痛之力,甘松理气醒脾止痛,白芍柔肝缓中止痛,大枣、生姜补益中气,另合用左金丸以清肝泄火,降逆止呕之效,治疗肝火犯胃证。左金丸中吴茱萸、黄连以辛开苦降,清泻肝火,煅瓦楞制酸止痛,诸药合用,共奏疏肝健脾和胃,理气止痛之效。

(梁慕华整理)

胃痛(肝脾不和,瘀血滞络)

史某,男,38岁,南阳市人,2010年10月16日初诊。

主诉:胃脘部疼痛2年。

现病史:平素饮食不规律,饥饱失常。近2年来胃脘部疼痛,痛连右侧胁肋部,餐后明显,痛处固定,伴腹胀、呃逆,大便稍干,行胃镜检查示“浅表性胃炎”。舌红、苔薄白,脉弦。

诊断:胃痛。

辨证:肝脾不和,瘀血滞络。

治法:疏肝健脾,调和气血。

方药:四逆散合蒲黄散加减(四逆散《伤寒论》、蒲黄散《太平惠民和剂局方》)。柴胡10 g,枳壳10 g,陈皮12 g,厚朴10 g,法半夏15 g,焦三仙各10 g,赤芍12 g,蒲黄10 g,五灵脂10 g,甘草6 g。7剂,水煎服,日1剂,早晚分2次温服。

2010年10月25日复诊,服上方后症状均明显减轻,效不更方,继服前方7剂,药后诸症消失。

按语:本案患者所患胃脘痛,主要是因为饮食不规律,饥饱不均,损伤胃之受纳、腐熟功能,渐波及脾脏。脾胃虚弱,肝气横逆克脾,致气机阻滞,胃失和降。且气滞日久,久病入络,脉络阻滞,不通则痛。本例患者所见胃脘痛连胁

肋，痛处固定不移，是肝脾不和、瘀血滞络之象。故选用四逆散合蒲黄散加减治疗，方中柴胡疏肝理气，枳壳条畅中气，二者一升一降，共奏疏肝解郁之功。陈皮、厚朴消胀除满，焦三仙消食助运。半夏生于阴阳之交之时，功擅交通阴阳，使脾胃之气斡旋中州，助脾胃气机升降，气机得畅，则脾胃健运。患者胃脘痛有定处，故用赤芍、蒲黄、五灵脂行血中之滞。甘草调和诸药为使。本方选药精当，切中病机，故应手得效。

（赵英霖整理）

胃痛（脾胃阳虚，肝郁乘脾）

童某，男，50岁，安阳人，2012年2月26日初诊。

主诉：胃痛伴嗳气、泛酸7个月。

现病史：患者诉平素脾胃虚弱，7个月前恼怒后出现胃脘部疼痛，以胀痛为主，攻撑作痛，痛连两胁，伴有嗳气、泛酸，行纤维胃镜检查示“慢性浅表性胃炎”，曾迭服“硫糖铝片”“洛赛克”与疏肝和胃中药等，效果不明显。刻诊见胃脘部胀痛、嗳气泛酸、纳差，手足不温，舌淡红、苔薄白，脉弦滑。

诊断：胃痛。

辨证：脾胃阳虚，肝郁乘脾。

治法：温阳补脾，调和肝脾。

方药：理中汤合柴胡疏肝散加减（理中汤《金匮要略》、柴胡疏肝散《景岳全书》）。党参10 g，白术10 g，柴胡10 g，陈皮12 g，川芎6 g，香附10 g，枳壳12 g，海螵蛸30 g，佛手片10 g，白芍12 g，黄连1 g，吴茱萸3 g，干姜6 g，炙甘草10 g，7剂，水煎服，日1剂，早晚分2次温服。

2012年3月2日复诊，胃痛减轻，泛酸已除，嗳气减少，续服原方7剂。

2012年3月10日三诊，诸症均和，原方继续7剂，巩固疗效。

按：胃痛之证，病变在胃，往往涉及肝脾。肝主疏泄，性喜条达，其经脉布胁肋，行少腹，若情志不遂，则致肝气郁结，经气不利，横逆犯胃，肝脾失和，故见胁肋、胃脘作痛。本例患者因气郁伤肝，肝木失于疏泄，横逆犯胃，故痛连两胁，伴泛酸，气机阻滞，故以胀痛为主，脾胃升降失司，故嗳气频繁，肝郁乘脾为该病的主要病机。然此例患者确有肝郁气滞之表现，为何屡服疏肝理气药物无效，观其既往所服用中药处方，究其缘由，只是从木郁着意而未及土虚之故，结合病延7个月，苔白、手足不温及前医处方无效推敲，显然有脾胃阳虚的一面未予顾及，遂以理中汤合柴胡疏肝散加减以温阳补脾、调和肝脾。方中党参、白术补气健脾，干姜温补脾阳，此三味为理中汤的基本组成，共奏补气健脾，温补脾阳之功。此例患者病机重点在于肝郁，故尊内经"木郁达之"之旨，以柴胡、佛手、香附疏肝解郁、行气止痛，气滞日久，必影响血行，故用川芎活血行气，助诸药行气止痛之功，陈皮、枳壳理气行滞，芍药、甘草养血柔肝，缓急止痛，急则治其标，大剂量海螵蛸制酸止痛，可收立竿见影之效，黄连、吴茱萸合用，为名方左金丸的组成，具疏肝泄热、和胃制酸之功，甘草调和诸药为使。本案选药精当，方正切合，三诊即诸症均除，效如桴鼓。

（赵英霖整理）

胃痛（肝胃不和，肝气犯胃）

岳某某，女，30岁，郑州市人，于2015年6月16日初诊。

主诉：胃脘痛10年余。

现病史：患者于10年前无明显诱因出现胃脘痛，自服药物（具体不详）后疼痛缓解，而后反复出现胃脘部疼痛，且多见于晨起，不思饮食，平素心情抑郁不舒，眠安，二便调。舌淡胖、苔白腻，脉弦细。

辨证：肝胃不和，肝气犯胃。

治法：疏肝和胃，理气止痛。

方药：柴胡疏肝散加减。柴胡12 g，生白芍10 g，炒枳壳10 g，制香附10 g，川佛手10 g，甘松12 g，陈皮10 g，法半夏12 g，茯苓15 g，砂仁10 g，白豆蔻10 g，木香5 g，甘草 8 g，大枣 4 枚，生姜 2 片。7 剂，水煎服，日 1 剂，早晚分 2 次温服。

2015年6月23日复诊，患者服药1剂后胃脘痛症状基本消失，纳食增加，眠安，二便调。舌淡胖、苔薄腻，脉弦细。守上方，继服7剂，水煎服，日1剂，早晚分2次温服。随访患者胃脘痛症状消失，情绪较前舒畅，纳食可，如常人。

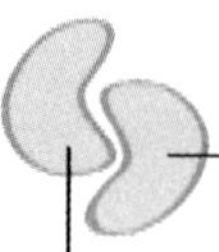

按语:忧思恼怒,情绪抑郁,肝气郁结,失于疏泄,横逆犯胃,肝胃气机阻滞,而见胃脘痛;肝气犯胃,胃失和降,受纳失司,而见纳食减少。患者平素心情抑郁不舒,而致肝胃气滞,日久胃病及脾,经久难愈。应用柴胡、生白芍和肝解郁,白芍又可养血敛阴,柔肝止痛;香附、枳壳同用,疏肝解郁、行气止痛;加佛手、甘松以增强理气解郁止痛之功效;木郁则土衰,故以茯苓、陈皮、法半夏抑木扶土兼祛痰湿;砂仁、白蔻仁合用以行气化湿;木香可通行脾胃之滞气,既可行气止痛,又可健脾消食。全方疏肝解郁、理气止痛之功显著,又健脾化湿。

(贾玉聪整理)

2. 痞证

痞证(脾胃虚弱,湿阻中焦)

彭某,男,59 岁,郑州市人,2012 年 9 月 14 日初诊。

主诉:胃脘部胀满反复发作 10 余年,再发加重伴纳差 2 天。

现病史:胃脘部胀满不适反复发作 10 余年,饭后尤甚,多次行胃镜检查均示“浅表性胃炎”,平素常服用“二甲硅油片”“多潘立酮片”等治疗,效不佳。2 天前腹胀再发,伴纳差,面色萎黄,消瘦貌,神倦乏力,微恶寒,四肢欠温,大便溏泄。舌质淡、苔白厚腻,脉濡,沉取无力。

诊断:痞证。

辨证:脾胃虚弱,湿阻中焦。

治法:健脾和胃,行气燥湿。

方药:四君子汤合平胃散加减(四君子汤《太平惠民和剂局方》、平胃散《太平惠民和剂局方》)。红参 15 g, 茯苓 20 g, 炒白术 16 g, 苍术 10 g, 厚朴 10 g, 陈皮 12 g,清半夏 9 g, 砂仁 6 g(后下), 木香 10 g,炙甘草 6 g。7 剂,水煎服,日 1 剂,早晚分 2 次温服。

2012 年 9 月 22 日复诊,服药后,腹胀明显减轻,纳食增加,恶寒及神倦乏力缓解,效不更方,予前方 14 剂,水煎服,日 1 剂,早晚分两次温服。痊愈,随访至

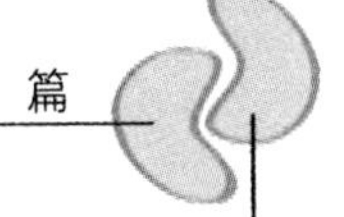

今未在发作。

按语：胃属阳明，其气当燥，当燥不燥而为湿伤则胃不和，可见心下痞满、嗳气呃逆、胃脘胀痛、舌苔白厚腻等症。此例患者，平素脾胃虚弱，饮食不节，日久损伤脾胃，运化失司，湿浊内生，湿阻中焦。胃中痞胀、纳差、舌苔白腻为辨证要点。故方选四君子汤合平胃散加减。平胃者，削平胃中之食滞，除去胃中之湿邪之谓。方中红参甘温益气健脾，白术燥湿，加强红参益气助运之力，茯苓甘淡，健脾渗湿，苓术合用，则健脾利湿之功益著。苍术性辛温，气味雄烈，最善燥湿健脾，厚朴行气消胀，燥湿除满，陈皮理气消胀，此三味合用为平胃散的基本药物，能燥湿除满，行气消胀，共复脾胃气机升降。诸药合用，共奏燥湿和胃、行气燥湿之功，患者二诊诸症明显减轻，效不更方，继服上方而愈，本方药少力专，可谓效若桴鼓。

（赵英霖整理）

3. 鼓胀

鼓胀（气滞血瘀，水饮停滞）

谢某某，男，87岁，南阳人，于2014年3月23日家属前来求诊。

代主诉：腹部胀满、双下肢水肿、胸闷、气喘1月余。

病史：患者家属诉患者既往肺心病病史10余年，近1个月来胸闷、气喘，不能平卧，腹部胀满，双下肢水肿明显，纳眠差，小便量少。当地医生诊断为肝硬化腹水、肺心病、心力衰竭。中西药治疗效果不明显，因患者年高病重路远，家属代为求诊。舌脉不详。

诊断：鼓胀。

辨证：气滞血瘀，水饮停滞。

治法：活血化瘀，养阴利水。

方药：苍牛防己汤加减。北沙参15 g，生麻黄8 g，太子参15 g，炒葶苈子15 g，生白芍50 g，苍术30 g，白术30 g，川牛膝30 g，怀牛膝30 g，丹参30 g，防己

50 g,莪术 9 g,大腹皮 15 g,益母草 20 g,沉香 1.5 g(后下),生地黄 12 g,麦冬 15 g,五味子 10 g。5 剂,水煎服,日 1 剂,早晚分 2 次温服。

复诊:家属诉患者服上方后症状明显减轻,双下肢水肿消退至脚踝,腹部胀满减轻,胸闷、气喘缓解,小便量较前明显增多,每次约 400 mL,精神、饮食均较前好转,现仍觉腹胀、口干。守原方加三棱 9 g、鸡内金 10 g,去大腹皮加炒槟榔 8 g。5 剂,水煎服,日 1 剂,早晚分 2 次温服。

后电话随访,患者水肿基本消退,诸症明显好转。

按语:在鼓胀的病变过程中,肝脾肾三脏常相互影响,肝郁而乘脾,土壅则木郁,肝脾久病则伤肾,肾伤则水不涵木。同时气、血、水也常相因为病,气滞则血瘀,血不利而为水,水阻则气滞;反之亦然。气血水结于腹中,水湿不化,久则实者愈实;邪气不断消耗正气,使正气日渐虚弱,久则虚者愈虚,故本虚标实,虚实并见为本病的主要病机特点。此案虽未亲见患者,但据患者家属所述病情,考虑其病机为气滞、血瘀、水停。方中重用防己、白芍各 50 g,防己味苦、辛,性寒,具有利水化湿消肿之功,白芍入肝经,养血柔肝,病重故其量亦重;麻黄、葶苈子宣肺平喘利水;苍术、白术健脾化湿;大腹皮行气宽中,利水消肿;川牛膝、怀牛膝并用加强补益肝肾、引水下行之功;“血不行则水不利”,故用丹参、莪术、益母草活血化瘀以行水。考虑到肝硬化后期久病耗伤气阴,因此加入北沙参、太子参、生地黄、麦冬、五味子益气养阴。复诊,加用三棱,与莪术加强破血行气之功,鸡内金增强脾胃运化功能,槟榔破积行水化湿。全方共奏活血化瘀、益气养阴利水之效,切中病机,故疗效显著。

(赵润杨整理)

4. 胁痛

胁痛(肝郁气滞,肝脾失调)

胡某某,女,50 岁,郑州市人,于 2015 年 3 月 3 日就诊。

主诉:胁肋疼痛 1 年余。

现病史:患者 1 年前渐出现胁肋疼痛,于医院就诊,彩超示:胆囊炎、脂肪肝。服用药物后有所减轻,然仍反复发作,双侧胸胁疼痛,向肩背放射,夜间尤甚,时有胃中不适,口干,性情急躁。舌淡红、苔白腻,脉弦细而滑。消化系彩超示:胆囊壁增厚毛糙。

诊断:胁痛。

辨证:肝郁气滞,肝脾失调。

治法:疏肝健脾,理气止痛。

方药:柴胡疏肝散加减。柴胡 12 g,黄芩 8 g,鸡内金 12 g,生白芍 15 g,牡丹皮 10 g,郁金 10 g,延胡索 10 g,炒川楝子 10 g,青陈皮各 10 g,法半夏 12 g,茯苓 12 g,焦建神曲 10 g,焦山楂 10 g,炒莱菔子 10 g,砂仁 6 g,木香 6 g,甘草 8 g。7 剂,水煎服,日 1 剂,早晚分 2 次温服。

2015 年 3 月 10 日复诊,诉诸症明显减轻。上方继服 7 剂。

按语:胁痛在文献中早有记载,《黄帝内经》中就明确指出其发生主要是由于肝胆病变。《景岳全书》中指出胁痛以内伤多见。肝为刚脏,主疏泄,性喜条达。患者性情急躁,肝脏疏泄不及,可致肝脉不畅,气机失和而致胁痛,为“不通则痛”之实证。治宜疏肝理气,活血止痛。方以柴胡疏肝散加减。方中柴胡为治肝气郁结之要药,青皮、郁金、延胡索、川楝子增强理气活血止痛之功。黄芩清热燥湿,白芍平抑肝阳、柔肝止痛,牡丹皮活血散瘀。肝木克土,胃失和降,胃中不适,陈皮、法半夏、木香、砂仁理气和胃降逆。鸡内金、茯苓、建神曲、焦山楂、炒莱菔子健脾导滞。方中川芎、香附、郁金、延胡索等既行气又活血,可使气行血畅,相得益彰,胁痛得减。香附配郁金,延胡索配川楝皆为有效配伍。方中以疏肝理气为主,疏肝之中兼以养肝,理气之中兼以健脾和胃,共奏疏肝健脾、理气止痛之功。

（邢若星整理）

胁痛(肝郁气滞)

苗某某,女 ,48 岁,郑州市人, 2013 年 11 月 1 日初诊。

主诉:双侧胁肋部胀痛半年。

现病史:患者半年前因生气后出现双侧胁肋部胀痛,生气加重,伴胃脘胀闷,嗳气频作,口苦,纳差,入寐难。已断经半年。舌质红、苔薄黄,脉弦。查彩超:肝胆脾胰未见明显异常。

诊断:胁痛。

辨证:肝郁气滞。

治法:疏肝理气,解郁止痛。

方药:柴胡疏肝散加减。醋柴胡 12 g,生白芍 15 g 枳壳 12 g,香附 12 g,川芎 15 g,郁金 10 g,延胡索 12 g,牡丹皮 12 g,栀子 10 g,青皮 10 g,甘草 6 g。7 剂,水煎服,日 1 剂。

2013 年 11 月 8 日二诊,患者服上药后自诉胁肋部疼痛基本消失,仍胃脘胀闷,便溏,舌质略红,苔薄白,脉弦。守上方去川芎,加用炒白术 10 g 以健脾止泻,续服 7 剂。嘱其症状好转后可长期口服逍遥丸以疏肝健脾解郁,并注意调畅情志。

按语:胁痛主要责之肝胆,因肝位居于胁下,其经脉布于两胁,而胆附于肝,与肝为表里关系,其脉亦循于肝。肝为刚脏,性喜条达,主藏血,体阴而用阳。患者平素性情急躁易怒,加之情志诱因,而致肝失调达,疏泄不利,气机郁结,导致肝脉不畅,气机失和而产生胁痛。舌质红、苔薄黄、脉弦均为肝脉不畅、气机郁结之象。本方以柴胡疏肝散加减治疗。主方采用柴胡疏肝解郁,使肝气得以调达而为君;白芍敛阴养血柔肝为臣,与柴胡合用补养肝血,调达肝气;香附、郁金、延胡索、青皮、枳壳理气解郁,舒畅气机;川芎、延胡索行气通络止痛;牡丹皮、栀子清泄肝热;甘草缓急止痛,调和诸药。诸药合用,共奏疏肝解郁、理气止痛之效,使肝郁得疏,气血条畅,立法周全,组方严谨。病减后以逍遥丸口服疏

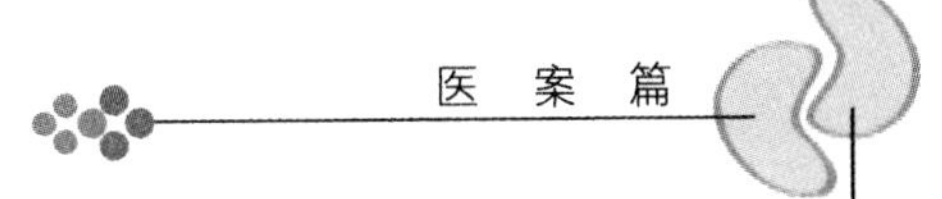

肝解郁,健脾养血,标本兼治。本病应注意情志调节,避免情志所伤,否则容易复发。

(李彦杰整理)

5. 便秘

便秘(阴虚肠燥)

李某某,女,38 岁,许昌市人,2013 年 6 月 13 日初诊。

主诉:大便干结 10 余年。

现病史:患者大便干结 10 余年,2 日一行,纳可,平素易上火,易口干、咽干、咽喉疼痛,偶有咳嗽。舌质稍红、苔薄黄,脉弦细。

辨证:阴虚肠燥证。

治法:滋阴生津,润肠通便。

方药:增液汤加减。玄参 15 g,生地 15 g,麦冬 15 g,决明子 18 g,全瓜蒌 12 g,桔梗 10 g,枳实 10 g,郁李仁 10 g,火麻仁 10 g,桑葚 25 g,黑芝麻 25 g,甘草 8 g。5 剂,水煎服,日 1 剂。

2013 年 6 月 19 日二诊。患者服上方后,大便较前顺畅,服药期间每日解便次,咽干、咽喉疼痛稍减。舌质红、苔薄黄,脉细弦滑。继续守上方服药,患者咽干、咽痛减轻,减少桔梗、玄参用量。

处方:玄参 12 g,生地 15 g,麦冬 15 g,决明子 18 g,全瓜蒌 12 g,桔梗 9 g,枳实 10 g,郁李仁 10 g,火麻仁 10 g,桑葚 25 g,黑芝麻 25 g,甘草 8 g。7 剂,水煎服,日 1 剂。

经以上诊治后,患者大便通畅,咽干、咽喉疼痛症状消失。

按语:慢性功能性便秘是临床常见病,西药见效快,但对药物有依赖性,停药后易复发,远期治疗效果差。中医药在治疗便秘方面,有独特确切的疗效,中医认为便秘的基本病理改变是大肠传导失常,大肠传导失常又责之于五脏俱虚、气血生化乏源、气虚大肠传导无力等,正如《医宗必读·大便不通》谓:“更有

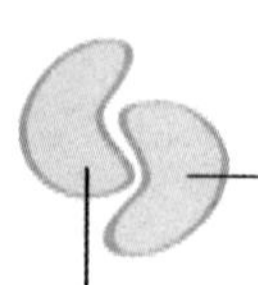

年老津液干枯，妇人产后亡血，乃发汗利小便，病后血气未复，皆能秘结。”该患者大便干结10余年，平素易上火，易口干、咽干、咽喉疼痛。舌质稍红、苔薄黄，脉弦细，为燥热内结于肠胃，属阴虚肠燥证。肺与大肠相表里，肺经走咽喉，大肠津亏，肺津不足，咽喉失润，则咽喉干燥，津液不能上承，则口干。给予增液汤加减，方中玄参、麦冬和生地黄用量大、效专力宏，三药合用以养阴生津，启肾水以滋肠燥，养阴润肺，益胃生津，清热凉血。郁李仁、火麻仁、桑葚、黑芝麻合用增强润肠通便效果。患者咽喉疼痛，加用桔梗汤，桔梗汤专为少阴客热咽痛所设，患者咽痛，偶有咳嗽，舌苔黄为上焦余热未清，偶有咳嗽是肺气宣降功能尚未恢复。方中甘草生用清热解毒，佐以桔梗辛开散结，二药配伍可清少阴之客热。两药相合，肺气得开，客热得清，症状自然缓解。

（梁慕华整理）

便秘（木郁犯土，肠道失润）

李某某，男，55岁。郑州市人，2014年4月15日就诊。

主诉：大便干结3年余。

现病史：患者近3年来常大便干硬，如栗状，2～4天排便一次，排出困难。平素性情急躁易怒，腹胀，嗳气食少，形体消瘦。舌质红、苔薄白，脉弦细而滑。

诊断：便秘。

辨证：木郁犯土，肠道失润。

治法：疏肝理脾，润肠通便。

方药：四逆散加味。柴胡12 g，鸡内金10 g，炒白芍12 g，陈皮10 g，桔梗8 g，枳实10 g，全瓜蒌12 g，郁李仁10 g，火麻仁10 g，炒莱菔12 g，桑葚25 g，黑芝麻25 g，木香5 g，甘草6 g。7剂，水煎服，日1剂，分2次温服。

2014年4月26日二诊，服上方后，排便较前顺利，日1次。昨日因饮食不当，出现胃脘部胀满不适，舌脉同前。守上方去郁李仁、火麻仁、桑葚、黑芝麻，加焦三仙12 g以和胃消食。继服7剂。随访病愈。

按语：饮食入胃，经过脾胃运化，吸收其精华之后，所剩糟粕由大肠传送而出，即为大便。故《灵枢·营卫生会》说：“水谷者，常并居于胃中，或糟粕而俱下于大肠。”《素问·灵兰秘典论》亦谓：“大肠者，传导之官，变化出焉。”若脾胃与大肠功能正常，则大便自然畅通。如大肠传导功能失常，粪便在肠内停留时间过长，粪质干燥或坚硬，即可形成便秘之病。便秘的基本病变，虽属大肠传导失常，但与脾、胃、肝、肾等脏腑的功能失调有关。郁怒伤肝，七情不和，均可使气机郁滞，进而导致大肠传导失司，粪便滞留大肠，而成便秘；或气郁不解，而化火伤津，肠道失润，无水行舟，故大便干结不行；或气郁导致水津不布，肠道失润，而大便干结，或欲便不出。此患者平素性情急躁，易情志不遂，日久肝气郁结，横逆犯脾，脾不能为胃行其津液，肠道失于濡润，故发便秘。方中柴胡疏肝解郁；白芍敛阴柔肝，使柴胡升散而无耗伤阴血之弊；枳实理气解郁，与柴胡一升一降，条畅气机，升清降浊；陈皮、木香理气健脾；炒莱菔降气除胀；桔梗开宣肺气，肺与大肠相表里，肺气宣而大便通；全瓜蒌、郁李仁、火麻仁、桑葚、黑芝麻润肠通便；甘草调和诸药。诸药合用，肝脾调和，肠润便通。

（赵润杨整理）

6. 泄泻

泄泻（肾脾阳虚，固摄无权）

张某某，男，54岁，郑州市人，2014年11月6日就诊。

主诉：腹泻2年余。

现病史：患者于2年前出现大便次数增多，日行1～3次，神疲，纳呆，继则出现腹中隐痛，喜按，腹痛欲便，便后痛减，大便日行6～7次，质溏，带白色黏液或挟棕褐色黏液。大便常规：黏液（+++），红细胞（+），白细胞（++）；乙状结肠镜示：乙状结肠黏膜明显水肿、充血，有多个糜烂面；病理报告为慢性炎症，符合非特异性溃疡性结肠炎诊断。素感形寒肢冷，腰酸乏力，脉沉细，舌淡胖嫩。

诊断：泄泻。

辨证：肾脾阳虚，固摄无权。

治法：益气健脾，温肾固摄。

方药：四君子汤合四神丸加味。党参 12 g，白术 12 g，茯苓 12 g，补骨脂 12 g，煨肉豆蔻 12 g，赤石脂 30 g，干姜 30 g，罂粟壳 10 g，山楂 10 g，吴茱萸 6 g，甘草 6 g。5 剂，水煎服，日 1 剂，分 2 次温服。

2014 年 11 月 11 日二诊，5 剂药后大便次数减少为日 1 ~ 2 行，腹痛减轻，余症同前。守上方，加生山药 30 克、砂仁 6 克，继服 5 剂。

2014 年 11 月 17 日三诊，服上药后，大便黏液消失，每日 1 行，精神较前明显好转，按上方继服 15 剂。15 剂药后诸症消失，查大便常规黏液（+），乙状结肠镜示肠黏膜基本恢复正常。又以香砂六君子丸调理善后。嘱患者切忌生冷食物及不易消化食物，忌暴饮暴食等不良习惯。

按语：中医认为泄泻基本病机为脾虚与湿盛，致肠道功能失司而成本病。主病之脏属脾，又与肝肾密切相关，尤以脾肾亏虚为多见。患者素体阳虚，肾阳虚火不能暖脾，脾胃运化失司，清浊不分，发为泄泻。脾气虚则神疲、纳呆，脾肾阳虚则寒，寒气客于小肠，小肠不得成聚，故后泄腹痛矣。寒湿留滞肠中则下痢稀薄带有黏冻。形寒肢冷、腰酸乏力及舌脉均为脾、肾阳虚之象。至于脾肾阳虚，从临床观察，二者很难截然分开，因此在治疗上若在温肾祛寒的同时配用益气健脾之类，奏效尤著。故选用四君子汤合四神丸加减，以益气健脾、温肾固摄为主，可酌加温肾暖脾之干姜；收敛固涩之赤石脂、罂粟壳，而干姜、赤石脂同用共奏温中健脾，涩肠止痢之功，正如《伤寒论》中论：少阴病，下痢便脓血者，桃花汤主之；方中又佐以山楂消食行气。方证相合，五剂药后则收效甚著，病减大半，二诊加入生山药、砂仁以理气健脾，后以香砂六君丸调理善后，使胃气得复，邪气尽除。

（王育勤整理）

泄泻（脾虚气陷）

李某某，男，56 岁，郑州市人，于 2014 年 9 月 13 日就诊。

主诉：腹泻 5 年。

现病史：5 年前始大便溏薄，日行 1 ~ 3 次，腹痛作坠，便后有脱肛现象，经检查发现脱肛，纤维结肠镜示：直肠、结肠黏膜充血，水肿，肠有多个小溃疡面；病理活检示：慢性炎症。大便常规示：红细胞（＋＋），白细胞（＋＋），黏液（＋＋＋）。平素常有心悸头晕，气短乏力，易自汗出，面色㿠白，舌质淡、边有齿印、苔薄白微腻，脉沉缓无力。

诊断：泄泻。

辨证：脾虚气陷。

治法：补中益气，升阳固脱。

方药：党参 10 g，炙黄芪 20 g，苍术 10 g，罂粟壳 10 g，炒升麻 6 g，柴胡 6 g，炒薏苡仁 30 g，生山药 30 g，赤石脂 30 g，陈皮 6 g，砂仁 6 g，木香 6 g，煨肉豆蔻 12 g，炙甘草 10 g，大枣 5 枚。上方连服 70 余剂，大便日行 1 次，黏液消失，脱肛显著好转，诸症悉减，后以补中益气丸缓图，以资巩固。半年后结肠镜复查基本正常，大便常规正常。

按语：患者素体脾胃虚弱，运化失司，湿滞肠胃，清浊不分，则发泄泻，而湿邪与脾病，往往相互影响，互为因果，湿盛可困遏脾运，脾虚又可生湿。长此以往致脾胃受损更重，久泄久痢，中气下陷，不能升清，故见大便溏薄，腹痛作坠，便后有脱肛现象；脾气虚弱日久则有心悸头晕，气短乏力，自汗出，面色㿠白；参舌脉均为脾气虚弱之症，故治疗以益气健脾，升阳举陷之法，方以补中益气汤为主方。临床上治疗久泄应注意两方面：健脾化湿和运脾化湿，脾虚失健则运化失常，湿邪内生，故当以健脾祛湿邪，方中有四君子奏其功；脾为湿困，则气化遏阻，清浊不分，此时又应以运脾化湿为务，故有苍术、木香；久泄中气下陷，则需振兴脾气，宜加入升阳药，使气机流畅，恢复转枢。故少少与升麻、柴胡，轻可去实，若用量大疏泄太过则反而泄泻更甚；酌加罂粟壳、赤石脂以固涩收敛，陈皮、砂仁、木香、煨肉蔻燥湿和胃理气，大枣、山药以增益气健脾之功。上述药物缓缓图功，久而收效。久泄久痢导致脾虚气陷，在治疗上以补气升陷固脱为主，此外还要着重平时调理，食用大枣、山药等健脾益气，而后用补中益气丸调理善后，避免重体力劳动。

（王育勤整理）

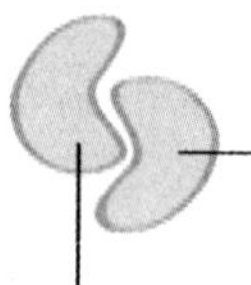

泄泻（脾肾阳虚，运化失司）

李某某，男，46岁，禹州市人，于2015年2月6日就诊。

主诉：反复泄泻10年余。

现病史：10余年前渐出现泄泻，大便每日2～3次，不成形，常自觉肢体困重，倦怠乏力。自服诺氟沙星后无明显改善。纳差，夜眠一般，小便正常。舌淡红、苔白，脉弦滑。

诊断：泄泻。

辨证：脾肾阳虚，运化失司。

治法：健脾补肾，渗湿止泻。

方药：四神丸合参苓白术散加减。党参15 g，炒白术12 g，茯苓15 g，补骨脂12 g，吴茱萸5 g，煨肉豆蔻12 g，五味子10 g，炒防风10 g，炒薏仁30 g，干姜10 g，赤石脂12 g，焦山楂10 g，砂仁10 g，木香5 g，甘草8 g，大枣5枚。10剂，水煎服，日1剂，早晚分2次温服。

2015年2月18日复诊，诉服药后大便每日1～2次，软便，肢体困重、倦怠明显减轻。上方继服7剂。嘱调整饮食。

按语：患者肾阳不足，命门火衰，脾阳失煦，运化失职，致阴寒积盛，水谷不化，胃关不固，中气下陷，而发本病。方以四神丸、参苓白术散加减。方中补骨脂温阳补肾，补命门之火以温养脾土，吴茱萸、干姜温中散寒，煨肉豆蔻、五味子、赤石脂温中涩肠止泻，久泻不止、中气下陷，加党参、炒白术、茯苓、炒薏仁、砂仁健脾化湿止泻。木香善行大肠之气以行气化滞，焦山楂消食止泻，炒防风升提胃气以止泻。诸药合用，火旺土强，泄泻自止。

（邢若星整理）

泄泻（脾肾亏虚，水湿蕴结）

任某某，男，61岁，武陟人，2013年4月26日就诊。

主诉：腹泻12年余。

现病史:12 年前出现腹痛腹泻,时为稀溏便,时为脓血便,日数次至数十次,逐渐加重,进食凉物、蔬菜、饮水或受凉则腹痛,只能进食流质热饭。严重时半天行 20 余次便,无发热,伴纳差、乏力、耳聋、头昏沉,易感冒。2007 年、2010 年结肠镜示:结肠炎,结肠息肉、回肠脓肿。曾住肛肠、消化科,行激光、中西药物治疗,症状可缓解。现症见:腹痛腹泻,时为稀溏便,时为脓血便,日数次至数十次,进食凉物、蔬菜、饮水、受凉则腹痛,只能进食流质热饭。严重时半天行 20 余次便,无发热,伴纳差、乏力、耳聋、头昏沉,易感冒。形体消瘦,面色暗黄,精神差。舌质暗、苔黄腻,脉沉细滑。

诊断:泄泻。

辨证:脾肾亏虚,水湿蕴结。

方药:苍白术各 12 g,川厚朴 10 g,生薏苡仁 30 g,炒白芍 12 g,炒槟榔 10 g,桔梗 10 g,炒防风 10 g,金银花炭 12 g,黄连 6 g,补骨脂 12 g,吴茱萸 5 g,五味子 8 g,焦山楂 10 g,砂仁 10 g,木香 5 g,炙甘草 8 g,大枣 5 枚。10 剂,水煎服,日 1 剂,早晚分 2 次温服。

2013 年 5 月 9 日复诊,患者服第 1 剂第 1 袋时仅腹泻,无腹痛,第二袋时仅肠鸣,无腹泻,之后服第 2 剂药后症状减轻,仍大便稀,无脓血。舌暗、苔黄腻,脉沉细滑。处方:党参 12 g,炒白术 12 g,茯苓 15 g,补骨脂 12 g,吴茱萸 5 g,煨肉豆蔻 12 g,五味子 12 g,黄连 6 g,赤石脂 15 g,干姜 10 g,焦山楂 10 g,炒防风 10 g,砂仁 10 g,炙甘草 6 g,大枣 5 枚,继服 15 剂。

2013 年 5 月 30 日三诊,服上药后无腹泻、腹痛、肠鸣,进食较前增加,时觉眼干涩,舌红苔黄腻,脉滑缓。5 月 9 日方去干姜、赤石脂,加山药 30 g、枸杞子 12 g、白蔻仁 10 g。继服 10 剂。

2013 年 6 月 20 日四诊,服上药后无腹泻、腹痛,进食可,脉沉细。继续调理。5 月 9 日守方继服 15 剂。

2013 年 7 月 25 日五诊,症状完全好转,舌红暗、苔黄腻,脉沉细滑。守 6 月 20 日方加生薏苡仁 30 g、炒薏苡仁 30 g,继服 15 剂。

按语:中医认为泄泻与肝、脾、肾三脏有密切关系,尤以脾肾亏虚为多见。其临床表现错综复杂,虚中挟实,实中有虚,常虚实互见,以脾肾亏虚为本,湿热阻滞为标。“无湿不作利”,湿邪为泄泻发病的主要因素,患者久泄久痢,脾胃严

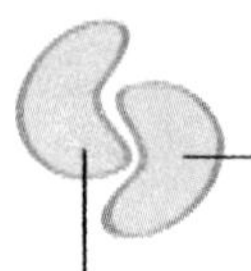

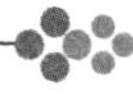

重受损，故稍有饮食不慎则腹痛、腹泻，只能进流质热饭；日久脾肾阳虚，寒气中生，客于小肠，小肠不得成聚，故后泄腹痛。寒湿留滞肠中则下痢稀薄带有赤白黏冻；肾精不足无以充养则耳聋、头昏沉；纳差、乏力、形体消瘦、面色暗黄及舌脉均为脾肾亏虚之象。故治以温肾健脾，燥湿止泻，方以四神丸补肾温阳，苍白术、川朴、炒白芍、生薏苡仁、炒槟榔以燥湿健脾止泻；因便中时有黏液脓血，用炒白芍兼金银花炭、桔梗以和营养血；而桔梗合炒防风又振脾升阳，少佐黄连截湿邪郁久化热之势；焦山楂、砂仁、木香、大枣以消导和胃健脾，可谓理法方药丝丝入扣，故一剂药则腹痛止，10 剂之后，病去大半。二诊以四神丸合四君子汤加味，干姜、赤石脂共奏温中健脾，涩肠止痢之功，又 15 剂则腹泻已止，进食增加，患者诉眼干涩，故易干姜、赤石脂为山药、枸杞子、白蔻仁于健脾化湿中滋养肝肾之阴。而后加用生薏苡仁、炒薏苡仁转以健脾固本善后。并嘱切忌生冷及不消化食物，忌暴饮暴食，防脾胃复伤。

（王育勤整理）

泄泻（湿热蕴结，气血阻滞）

刘某某，男，32 岁，郑州市人，1984 年 6 月 11 日就诊。

主诉：反复腹泻 3 年余。

现病史：患者 3 年来腹痛、泄泻反复发作，开始出现大便溏薄，带有黏液，但无脓血，仅腹部间断性隐痛坠感，肠鸣，曾按“菌痢”治疗，服痢特灵、黄连素等，均无明显效果。继而经常腹痛，便中挟脓血。大便常规示：红细胞（＋＋），白细胞（＋＋），黏液（＋＋＋）。纤维结肠镜示：肠腔 14～16cm 处黏膜充血、水肿、有出血点，并有 3 处溃疡面，接触出血；病理活检报告为“慢性炎症伴肠上皮中度间变”。现症见：面色萎黄，形体消瘦，腹部隐痛，胀坠欲便，肛门灼热，大便日行 4～6 次，质稀夹脓血，平素饮食不规律，每逢吃不易消化食物及生冷油腻食物则病情明显加重，小便赤，舌质红、苔薄黄而腻，脉滑数。

诊断：泄泻。

辩证：湿热蕴结，气血阻滞。

治法：清热利湿止泻。

方药:苍术、秦皮、槟榔、炒防风、焦山楂、台乌药、煨葛根各10克,赤芍、白头翁各15克,生薏苡仁、金银花各30克,炒黄柏、木香、甘草各6克。5剂,水煎服,日1剂,早晚分2次温服。

1984年6月16日复诊,服上药5剂后,腹泻次数减少,腹痛减轻,守方继用7剂。

1984年6月23日三诊,药后腹痛已除,大便日行1~2次,无脓血,舌淡红、苔稍腻,脉沉缓。宗上方加减变化,先后服药40余剂,症状基本消失,上方改丸剂缓图,以求巩固。半年后经纤维结肠镜复查,局部溃疡愈合,周围炎症消失,随访1年未复发。

按语:患者因饮食不节,日久损伤脾胃,湿郁化热,湿热相合,致脾胃运化失职,升降失调,清浊不分,而生泄泻。正如张介宾《景岳全书·泄泻》所说:"若饮食不节,起居不时,以致脾胃受伤,则水反为湿,谷反为滞,精华之气不能输化,乃致合污下降而泄痢作矣。"湿热蕴结大肠,气血阻滞,大肠传导失司则见腹痛;湿热熏灼肠胃气血则见便稀而时挟脓血;脾胃气虚可见面色萎黄,形体消瘦,胀坠欲便;肛门灼热,小便赤,舌质红、苔薄黄而腻,脉滑数均属湿热之征象。方用白头翁汤加赤芍以清热利湿凉血,因湿热重在大肠,故去黄连,加用苍术、槟榔、乌药、木香以燥湿行气;佐以防风、葛根提升脾阳,祛风胜湿以止泻;生薏苡仁、焦山楂兼以消导健脾。诸药相合,共奏清热利湿止泻之功,效不更方,待痛止泻停,再加入调理脾胃药物善后。纵观此案,循证取方,用药精准,配伍得当,故收全功。

(王育勤整理)

7. 呕吐

呕吐(肝气犯胃,胃失和降)

苏某,女,71岁,2015年9月21日初诊。

主诉:呕吐伴口酸2年余,加重8天。

现病史：患者素来脾胃虚弱，纳差，饮食后易腹胀，8 天前因情志不畅而出现恶心、呕吐不止，伴有呃逆吞酸、胃灼热感、食入即吐，动则加重，在本院做胃镜检查未见明显异常。其家属诉其平时性格内向，情志不畅，郁闷不乐，曾服抗抑郁药，效不佳。近日精神不佳，寡言，舌淡红、苔薄白而腻，脉弦细而滑。

诊断：呕吐。

辨证：肝气犯胃，胃失和降。

治法：疏肝理气，和胃降逆。

方药：半夏厚朴汤加减（《金匮要略》）。紫苏梗 10 g，黄芩 8 g，竹茹 10 g，厚朴 10 g，吴茱萸 5 g，黄连 6 g，陈皮 10 g，法半夏 12 g，茯苓 15 g，砂仁 10 g，甘草 6 g，大枣 4 枚，生姜 2 片。7 剂，水煎服，日 1 剂，早晚分 2 次温服。医嘱：调饮食，不食辛辣油腻，畅情志。

2015 年 9 月 28 日二诊，服上药后，上述症状均有显著好转，但仍有反复，纳差，舌淡红、苔薄白而腻，脉滑缓。原方去紫苏梗，加党参 12 g、炒白术 10 g、生薏苡仁 15 g，续服 7 剂，水煎服，日服 1 剂，分 2 次服。

按语：此证属肝脾失调，因情志不畅导致肝气郁结，肝气犯胃，胃失和降。本方以苏梗、厚朴理气降逆；《素问·病机十九条》曰："诸呕吐酸，皆属于热。"黄芩、竹茹清热止呕；吴茱萸、黄连清肝泻火；陈皮、法半夏、茯苓、生姜、大枣、砂仁以祛痰和胃；佐以甘草调和诸药，则热清胃和，其愈矣。二诊时去苏梗，酌加党参、炒白术、生薏苡仁以健脾利湿。

（赵润杨整理）

泄泻（脾胃虚弱，脾虚湿盛）

张某，男，72 岁，郑州人，2014 年 1 月 1 日初诊。

主诉：腹泻伴腹胀 2 年余。

现病史：患者于 2 年前饮食不慎后即出现腹泻，大便日均 3 ~ 4 行，色黄，并夹杂未消化食物，严重时每日腹泻 8 次，不伴腹痛，平素常服"思密达"等药物，可取暂效，停药后即复发，多次化验大便常规、细菌培养、虫卵镜检及结肠镜检查，均未发现异常。刻诊，患者大便日 4 行，形体消瘦，神疲乏力，面色萎黄，纳

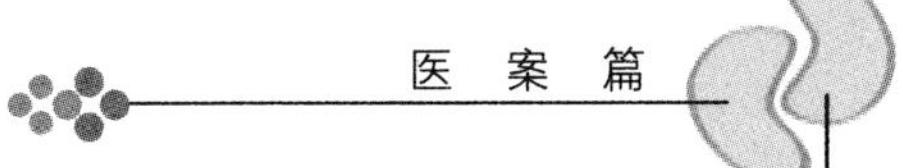

差，寐可。舌体胖大、苔白，脉虚缓。

诊断：泄泻。

辨证：脾胃虚弱，脾虚湿盛。

治法：健脾益气，利湿止泻。

方药：参苓白术散加减（《太平惠民和剂局方》）。人参 3 g，炒白术 30 g，薏苡仁 30 g，茯苓 18 g，砂仁 6 g，木香 6 g，陈皮 10 g，莲子 10 g，芡实 15 g，炒白扁豆 18 g，炒山药 18 g，桔梗 3 g，炙甘草 10 g，生姜 5 g，大枣 5 枚。7 剂，水煎服，日 1 剂，早晚分 2 次温服。

2014 年 1 月 8 日复诊，大便次数减少，纳食稍增加，因近日气温骤变，患者诉手足不温明显，守前方加干姜 6 g、制附片 3 g，7 剂，水煎服，日 1 剂，早晚分 2 次温服。

2014 年 1 月 16 日三诊，大便成形，日 1 行，胃纳佳，精力好转，面色转红润，手足不温症状消失，守前方继服 7 剂而愈。

按语：本案患者已是耄耋之年，泄泻 2 年，刻诊见形体消瘦，神疲乏力，大便溏泄，夹杂不消化食物，结合脉证，为脾虚泄泻无疑。脾胃虚弱，纳运乏力，故饮食不化，水谷不化，清浊不分，故见泄泻。脾失健运，则气血生化不足，肢体肌肤失于濡养，故四肢无力、形体消瘦、面色萎黄。舌淡、苔白，脉虚缓皆为脾虚湿盛之象。治宜补益脾胃，兼以渗湿止泻。处以参苓白术散加减，方中人参、白术、茯苓、甘草为四君子汤，补脾益气，为治疗脾胃虚弱的基本组合。重用薏苡仁，配伍茯苓，使水湿自小便而去，利小便即实大便。白扁豆、山药、莲子肉健脾收涩止泻。木香、砂仁醒脾化滞。桔梗载药上行，宣肺利气，通调水道。大枣、生姜调和脾胃。甘草健脾和中，调和诸药为使。全方合用，共奏健脾益气、利湿止泻之功，故 7 剂即见明显疗效。二诊时患者诉有手足不温之症，思其缘由，考虑患者年高，肾阳本已衰惫，且泄泻日久，不仅损伤脾气，日久必损伤及肾，当兼温肾阳，故加用制附片温煦肾阳，干姜温中祛寒。有肾中命火之温煦，脾阳自然健运，而无泄泻之虞，继服 7 剂以收全功。

（赵英霖整理）

8. 嗳气

嗳气(痰热中阻,胃气不和)

杨某某,女,50 岁,郑州市人,2015 年 3 月 2 日初诊。

主诉:嗳气反复发作半年余。

现病史:半年前因饮食不当发作嗳气,反复发作,发作时嗳气频繁,影响生活,胃中不适,无明显泛酸,多方求医均无明显改善。纳差,夜眠可,二便正常。舌淡红、苔白腻,脉弦细而滑。

诊断:嗳气。

辨证:痰热中阻,胃气不和。

治法:化痰清热,和胃降逆。

方药:自拟清胃降逆汤。苏梗 10 g,黄芩 8 g,生白芍 12 g,竹茹 10 g,枳实 10 g,檀香 12 g,陈皮 10 g,法半夏 12 g,刀豆 10 g,茯苓 15 g,白豆蔻 10 g,木香 5 g,甘草 8 g,大枣 4 枚,生姜 2 片。7 剂,水煎服,日 1 剂,早晚分 2 次温服。

2015 年 3 月 12 日复诊,诉服药后症状消失,然前日进食油腻食物后再次发作。上方继服 7 剂。嘱调理饮食,忌食辛辣刺激及油腻之品。

按语:《黄帝内经》病机十九条中记载:“诸热呕吐,皆属于热。”患者饮食不当,瘀积化热,阻遏气机,胃失和降,发为嗳气。本方治疗痰热阻滞中焦,胃失和降、气机上逆所致嗳气。方中法半夏、枳实、竹茹化痰清热、降逆止呕,刀豆降气止呕,苏梗、檀香行气宽中,黄芩清热,甘草、生姜、大枣调和脾胃、缓和药性,以防降逆太过伤及胃气。生白芍养血解痉,陈皮理气健脾,白蔻仁宽中燥湿,木香、茯苓健脾行气。诸药配伍,共奏和胃降逆、健脾理气之功效。后因饮食不节而复发。《黄帝内经》记载:“食肉则得,多食则遗。”故平时应注意饮食,调理脾胃,以巩固疗效。

(邢若星整理)

(四)肾病

1. 水肿

水肿(脾肾阳虚)

王某某,男,50岁,公务员,郑州市人。2014年8月15日初诊。

主诉:患者双下肢水肿半年,加重1周。

现病史:半年前无明显诱因出现双下肢水肿,朝轻暮重。在河南省人民医院查肝功能、肾功能、尿常规、心脏、消化系统及泌尿系统彩超均正常,劳倦后加重,服用归脾丸后症状稍缓解。1周前因工作劳累后双下肢水肿加重,按之凹陷,乏力,朝轻暮重,胃纳欠佳,眠可,小便夜间频多。舌淡胖、边有齿痕、苔薄白,脉沉细而滑。

辨证:脾肾阳虚。

治法:健脾补肾,温阳利水。

方药:黄芪防己汤合济生肾气丸加减。党参12 g,黄芪30 g,炒白术12 g,防己10 g,茯苓皮30 g,生白芍15 g,山药30 g,薏苡仁30 g,怀牛膝12 g,赤小豆30 g,泽泻15 g,淫羊藿15 g,桂枝6 g,炒车前子10 g(包煎),冬瓜皮30 g,炙甘草8 g,大枣5枚。10剂,每日1剂,水煎服,早晚分2次温服。嘱其适当休息,不宜劳累,节制房事,起居有时,预防外感,忌食生冷甜食。

2014年8月28日复诊,服上方10剂后,双下肢水肿明显减轻,仍夜间小便频数,舌脉同前,守上方加炒山药30 g、乌药10 g、益智仁10 g,继服上方10剂,随访诸症消失。

按语:水肿是指因感受外邪,饮食失调,或劳倦过度等,使肺失宣降通调,脾失健运,肾失开合,膀胱气化失常,导致体内水液潴留,泛滥肌肤,以头面、眼睑、

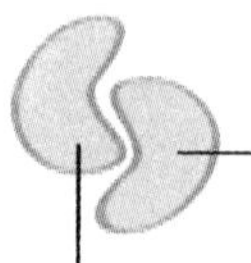

四肢、腰背甚至全身水肿为临床特征的一种病症。水肿是全身气化功能障碍的一种表现，与肺、脾、肾、三焦各脏腑密切相关。患者因劳倦过度，损伤脾肾，水液输布失常，溢于肌肤，发为水肿。此类水肿，多认为与脾肾相关，脾肾有相克关系，相互影响。如脾不足，因其不能治水而导致肾水泛滥，肾水泛滥，则会导致阴邪太甚而反侮脾土。脾肾阳虚阴盛，水湿泛滥，气化功能失司，导致水肿。方由黄芪防己汤合济生肾气丸加减，共奏健脾补肾，温阳利水之效。方中生白术、茯苓皮、泽泻、防己、泽泻、炒车前子、冬瓜皮健脾利湿，利水消肿；仙灵脾温补肾阳，使水得温则化。复诊患者仍夜间小便频数，加炒山药、乌药、益智仁以补肾缩尿，诸症痊愈。

（赵晶整理）

水肿（脾肾亏虚，湿热蕴于下焦）

李某某，女，40岁，正阳县人，2013年7月1日初诊。

主诉：双下肢水肿5年，加重1月余。

现病史：患者于5年前出现间断性双下肢水肿，按之凹陷，四肢乏力，伴心悸，胸闷，头晕脑涨，嗓子干哑，口苦，腰膝酸软，失眠多梦，纳差，大便稀，小便黄，尿少，月经正常。查尿常规示：白细胞（+），隐血（+）。舌质淡红、苔黄腻，脉沉弦。

诊断：水肿。

辨证：脾肾亏虚，湿热蕴于下焦。

治法：温肾健脾利水，清利下焦湿热。

方药：五苓散合保和丸、四妙散加减。猪苓30 g，泽泻20 g，白术15 g，金银花20 g，蒲公英20 g，连翘15 g，紫花地丁20 g，青皮20 g，郁金20 g，陈皮10 g，半夏10 g，云茯苓30 g，炒莱菔子10 g，焦楂10 g，焦神曲10 g，生薏苡仁30 g，苍术10 g，怀牛膝15 g，黄柏10 g，黄芩15 g，甘草10 g。10剂，日1剂，水煎服，早晚分2次温服。

2013年7月12日二诊。患者服上方后，水肿大为减轻，小便量增加，心悸、胸闷等症减轻，查尿常规示：白细胞（-），隐血（-）。现仍乏力、腰膝酸软、失

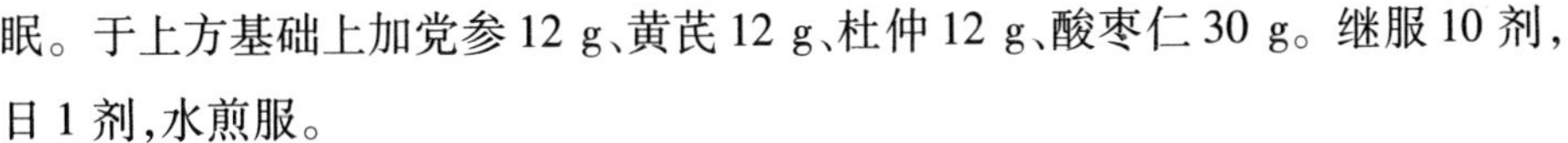

眠。于上方基础上加党参12 g、黄芪12 g、杜仲12 g、酸枣仁30 g。继服10剂,日1剂,水煎服。

经以上诊治后,患者双下肢水肿消失,小便可,纳食增加,头晕、胸闷、乏力、腰膝酸软、失眠、口苦等症未再出现,诸症消除。

按语:《黄帝内经》认为,水肿病机与脏腑功能失调有关。《素问·水热穴论》云:"肾者至阴也,至阴者盛水也,肺者太阴也,少阴者冬脉也。故其本在肾,其末在肺,皆积水也。"强调了肺肾两脏对水液代谢的重要作用。肺为水之上源,主宣发肃降,通调水道,肾脏有调节水液代谢的作用,这主要依赖于肾阳的气化作用。《素问·至真要大论》指出:"诸湿肿满,皆属于脾。"脾为中土,将水液转输肺肾,通过肺肾的功能完成水液代谢。由此可知,与水液代谢关系最为密切的脏腑是肺、脾、肾,这三个脏器的功能失调是引起水肿的关键所在,因此治疗水肿,中医一般以宣肺、健脾、温肾为基本原则。本患者以下肢水肿为主症,伴有便稀尿少,头晕纳差,腰膝酸软,小便黄,舌红、苔黄腻等症,证属脾肾亏虚,湿热蕴于下焦。方用五苓散以温阳化气,利湿行水;合用保和丸以消食、导滞、和胃,四妙散清利下焦湿热,金银花、连翘、蒲公英以清热解毒。诸药合用,共奏温肾健脾利水,清利下焦湿热之功。

(梁慕华整理)

水肿(脾肾两虚,气虚水泛)

韩某,男,24岁,焦作人,2013年9月7日初诊。

主诉:反复发作水肿伴泡沫样尿1年,加重2个月。

现病史:患者于1年前晨起时双眼睑水肿,很快波及全身,呈凹陷性水肿。在当地医院检查尿蛋白(++~+++),血浆白蛋白22.1 g/L,双肾彩超示皮质相对增厚,诊断为"肾病综合征"。应用激素及免疫抑制剂治疗3月余,效果不佳,遂来我院求治。刻诊见:患者神疲乏力,全身水肿,腰酸腿软,双下肢尤甚,小便有泡沫,纳呆,大便溏薄,日2~3行,寐差。舌淡红、苔薄白,脉细。

诊断:水肿。

辨证:脾肾两虚,气虚水泛。

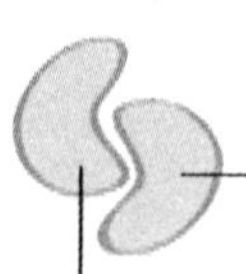

治法：补肾健脾，利水消肿。

方药：防己黄芪汤（《金匮要略》）加减。大腹皮 30 g，车前子30 g，桑白皮 30 g，当归 12 g，赤芍 20 g，山茱萸 18 g，黄精 15 g，桂枝 10 g，炮姜炭 10 g，淫羊藿 15 g，莲子 15 g，山药 15 g，防风 12 g，苍术 15 g，白术 15 g，黄芪30 g。7 剂，水煎服，日 1 剂，早晚分 2 次温服。

2013 年 9 月 15 日复诊，患者水肿未减，腹泻，水样便，日 7 行，查血常规及粪常规未见异常，前方加补骨脂 20 g，重用山药至 30 g，7 剂，水煎服，日 1 剂，早晚分 2 次温服。

2013 年 9 月 22 日三诊，服上药后腹泻止，水肿减轻，尿量增多，纳寐较前好转。上方去补骨脂，14 剂，水煎服，日 1 剂，早晚分 2 次温服。

2013 年 9 月 30 日四诊，患者基本情况可，水肿明显减轻，腰酸腿软，纳寐佳，大便成形，舌淡、苔白，脉细。前方去大腹皮、车前子，加熟地黄 20 g、菟丝子 15 g、盐杜仲 15 g，4 剂，水煎服，日 1 剂，早晚分两次温服。患者服此方 3 月余，已无水肿，嘱患者复查各项指标，基本正常。

按语：本例患者由于先天肾气不足，后天脾胃受损，运化失司，气化功能障碍，最终发为水肿，故予以补肾健脾，利水消肿之法。方选防己黄芪汤为主方，本证为本虚标实之证，脾肾虚衰为本，水湿犯溢为标，故在防己黄芪汤的基础上，重用大腹皮行气利水、车前子通小便而利水消肿，使水饮从小便而去。莲子、山药补脾益肾，炮姜、淫羊藿温补脾肾之阳气，山茱萸、黄精补肾益精。中医有“水病及血”之说，水肿日久，必阻滞脉络，气滞血瘀，故用当归、赤芍行血中之瘀滞。患者治疗初期由于久病脾气衰败，正虚不敌邪，腹泻不止，此时急则治其标，前方基础上加用补脾温肾涩肠止泻之品，药用补骨脂、山药补脾益肾、涩肠止泻。三诊水肿已明显减轻，大便成形，但脾肾两亏征象仍较重，恢复缓慢，为医者不可急于求成，应徐徐图之，病机的重点转为脾肾两虚，故加用熟地、菟丝子、杜仲补肾益精，配合补脾利水之品，攻补兼施，标本同治，故收事半功倍之效。

（赵英霖整理）

水肿(湿热下迫)

王某,男,69岁,2015年8月4日初诊。

主诉:双下肢水肿12天余。

现病史:12天前无明显诱因出现双下肢水肿,按之凹陷,皮肤干燥脱屑,无局部发热、疼痛等症,当地查尿常规:尿隐血阳性,尿蛋白(++)。泌尿系B超未见明显异常。发病以来全身乏力,纳眠一般,面色发暗,小便量少色黄,大便调。舌质暗红、苔黄腻,脉沉弦。

诊断:水肿。

辨证:湿热下迫,热伤络脉。

治法:清热利湿通络。

方药:导赤散合八正散加减。木通5 g,白茅根20 g,赤芍20 g,生地黄10 g,竹叶15 g,瞿麦20 g,血余炭6 g,萹蓄20 g,黄芩10 g,生栀子10 g,黄柏6 g,车前子10 g,枸杞子12 g,山茱萸25 g,萆薢20 g,忍冬藤20 g,三七粉3 g(冲服),甘草10 g,生姜3片,大枣5枚。10剂,日1剂,分2次服。

2015年8月16日二诊:服药后双下肢水肿减轻,原方再服10剂,嘱忌烟酒,低盐精蛋白饮食。

以上方随症加减治疗1月余,患者水肿消失,嘱其间断复查尿常规,随访2年未见复发。

按语:治疗水肿病,一般认为“腰以上肿,当发其汗,腰以下肿,当利其小便”。使潴留在体内的水液从小便和汗液因势利导向外排泄而消其肿,是谓之治疗大法。水肿患者,大多年老体虚,脏器衰退,水液不行。王老师认为治疗此类病症,不可一味利水消肿,而应辨证施治,注重调理肺脾肾及各脏腑的功能,方能肿消病愈。本案患者老年男性,水肿急性起病,据病情、舌脉,辨证属湿热下注,血脉受扰,故见水肿、血尿、蛋白尿,因此治疗给予清热利湿、凉血通络,方选导赤散和八正散加减,使湿去热清,血脉通利,故能肿消病愈。

(郭健整理)

水肿(瘀血内停)

马某,男,72岁,2014年10月18日初诊。

主诉:双眼睑及双下肢水肿1年,加重半月。

现病史:患者1年前无明显诱因出现双眼睑及双下肢水肿,时轻时重,未予重视,间断服用利尿药,病情仍反复。半月前上述症状加重,故来就诊,查尿常规未见明显异常,下肢血管彩超未见异常。遂来王师处就诊,症见双眼睑及双下肢浮肿,双下肢皮肤粗糙,腰背部酸困,头昏沉,眠差,多梦,纳可,口干,口苦,小便不畅,大便黏腻。舌质紫暗、苔黄厚腻,脉沉细涩。

中医诊断:水肿。

辨证:瘀血内停,水液不行。

治法:化瘀通络,通阳利水。

方药:血府逐瘀汤合五苓散加减。生地黄10 g,当归12 g,川芎15 g,赤芍12 g,桃仁6 g,红花10 g,泽泻20 g,猪苓20 g,白术15 g,桂枝12 g,怀牛膝15 g,益母草24 g,甘草6 g,生姜3片,大枣5枚。15剂,每日1剂,水煎服,早晚分2次温服。

服药15剂后,患者水肿明显减轻,小便正常,余无不适,舌质淡红、苔薄黄,脉滑缓。以上方随症加减调治2月余,诸症消失,疾病痊愈。随访半年未见复发。

按语:本案患者水肿日久见瘀血现象,与“水能病血、血能病水”之机制有关。瘀血既为水肿之因,又为水肿之果,说明水血为患,具有一定的联系。因此,在治疗迁延难愈的水肿病时,可采取活血化瘀法。方中血府逐瘀汤活血行气通经,使血行水亦行;五苓散温阳利水。二方合用,使瘀血得行,气化水利,故能使多年顽疾速愈。现代医学认为小便量的多少直接受肾血流量的影响,活血化瘀方药能消除肾血管中存在的凝血、毛细血管壁上的炎症,从而能相对地增加肾血流量,有助于肾的排尿功能,使小便通畅、水肿消除。

(郭健整理)

2. 淋证

淋证（湿热蕴结膀胱）

李某，女，44 岁，三门峡市人，2013 年 7 月 18 日初诊。

主诉：腰痛、小便不利 6 月余，加重 1 周。

现病史：患者 6 月前出现腰痛、小便不利，间断性发作，于 1 周前加重，排尿时明显。现症见小便艰涩疼痛，淋沥不畅，腰痛难忍，伴口苦、口干，头晕、昏沉不适，纳差，眠可，大便正常。舌质偏红、苔黄腻，脉象滑数。曾在他院求诊被诊断为肾结石、肾囊肿、胆囊炎，未予系统治疗。

诊断：淋证（石淋）。

辨证：湿热蕴结膀胱。

治法：清热利湿，排石通淋。

方药：八正散加减。猪苓 12 g，茯苓 12 g，鸡内金 10 g，萹蓄 15 g，滑石 30 g，栀子 10 g，木通 5 g，瞿麦 10 g，金钱草 30 g，海金沙 30 g，炒车前子 10 g（包煎），冬葵子 12 g，泽泻12 g，甘草 8 g，川续断 12 g。14 剂，水煎服，日 1 剂，早晚分 2 次温服。

2013 年 8 月 5 日二诊，患者服上方后，腰痛、口苦大为减轻，小便较前通畅，现仍口干，纳食一般，舌淡，苔黄腻。分析：患者口干，减少滑石、车前子用量，以防利水伤阴。

方药：猪苓 12 g，茯苓 12 g，鸡内金 10 g，萹蓄 15 g，滑石 15 g，栀子 10 g，木通 5 g，瞿麦 10 g，金钱草 30 g，海金沙 30 g，炒车前子 6 g（包煎），冬葵子 12 g，泽泻 12 g，甘草 8 g，川续断 12 g。14 剂，水煎服，日 1 剂，早晚分 2 次温服。

经以上诊治后，患者腰痛未再出现，小便通畅，纳食转佳，头晕未再出现，诸症消除。

按语：中医将淋证分为石淋、气淋、血淋、膏淋、劳淋。临床上石淋最为常见。石淋的主要病因是湿热蕴结下焦；或因情志抑郁，气滞不舒，郁而化火，热移下焦；或因饮食不节，过食辛热肥甘之品，或嗜酒太过，酿成湿热，注于下焦。

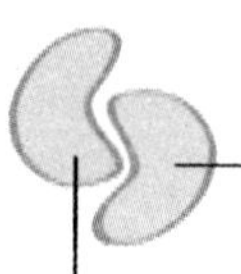

湿热蕴积，尿液受其煎熬，日积月累，尿中结为砂石，则为石淋。此外，若长期血尿，或清利过甚，以致肾阴耗伤，阴伤累及肾阳，或素体阳气不足，过用苦寒清利之剂，亦能导致肾阳亏虚。所以尿石症的过程中，常常也会出现肾阴或肾阳不足的征象，正所谓实中有虚，虚中有实也。石淋根据临床表现可分为四种类型，即湿热型、气滞型、肾阴虚型、肾阳虚型。该患者证属石淋之湿热型，是由“热、湿下移膀胱致水道涩滞”而成，治宜清热利湿、通淋排石，用八正散加减。八正散为治疗下焦湿热的代表方，方中木通、车前子、萹蓄、瞿麦、滑石均有通淋利湿之功；甘草、栀子清热泻火；海金沙、金钱草、鸡内金排石消坚；川牛膝引热下行。王老师在八正散基础上加用补肾类药物，如川续断等，认为补肾类药物可以补充肾气，肾气充足则有助于排石。

（梁慕华整理）

淋证（湿热下注，气阴亏虚）

陈某某，女，63岁，郑州市人，于2013年4月3日初诊。

主诉：反复尿频、尿急、尿痛1年余，再发1周。

现病史：患者诉近1年来无明显诱因反复出现尿频、尿急、尿痛，几乎每月发作一次。曾多次于外院和我院泌尿科住院或门诊诊治，经抗生素类药物（使用过多种静滴、口服抗生素）治疗，症状虽能缓减但很快复发。患者为此苦恼不已转而求治中医。1周前患者再次出现尿频、尿急、尿痛，先自行口服常规剂量氧氟沙星片4天无效，继在社区门诊静脉滴注头孢他啶2天，症状略减，伴见有口干，头晕，精神欠佳，纳可，寐安，二便调，舌红、苔花剥，脉细弱。查体：眼睑轻度水肿，今日空腹血糖7.5 mmol/L，尿常规：尿潜血（+-），白细胞（++），尿胆原（+-），pH值5.0，白细胞12个/uL，结晶7个/uL。既往有2型糖尿病史5年。

诊断：淋证（热淋）。

辨证：湿热下注膀胱兼气阴亏虚。

治法：清热泻火、利尿通淋，佐以养阴益气扶正。

方药：八正汤加减。鱼腥草20 g，萹蓄、瞿麦、大蓟、小蓟、金樱子、党参各

15 g,知母、蝉蜕、野菊花、石斛各 10 g,滑石、黄精各 20 g。10 剂,水煎服,日 1 剂,早晚分 2 次温服。

2013 年 4 月 15 日二诊,尿频、尿急、尿痛症状消失,口干、头晕明显好转,目朦,纳可,寐安,二便调,舌淡红、苔剥腻,脉细弱。尿沉渣:pH 值 5.0,结晶 20 个/uL,管型 2 个/uL,空腹血糖 7.0 mmol/L。处方:党参 15 g,灵芝 10 g,猪苓 12 g,石斛 12 g,生地黄 15 g,黄精 20 g,知母、牡丹皮、槟榔、淫羊藿、蚕沙、苏梗各 10 g,陈皮 6 g,仙鹤草、瞿麦各 15 g。14 剂,水煎服,日 1 剂,早晚分 2 次温服。服后诸症消失,空腹血糖 6.6 mmol/L。停服中药。

第 2 个月,尿频、尿急、尿痛等症一度再现,患者即来我处就诊,以初诊方稍作加减服用 5 剂则症状消失,予二诊方去蚕沙、苏梗、瞿麦,加黄芪 20 g 服用 15 剂,隔月再进 15 剂。至今已 1 年未复发。

按语:本案患者以“尿频、尿急、尿痛”为主诉,辨证属于中医的“淋证”范畴,淋证根据病因的不同,对其分类的认识也逐渐形成,如《中藏经》有冷、热、气、劳、膏、砂、虚、实八种;《诸病源候论》分为石、劳、气、血、膏、寒、热七种;《外台秘要》指出:石淋、气淋、膏淋、劳淋、热淋。然而根据临床实际,目前大多分为:血淋、石淋、气淋、膏淋、劳淋、热淋六种。此患者属于“热淋”,患者既往有消渴病史,其发病以气阴亏虚为本。病程日久,运化失职而水湿停聚化热下注膀胱;或因正气不足,外邪乘虚入侵,致膀胱气化失司,故见尿频、尿急、尿痛。初诊予八正散(恐木通损伤肾功能,故去之)清热泻火、利尿通淋,加用鱼腥草、野菊花清解热毒,石斛、金樱子养阴清热,大小蓟清热凉血,党参、黄精健脾补肾;二诊时,尿路刺激症状消失,血糖控制可,尿检无大碍,故将方中清热解毒力强之品全数去掉,以益气养阴、健脾补肾扶正为主,佐仙鹤草、瞿麦清利膀胱热邪。虽有小的复发,因患者正气已复,自我抗邪修复能力大增,病症方作,故能以 5 剂中药达到治疗之目的。其后间断予益气养阴、健脾补肾扶正中成药调理两月,终使病症未再反复发作。

淋证的治法,古有忌汗、忌补之说,如《金匮要略》说:“淋家不可发汗。”《丹溪心法 · 淋证》说:“最不可用补气之药,气得补而愈胀,血得补而愈涩,热得补而愈盛。”验之临床实际,未必都是如此。淋证往往有畏寒发热,此并非外邪袭表,而是湿热熏蒸,邪正相搏所致,发汗解表,自非所宜。因淋证多属膀胱有热,

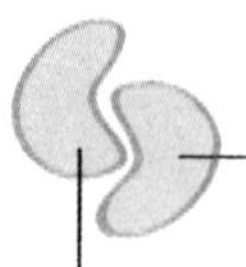

阴液常感不足，而辛散发表，用之不当，不仅不能退热，反而有劫伤营阴之弊。若淋证确由外感诱发，或淋家新感外邪，症见恶寒、发热、鼻塞、流涕、咳嗽、咽痛者，仍可适当配合运用辛凉解表发汗之剂。因淋证为膀胱有热、阴液不足，即使感受寒邪，亦容易化热，故避免辛温之品。至于淋证忌补之说，是指实热之证而言，诸如脾虚中气下陷、肾虚下元不固，自当运用健脾益气、补肾固涩等法治之，不必拘泥于淋证的治疗禁忌，而应该临床随证处之。

（赵润杨整理）

3. 遗尿

遗尿（肺脾气虚，肾气不足）

苏某某，女，68岁，南阳市人，2013年12月19日初诊。

主诉：遗尿1月余。

现病史：患者于1个月前出现间断性遗尿，尿频量少，咳嗽时遗尿加重，伴面白神疲，气短自汗，四肢乏力，食欲减退，大便不成形。舌淡、苔薄白，脉细无力。

诊断：遗尿。

辨证：肺脾气虚，肾气不足。

治法：健脾益气，升阳固涩，补肾缩尿。

方药：缩泉丸合补中益气汤加减。人参12 g，炙黄芪15 g，白术9 g，陈皮12 g，当归9 g，升麻6 g，柴胡9 g，益智仁9 g，乌药9 g，山药15 g，甘草6 g。5剂，水煎服，日1剂。

2013年12月26日二诊。患者诉遗尿次数减少，咳嗽时遗尿量较前减少，四肢乏力较前改善，舌淡、苔薄白，脉细无力。继守上方，加大黄芪用量。方药：人参12 g，炙黄芪30 g，白术9 g，陈皮12 g，当归9 g，升麻6 g，柴胡9 g，益智仁9 g，乌药9 g，山药15 g，甘草6 g。7剂，水煎服，日1剂。

经以上诊治后，患者咳嗽、遗尿症状消失，大便正常，四肢乏力症状较前明显改善。

按语：患者为老年女性，间断遗尿1月余，尿频量少，咳嗽时遗尿加重，属“膀胱咳”，《黄帝内经》言：“五脏之久咳，乃移于六腑。”“肾咳不已，则膀胱受之，膀胱咳状，咳而遗溺。”肾与膀胱同居下焦，通过经脉的相互络属而密切联系。膀胱的贮存和排尿功能，依赖于肾气的气化和固涩。肾气帮助膀胱气化津液，以控制尿液的排泄。肾气充足，固摄有权，膀胱开阖有度，则小便排泄正常。反之，肾气不足，膀胱失其约束，则小便失禁。可见膀胱咳与肺、肾、膀胱三者均有关。患者肺肾亏虚，气化固摄无力，膀胱失去约束，故咳而遗尿，此乃肺肾膀胱皆虚。治疗当选缩泉丸，以补肾缩尿，缩泉丸方中山药健脾补肾，可使肾气健、寒邪去；益智仁温补脾肾、涩精缩尿；乌药可温膀胱、助气化、止小便频数。患者面白神疲，气短自汗，四肢乏力，食欲减退，大便不成形，舌淡、苔薄白，脉细无力是肺脾气虚的征象，治疗给予补中益气汤以益气升举。方中炙黄芪以补益脾肺之气，升阳固表为主，有和胃健脾、补中升阳之功；人参、炒白术、炙甘草甘温补中，有益气生血之效；柴胡疏肝理气之余，配伍升麻以助阳气升举；当归可养血、补血、行血、柔肝，有血中气药之美誉；陈皮行脾胃之气。诸药配伍，共奏益气升举、补肾固涩止遗之功。

（梁慕华整理）

（五）肿瘤

1. 瘿瘤

瘿瘤（肝郁气滞，痰瘀凝滞）

患者刘某某，女，37岁，荥阳市人，于2013年5月6日初诊。

主诉：左侧颈部肿块2月余。

现病史：患者2个月前因家庭不和，情志不遂，开始发现颈部左侧有1个枣

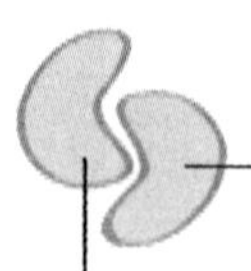

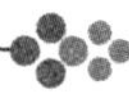

核大小包块，后逐渐增大至鹌鹑蛋大小，扪之移动，质硬中等度，省某医院检查诊为“甲状腺瘤”，因惧怕手术，故前来求治于中医。平素情绪易于波动，心烦急躁，心悸眠差，咽部憋闷，吞咽亦感不适，口苦咽干，大便干结，舌红、苔少，脉弦细而滑。

诊断：瘿瘤（甲状腺瘤）。

辨证：肝郁气滞，痰瘀凝滞。

治法：疏肝解郁清热，软坚化痰散结。

方药：玄参、生地黄、海藻、柴胡、赤芍、郁金、瓜蒌各 12 g，浙贝母、桔梗各 10 g，三棱、莪术各 9 g，牡蛎、蜀羊泉各 30 g，甘草 6 g。10 剂，水煎服，日 1 剂，早晚分 2 次温服。

2013 年 5 月 22 日二诊，服上药后，颈部肿块较前有所缩小，质地稍变软，情绪较前平稳，咽部憋闷减轻，大便已正常。守上方继服 15 剂。

三诊：药后肿块显著消退，咽部吞咽均无不适，精神、情绪大有好转，舌淡红、苔薄白，脉滑缓。守上方继进 15 剂。后将上方加工成水丸，服用半年而痊愈。

按语：甲状腺瘤属中医瘿瘤范畴。情志内伤的气郁是瘿瘤的主要因素之一，《圣济总录》明确记载“（瘿病）妇女多有之，缘忧患有甚于男子也”，是女性高发的因素。对瘿瘤的病机，《外科正宗》指出“非阴阳正气结肿，乃五脏瘀血、浊气、痰滞而成”，是气滞、痰凝、血瘀壅结所致。因情志内伤，肝气疏泄失司，郁结不化，脾气随之受累，运化失司，津液失于布散，凝聚成痰，痰凝与气郁相互搏结，交阻于颈，遂成瘿瘤，继之气郁而累及血循，血行不畅，瘀阻经络，痰凝又更阻碍血运，痰瘀交凝，瘿肿更趋坚硬，所以《济生方》一言以概之，曰：“夫瘿瘤者，大抵人之气血，循环一身，常欲无滞留之患，调摄失宜，气凝血滞，为瘿为瘤。”可见气、痰、瘀三者壅结颈前是瘿瘤形成的基本病理。方中玄参、生地黄、柴胡、蜀羊泉养阴清热、疏肝理气、软坚散结，海藻、郁金、贝母、瓜蒌、牡蛎软坚化痰散结，赤芍、三棱、莪术活血化瘀消积，桔梗、连翘清热利咽散结，甘草调和诸药。痰瘀消，热清结散，气机调畅，故获痊愈。

（赵润杨整理）

2. 噎膈

噎膈(痰湿中阻,气机不利)

蒋某,男,53岁,2015年6月4日初诊。

代主诉:患者胃不受纳,食而复出,伴吞咽困难10天余。

现病史:患者胃不受食,食不下,食而复出,伴吞咽困难10天余,咳嗽,有痰难咯,胸闷气短,有肺腺癌病史,现大便量少,质稀,3~4次/天。舌暗红、苔黄腻,脉滑。

辨证:痰湿中阻,气机不利。

治法:宽中理气,祛湿化痰。

方药:左金丸合二陈汤加减。苏梗10 g,黄芩6 g,鸡内金10 g,急性子12 g,厚朴10 g,炒莱菔子12 g,板蓝根12 g,陈皮10 g,法半夏12 g,茯苓15 g,砂仁10 g,甘草6 g,大枣4枚 g,生姜2块,竹茹10 g,白花蛇舌草10 g。10剂,水煎服。

2015年6月11日复诊,服上药后,能食不吐,胸闷气短缓解,舌暗红、苔黄腻,脉滑。守上方继服10剂,后随访能正常饮食。

按语:该患者为肺腺癌患者,咳嗽、胸闷气短是其肺腺癌的主要临床表现。而其出现的食不下、吞咽困难为中医内科之"噎膈",是因痰湿交阻于食道和胃,故而吞咽之时哽咽不顺,格塞难下,继则瘀血内结,痰气瘀三者交互搏结,胃之通降阻塞,上下不通,因此饮食难下,食而复出。郁久化火,痰瘀生热,伤津耗液,出现舌质红、苔黄腻,阴损及阳,脾胃阳气衰败不能输布津液,痰气瘀结倍甚形成虚实夹杂之候。因此,理气、化痰、消瘀、降火为其治疗大法。方中苏梗、厚朴、炒莱菔子、陈皮宽胸利膈顺气;急性子行瘀降气,软坚散结;黄芩入肺经清肺火,配法半夏、竹茹以疗肺热咳嗽痰多;茯苓、砂仁祛湿化痰,《世补斋医书》言:"茯苓一味为治痰主药",砂仁乃醒脾调胃之要药,合厚朴既可祛湿化痰又可健脾止泻;板蓝根利咽;甘草、生姜、大枣三者共奏温中补虚之效,鸡内金消食兼健运脾胃,脾胃健则阳气行;白花蛇舌草清热解毒,广泛用于各种癌症治疗。效不更方，故而继服10剂。

（吕沛宛整理）

3. 肺积

肺积（阴虚火旺）

吕某某，女，50岁，郑州市中牟县人，2014年11月6日初诊。

主诉：反复咳嗽5个月，咯血痰半月。

现病史：2013年9月起反复咳嗽，缠绵难愈，给予抗生素及对症止咳化痰药物偶有效，旋复发作。2014年2月查胸部CT发现左上肺叶占位，行CT引导下穿刺活检病理为肺腺癌，遂于3月行左肺上叶切除术，术后行gP方案化疗2个疗程，化疗后出现咯血，就诊时症见：咳嗽，有痰难咯，痰中带血，活动后或静息时偶有气短，面色紫暗而青，舌红、苔少，脉沉细。

诊断：肺积。

辨证：（肺）阴虚火旺。

治法：滋阴润肺，化痰散结。

方药：沙参麦冬汤合泻白散加减。北沙参15 g，麦冬12 g，百部10 g，杏仁10 g，前胡10 g，瓜蒌10 g，知母10 g，桔梗10 g，川贝10 g，炙紫菀12 g，炙款冬花12 g，炙桑白皮12 g，甘草8 g，炒枳壳9 g，地骨皮9 g。7剂，水煎服，日1剂，早晚分2次温服。

2014年11月15日二诊，药后咳嗽减轻，但仍出现痰中带血，查舌红、苔稍腻，脉滑细，初诊方去沙参、麦冬，加黄芩10 g、桑叶10 g、连翘15 g、生代赭石30 g、白花蛇舌草30 g、大黄5 g（后下）。7剂水煎服。

2014年11月22日三诊，咳血痰消失，近日感胸闷气短，喉间痰鸣，舌淡红、苔滑，脉滑细。

处方：北沙参25 g，百部10 g，黄芩8 g，杏仁10 g，前胡10 g，瓜蒌10 g，知母10 g，桔梗10 g，连翘15 g，炙桑白皮10 g，白花蛇舌草30 g，地骨皮10 g，炙紫菀

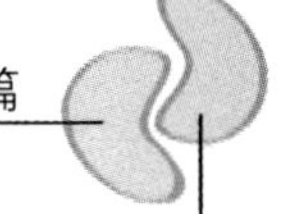

12 g,炙款冬花 12 g,甘草 8 g。7 剂,水煎服。

2014 年 11 月 29 日四诊,服上方后病情明显好转,胸闷气短减轻,登至 5 楼方觉气短,已无明显喉间痰鸣,查舌红、苔稍腻,脉滑细。

处方:北沙参 15 g,麦冬 12 g,五味子 10 g,炒牛蒡子 9 g,知母 10 g,川贝母 10 g,炙款冬花 12 g,炒枳壳 10 g,连翘 15 g,板蓝根 12 g,地龙 12 g,甘草 8 g。7 剂,水煎服,日 1 剂,早晚分 2 次温服。

2014 年 12 月 6 日五诊,药后诸症减轻,但咳后干呕,痰中带血基本消失,痰黏难咯,时有腰痛,查舌红、苔稍腻,脉滑细,11 月 29 日方加炙桑白皮 12 g、炙枇杷叶 12 g、炙川断 12 g。

2014 年 12 月 13 日六诊,药后病情减轻,诉咳嗽减轻,痰较前易于咯出,痰色灰暗。舌质红、少苔,脉滑细。上方加炒紫苏子 10 g、全瓜蒌 10 g。7 剂,水煎服,日 1 剂,早晚分 2 次温服。

按语:该例患者中年女性,对王师非常信任尊重,每每称呼王师为先生,用语恭谨,心态平和。初诊时面色黧暗而青,而至六诊观其面色则隐现红润之色,痰血消失而易咯出,应是正气来复之象。王师一直遵从肺为娇脏之理,用药不辛不燥,唯以甘凉润之,适时稍攻,亦缓取良效。

(刘培民整理)

肺积(阳虚寒凝,气血凝滞)

赵某,男,62 岁,南阳市人,2013 年 6 月 24 日初诊。

主诉:咳嗽咯血喘闷胸痛 4 个月,加重 1 个月。

现病史:初起病时,全身战栗恶寒,其后发热,伴有咳嗽、喘促,病势严重,到当地县级医院经胸部 X 光透视检查,左肺上叶有阴影(空洞),考虑肺部感染,给予对症抗炎止咳平喘治疗,病情改善出院。近 3 个月,患者觉右胸前乳房处疼痛,放射至后脊背痛,伴有咳嗽吐痰,痰中带血,仍到县医院,经胸部 CT 及穿刺活检病理诊断,确诊为肺腺癌,患者拒绝手术治疗,服用中药治疗病患。2 个月间先后 4 次更换中医大夫,服药 30 多剂,病势愈加严重,前来就诊。就诊症见:患者已卧床不起,患者每天都叠被倚床而坐,不能下地,咳嗽气促,吐白泡沫腥

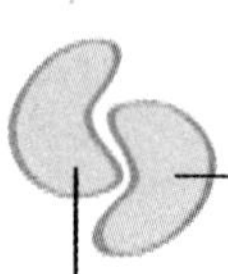

臭且带血丝涎痰，全身无力，面容灰黯，两眼无神，鼻、唇青，声音细微，呼吸喘促，恶寒特甚，虽夏天尚穿棉袄，有时又觉心内潮热，但不思饮水，喜热食，头项强痛，舌淡苔白腻，脉沉细。

诊断：肺积。

辨证：阳虚寒凝，气血凝滞。

治法：温阳散寒，化痰平喘，以麻黄附子细辛汤加味治之。生麻黄 10 g，制附片 50 g（先煎），细辛 8 g，桂枝 20 g，高良姜 20 g，干姜 40 g，甘草 60 g，半夏 30 g。3 剂，水煎服，日 1 剂，早晚分 2 次温服。

嘱以后凡处方中有附片，皆先煎熬 1 小时，有麻黄、桂枝、细辛皆应忌吃油腻、蛋类及辛辣刺激食品。和家属交代病情：中医治疗不是针对肿瘤缩小方面，亦反对以毒攻毒等治法，应针对现有症状，以减轻患者痛苦为主，然后在此基础上扶正祛邪，达到延长生命的目的。

二诊，患者服药 3 剂后，自觉咳嗽、气促、胸痛都有所减轻，考虑痰中带血，以炮姜易干姜，复就上方加重剂量以治之。方药：生麻黄 15 g，制附片 80 g，细辛 10 g，桂枝 30 g，高良姜 50 g，炮姜 50 g，甘草 80 g。3 剂，水煎服，日 1 剂，早晚分 2 次温服。

三诊，服上方 3 剂后，咳、喘都减轻，痰中已完全无血，对治疗此类病症，增加信心。考虑过去所服中、西药过多，体内中有药毒，用独味甘草汤清解之，可作茶饮。甘草 200 g，代茶饮。

四诊，服上方后，大便溏，有涎沫，量多，矢气往下行而舒畅，痰易咳出，精神转好，能起床坐一段时间，并在室内步行。自觉白天吐痰，从右边出来，痰稠浓，腥臭异常；晚上痰从左边出来，白泡沫痰，味不臭。舌质淡、边有齿痕、苔白，脉沉细。方以附子理中汤加味治之。方药：制附片 100 g，炮姜 100 g，白术 50 g，党参 50 g，桔梗 15 g，甘草 80 g，鹿角片 30 g，鱼腥草 30 g。3 剂，水煎服，日 1 剂，早晚分 2 次温服。

五诊，连续服药 3 剂，咳、喘、痛都减轻，臭痰减少较多，痛处拒按减轻，饮食增多，精神转好，自觉心中舒适，能在附近街道走上二三百步；自觉两足能睡暖（过去两足通夜冰凉），能安睡四五个小时。守前方继续服用。

六诊，根据服药情况判断，患者中、下焦阳虚影响肺脏，以致咳、喘，寒湿凝聚不散作痛，必须扶中、下焦之阳，乃就原方加扶阳补肾药品，或加肉苁蓉、巴戟天、紫石英、补骨脂、韭子、菟丝子、砂仁、上肉桂、鹿角胶等，连续服药50余剂，该证有所减轻，服药近80余剂，已能上街步行。

七诊，为巩固疗效，用潜阳、封髓丹合方治之，以纳气归肾，避免肾气不上冲导致的咳、喘。方药：附片100 g，酥龟板20 g，黄柏50 g，磁石50 g，砂仁40 g，甘草30 g。

据其家属谈，上方共服10剂，乃停服药。到医院复查，肺部阴影缩小，癌细胞没有发展，病情基本得到控制，嘱其注意调护，不要感受外邪。

按语：近年中医界同仁积极为治疗癌症贡献力量，已取得不少成绩，其辨证选方用药，多偏于养阴清热解毒，以毒攻毒，化瘀通络一途。王师对本例肺癌，概以阳药施治，服药近百剂，时间长达半年。检查肺部阴影缩小，癌细胞得到控制，因此发生之咳嗽、喘、不能正常步行、吐痰腥臭等症状，均消失，正如《黄帝内经》所说："正气存内，邪不可干。"临床病案，阳虚所致肿瘤亦很常见，化疗后和处于肿瘤中晚期的患者总表现为畏寒肢冷、面色㿠白、浮肿、小便清长、大便溏薄、脉沉迟等，这些都是典型的阳虚寒盛的状况。现代文献报道，经过临床对照研究，发现正气虚是导致肺癌发生之关键，正如《黄帝内经》云："邪之所凑，其气必虚。"《医宗必读》曰："积之由也，正气不足，而后邪气踞之。"其中阳气虚占有相当的比例，因此，用了温阳的中药后，有效率可以达到62%，但如果不用温阳药，有效率只有35%。该例患者即为典型的阳虚类型，综观所有症状，证属阳虚内寒，其肺癌因阳虚寒邪凝滞而引起，年轻时，正气尚有抵抗能力，故不觉病，而中年以后，身体渐衰，寒凝气滞，水湿不行，以致出现上述诸种症状。但阳损至极亦可见阴伤虚火之象，综观病变根本，阳虚为本，阴伤为标，故治疗用药处处以扶阳固本为念，临近收效之时，佐以滋阴潜阳之剂，取阴中求阳之功。

（刘培民整理）

肺积（邪毒壅肺，痰瘀阻络）

张某，女，58岁，河南省信阳市人，2013年3月17日初诊。

现病史：患者阵发性头痛3月余，经当地医院治疗乏效。遂去上海投亲求

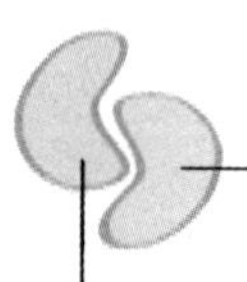

医，到上海第二军医大学长征医院检查，CT 提示：两侧大脑内分布多个大小不等结节性病灶。进一步胸部 CT 检查发现，左肺癌伴阻塞性炎症。患者因经济困难，放弃了手术等治疗。后经人介绍，就诊我处。诊时头痛且重，咳嗽、痰少、胸闷，左上肢麻木，步态亦困难，但不呕吐，言语尚清，二便正常，饮食欠佳，情绪低落，舌质紫暗、苔薄白腻，脉弦滑细。

诊断：肺积。

辨证：邪毒壅肺，痰瘀痼积，瘀阻脉络，清空失灵。

治法：祛风痰，化瘀血，清肺解毒，软坚散结。

方药：金荞麦 15 g，山豆根 10 g，鱼腥草 25 g，僵蚕 10 g，生水蛭 15 g，广地龙 12 g，全蝎 6 g，露蜂房 15 g，大贝母 15 g，炙紫菀 12 g，炙款冬花 15 g，炮穿山甲 5 g，胆南星 10 g，法半夏 15 g，南北沙参各 15 g，炙鳖甲（先煎）30 g，紫丹参 15 g，川芎 10 g，老葱白 15 g，姜 3 片。水煎，每日 1 剂，早晚饭后 1 小时服。

另加服六神丸，每次 20 粒，日 3 次。

2013 年 5 月 15 日复诊：患者服药 10 剂，自觉头痛较前减轻，间隔时间明显拉长，已不胸闷，微咳无痰。步态仍欠利。药已见效，加之家人的关心照顾，患者对治疗情绪好转，增强了信心。前方已见疗效，仍守原方继续跟踪治疗。

将生水蛭、全蝎、䗪虫、蜈蚣另配，打研成粉，装胶囊随汤药吞服。日 2 次。患者经半年多的治疗，病情基本稳定。

按语：本案处方看似庞杂，但依证立法，遣方调药，紧扣病机。方中用南北沙参养阴润肺；金荞麦、山豆根、鱼腥草清肺解毒；大象贝、紫菀、款冬花化痰止咳；僵蚕、胆南星、全蝎、地龙、生半夏祛除风痰；生水蛭、川芎、穿山甲、丹参破瘀消癥；鳖甲、胆南星、大贝母、半夏等软坚散结。患者体质尚好，正气内存，当以全蝎、露蜂房、炮穿山甲、生水蛭、生半夏等以毒攻毒，清代名医王清任通窍活血汤方歌谓“通窍全凭好麝香”，因该药市售难得，即使有也真伪难辨，故用苏州雷允上六神丸代之，因六神丸中主要药物有麝香，本品六味药组成具有很强的清热解毒抗癌作用，是故用之配合主方，相得益彰。

（刘培民整理）

肺积(肺脾气虚,痰湿内停)

李某某,男,48岁,河南省商丘市人。

主诉:咳嗽胸痛咯血丝3个月,加重1周。

现病史:患者于1999年12月,胸部CT检查发现左下肺癌。化疗首次疗效尚可,第2周期化疗则体力不支,无法继续进行。复查胸部CT,癌已两肺广泛扩散,生存期约三四个月。患者情绪十分低落。2000年2月中旬经人介绍来就诊,症见消瘦乏力,声息低微,不愿讲话,咳嗽,吐泡沫痰及血丝痰,气喘,左胸闷痛,纳差口干,夜寐差,大便不畅,舌质暗红、苔薄腻,脉细小结代。

诊断:肺积。

辨证:肺脾气虚,痰湿内停。

治法:补脾益气、润肺化痰。

方药:金荞麦15 g,生黄芪25 g,红参10 g(另炖),升麻10 g,天花粉15 g,南北沙参各15 g,炒白术15 g,法半夏12 g,薏苡仁30 g,蜈蚣2条,露蜂房10 g,浙贝母15 g,白花蛇舌草25 g,淫羊藿12 g,紫苑12 g。水煎服,每日1剂,早晚饭后1小时服。另用西洋参、冬虫夏草与老母鸡炖汤服。

二诊:以上方先后调方治疗2个月,气喘平息,但仍偶见咳嗽痰中带血,转以养阴润肺,止咳化痰。方药:生晒参12 g,百合15 g,生熟地黄各15 g,生黄芪25 g,炙紫菀10 g,全瓜蒌20 g,麦冬5 g,冬凌草15 g,川贝母5 g(研粉吞服),甘草8 g,生薏苡仁30 g,白及10 g。水煎,每日1剂,早晚饭后1小时服。治疗5个月余,患者精神体质恢复正常。

按语:本案病例是一位中年男性左下肺癌患者,首次化疗病者虽然坚持下来,再次化疗患者身体已虚弱,已无法对抗化疗所导致的副作用。病情不但没有得到控制,反而使人体正气更虚,导致癌毒广泛扩散到两肺。在肿瘤治疗的临床中,经常出现这类情况,在无计可施的情况下,有个别医者常言:"癌已扩散,只能活两三个月了。"这不是治病的积极态度,常常导致患者及其家属失去治疗的信心,使患者面临即将死亡的悲观恐惧,对预后产生了极大的消极影响。患者甚至很快死于恐惧之中。这就是人们所说的"一部分癌症患者是被吓死的”。患者转诊我处,予以积极思想疏导,增强自我抗病信心。运用中医理念,从整体上进行扶正抗癌治疗,使之恢复生机。坚持治疗,力挽沉疴。医疗实践证明,这类患者,只要有一线生机,我们就要做十倍的努力。此患者肺脾气虚,脾虚则水谷不运,精微不布,痰湿更易滋生;中气不足,无以培金,则肺气更虚。故治肺必先治脾,并给予积极心理疏导。王老在扶正抗癌之时,喜用人参。人参为大补元气、扶正祛邪、回阳救脱之君药。独参汤挽虚脱垂危之人,于须臾生死之间,足见其效宏。人参味甘,微苦。生者性平,熟者性温。生熟之用,在于辨证配伍之时。人参堪称药中之皇 ,用之得法,起死回生,用之不当,亦可杀人。市售人参等级真伪难辨,所谓野山参者,市已绝迹。有者亦是伪品。目前人参皆为家种园参。人参用法甚多,常人都将人参另煎,兑入汤药中服之,可能考虑到人参价贵等因素。查阅历代经典,有关人参的组方中,鲜有另煎的,都将人参与众药同煎,何也? 君、臣、佐、使熔于一炉,药效之变化,同仇敌忾,方能有效。如另煎,则君孤,难融群体,其效难料矣。现代药理研究证实:人参中所含的人参皂苷、人参多糖、人参挥发油等对恶性肿瘤均有一定的抑制作用,能抑制癌细胞的增殖,抑制癌细胞 DNA、RNA 和蛋白质合成,使离体培养的肝癌细胞向正常肝细胞逆转,对提高机体免疫力,对机体的特异性免疫和非特异性免疫均有明显的促进作用,能抑制肿瘤的发生和生长。人参的药理活性常因机体机能状态不同呈双向作用。因此认为人参是具有“适应原”样作用的典型代表药。

(刘培民整理)

4. 肝癌

肝癌(清肝逐瘀,软坚抗癌)

李某某,男,43 岁,周口市扶沟县乡村医生, 2012 年 12 月 24 初诊。

主诉:右上腹反复疼痛,伴黄疸 3 个月,腹痛加重 9 天。

现病史:患者近 3 个月来出现右上腹肝区疼痛,伴见目黄、身黄、小便黄,慢性病容。素有慢性乙肝病史 18 年,入住当地县医院行彩超检查诊断为肝硬化、脾大、胆囊炎、胆石症、肝癌,于 2012 年 11 月 17 日行剖腹探查,肝于肋下 2 厘米,质硬,肝之膈面可见核桃大小之结节,右肝实质内突变数个,其表面可见弥漫性黄豆大小之结节,肝色赤红,其顶部为灰白色,肝之腹面可见拳头大小之结节,肝之左叶约 2/3 也有类似改变,胆囊及胆总管内未扪及结石,胰腺不大,脾于胃下约 7 厘米中,表面光滑,网膜血管及胃底静脉未见怒张。据术中所见考虑为肝癌。并见胆囊萎缩,失去原有光泽。就诊时症见:右上腹疼痛,腹胀纳差,进食量很少,夜寐差,大便干,小便黄赤量少。查舌暗有瘀斑、苔白腻。脉弦细。

诊断:肝癌。

辨证:瘀毒内结。

治法:清肝逐瘀,软坚抗癌。

方药:丹参 12 g,茵陈 30 g,鳖甲 30 g,玳瑁 15 g,郁金 15 g,夏枯草 60 g,酒大黄 12 g,䗪虫 12 g,海藻 30 g,昆布 30 g,金钱草 30 g,半枝莲 30 g。10 剂,水煎服,日1 剂,早晚分 2 次温服。

2013 年 1 月 8 日二诊,病情逐步减轻,10 剂服完后,其家属代述:患者饮食起居虽未达到正常,但较前改善,唯食后觉反饱作胀,每餐只能吃 100 g 左右,无腹水,肝区犹硬,包块略小一些,未消,时或刺痛,其他无异常变化。方药:党参 20 g,三棱 15 g,莪术 15 g,丹参 12 g,茵陈 30 g,鳖甲 30 g,夏枯草 60 g,酒大黄 12 g,䗪虫 12 g,海藻 30 g,昆布 30 g,栀子 15 g,玳瑁 15 g,半枝莲 60 g,芒硝 12 g,金钱草 30 g。又服 10 剂,复查腹部彩超及 CT 肝上包块已渐消散,病情稳定。

按语:本例患者素有慢性乙肝病史近 20 年,缠绵未愈。究其病变恶化原因,责之于郁怒伤肝,加之饮酒损伤,积渐而成。该病治法王师指导我们有以下几种:①疏肝理气化瘀法;②健脾和胃散结法;③养血滋阴法;④化湿利小便法。具体应用时,当以疏肝化瘀法为主,必要时适当加入清热解毒药物。针对该例患者,即给予清热化瘀,活血散结,重用海藻、昆布散结,收效显著。

(刘培民整理)

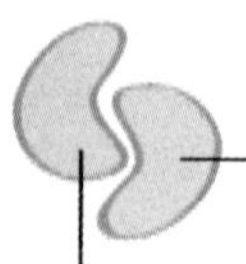

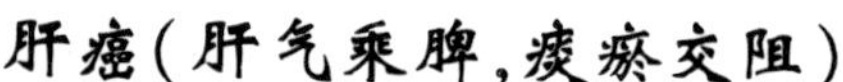

肝癌(肝气乘脾,痰瘀交阻)

孙某,男,42岁,郑州市公安局干警,2014年12月26日初诊。

主诉:右上腹疼痛伴黄疸5个月,发热2周。

现病史:患者2014年10月饮酒后肝区疼痛,随后出现黄疸(身黄、目黄、小便黄),至河南省郑大一附院住院治疗,查腹部CT发现肝内胆管及胆总管胰头部占位,无法行手术切除,患者辗转至上海东方肝胆医院行手术治疗,术后1个月出现发热、黄疸,住院治疗1个月无效,黄疸持续加深。求治于门诊。症见:患者面色萎黄,全身目睛黄染,午后中低热,用药可渐退,第2天旋又发热,食略减,大便干结,小便黄赤。舌质红、苔黄腻而垢,流涎有痰,脉弦细。

诊断:肝癌。

辨证:肝气乘脾,痰瘀交阻。

治法:疏肝扶脾,化痰软坚,逐瘀抗癌。

方药:茵陈30 g,柴胡12 g,栀子12 g,法半夏12 g,鳖甲12 g,苍术12 g,丹参12 g,黄芩10 g,青蒿15 g,牡丹皮12 g。西黄丸每天3次,每次4粒服,处方变化不大,服后患者发热退至正常,黄疸渐消。8个月治疗痊愈。

按语:王师擅长治疗癌症发热,癌症发热多夹杂正虚邪实,肝郁脾虚等病机,王师每每疏散条达气机,或调合营卫,或枢转少阳,或滋阴燮阳,每每药到热退,病情好转。此例患者用药可见一斑。

(刘培民整理)

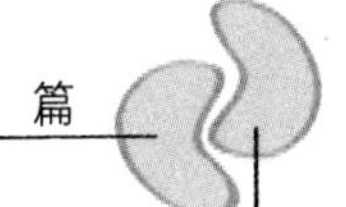

(六)气血津液病

1. 消渴(2 型糖尿病)

消渴(阴虚火旺,瘀血内阻)

张某,男,68 岁,郑州市人,2014 年 10 月 11 日初诊。

主诉:口渴多饮伴多食易饥 2 月余。

现病史:患者近 2 个月来不明原因出现口渴多饮,饮水量明显增多,但仍觉口干渴,伴多食易饥,体重减轻,排尿次数及尿量均增多,偶有多汗。遂到王老处就诊,查空腹血糖 11.2 mmol/L,餐后 2 小时血糖 17.6 mmol/L;尿糖(++);甲状腺功能未见异常;有高血压病史 6 年。现症见口渴多饮、多食易饥、神疲乏力,面赤,舌边尖红、苔稍黄,舌下脉络瘀滞,脉细数。

诊断:消渴。

辨证:阴虚火旺,瘀血内阻。

治法:益气养阴,滋肾活血。

方药:地黄饮子加减。生熟地黄各 30 g,太子参 25 g,麦冬 15 g,五味子 15 g,山茱萸 20 g,枸杞子 20 g,黄芪 15 g,金钗石斛 15 g,泽泻 15 g,生山药 30 g,葛根 20 g,玄参 15 g,丹参 20 g,牡丹皮 10 g,川续断 20 g,枇杷叶 15 g,甘草10 g。10 剂,日 1 剂,水煎取汁 250 mL,分 2 次服。嘱其控制饮食,加强活动,改善生活方式。

二诊:服药后,患者症状明显改善。效不更方,再进 10 剂,煎服法同前。

以上方随症加减治疗 2 个月,患者复查血糖,空腹血糖 6.2 mmol/L,餐后 2 小时血糖 8.6 mmol/L,尿糖(-)。随访半年,血糖控制尚可。

按语:地黄饮子主消渴咽干,面赤烦躁,阴虚火炎,阳明苑热。《医林纂要》

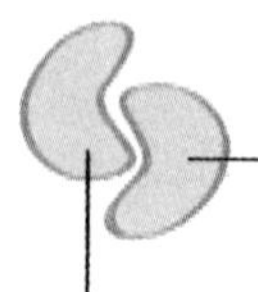

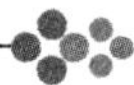

有云:“此方意在滋阴血以济亢阳,故麦门冬、枇杷叶佐天门冬而清肺;黄芪、甘草佐人参而和脾胃;生地、泽泻佐熟地而滋肾;引肾水以上荣,而亢阳不能害,则于石斛取之。固其本根达其条枝,荣其枝叶,破其上逆之势,而泻其余邪。三焦之气顺,心包之血滋,火散而气清,润泽荣华,无烦躁咽干之病。”本案患者兼有瘀血之证,遂酌加丹参、牡丹皮之类以活血通脉;随症加入施今墨先生降糖药对,以提高临床疗效,本案标本兼顾,经方验方结合,故能达到较好临床效果。

(郭健整理)

消渴(肝郁脾虚,痰火内扰,气阴两虚)

褚某某,男,92岁,退休干部,2015年4月17日初诊。

主诉:口干、口渴3年余,加重2个月。

现病史:患者于3年前,出现口干、口渴,夜间加重,伴口中流涎,大便不成形等。舌质红、苔滑,脉象弦细而滑。

诊断:消渴。

辨证:肝郁脾虚,痰火内扰,气阴两虚。

治法:疏肝解郁,健脾益气,滋阴清热化痰。

方药:柴胡12 g,黄芩10 g,金钗石斛12 g,竹茹10 g,枳实10 g,天竺黄9 g,胆南星9 g,郁金12 g,知母10 g,陈皮10 g,法半夏12 g,茯苓15 g,焦山楂10 g,建神曲10 g,炒莱菔10 g,连翘12 g,甘草8 g,大枣4枚,生姜2片,北沙参15 g。7剂,水煎服,日1剂,早晚分2次温服。

2015年4月23日二诊。药后略见好转,仍口渴,便溏,脉滑细,舌红、苔滑,脉象如前。

方药:守上方去大枣、生姜,加葛根15 g、生石膏30 g、麦冬12 g。7剂,水煎服,日1剂,早晚分2次温服。

2015年5月14日三诊。药后病情好转,复因咳嗽住院,舌红、苔少,腹泻。

方药:北沙参12 g,麦冬12 g,知母10 g,金钗石斛12 g,葛根12 g,天冬12 g,天花粉12 g,焦山楂10 g,建神曲10 g,炒莱菔子12 g,连翘12 g,甘草8 g,桔梗12 g。4剂,水煎服,日1剂,早晚分2次温服。

2015 年 5 月 18 日四诊。药后口渴无明显改善，咳嗽，遇寒加重。

方药：生黄芪 15 g，生白术 12 g，防风 10 g，当归 12 g，桔梗 10 g，全瓜蒌 12 g，炒莱菔子 12 g，知母 10 g，金银花 15 g，连翘 15 g，焦三仙各 12 g，天冬 12 g，甘草 8 g。2 剂，水煎服，日 1 剂。

2015 年 5 月 20 日五诊。仍口干，口渴，眠差，脉弦沉。

方药：玄参 12 g，生地黄 12 g，麦冬 12 g，北沙参 15 g，夏枯草 15 g，栀子 10 g，淡豆豉 10 g，金钗石斛 12 g，枸杞子 12 g，葛根 12 g，酸枣仁 30 g，百合 30 g，夜交藤 30 g，黄连 6 g，龙齿 20 g。甘草 8 g。2 剂，水煎服，日 1 剂，早晚分 2 次温服。

2015 年 5 月 23 日六诊。药后睡眠好转，仍口干、口渴，舌淡红、苔滑，脉弦滑。

方药：玄参 12 g，生地黄 12 g，知母 10 g，胆南星 9 g，黄芩 8 g，黄连 6 g，黄柏 6 g，生山药 30 g，焦山楂 10 g，砂仁 10 g，连翘 12 g，金钗石斛 12 g，天花粉 12 g，麦冬 12 g，甘草 8 g，桔梗 10 g。2 剂，水煎服，日 1 剂，早晚分两次温服。

2015 年 5 月 25 日七诊。药后病情明显好转，现已不口干渴，口涎减少，舌红、苔薄白。守上方继服 3 剂，后随访患者，自述口干渴、口涎等症状消失，体质较前明显改善。

按语：患者素有肝气郁滞，影响脾胃运化，日久脾虚多湿，流涎、便溏、舌苔滑，胃阴不足，失于受纳；肝郁日久化火，消灼肺津，津液失于敷布，致肾阴亏虚，发为消渴。方中初用柴胡、黄芩、郁金、连翘来疏肝解郁，清热散结，服用后会觉气顺火降；竹茹、枳实、天竺黄、胆南星、陈皮、法半夏、茯苓合用理气健脾，清热化痰；焦山楂、建神曲、麦芽、砂仁开胃消食化积；玄参、生地黄、知母、天花粉、金钗石斛、麦冬、沙参等泻肺胃肾火，滋肺胃肾阴。全方共奏疏肝解郁，健脾益气，滋阴清热化痰之效，切中病机，故诸症可明显减轻，渐次向愈。

（梁慕华整理）

消渴（肾阴亏虚，中焦失和）

侯某，女，56 岁，新密市人，2014 年 9 月 19 日初诊。

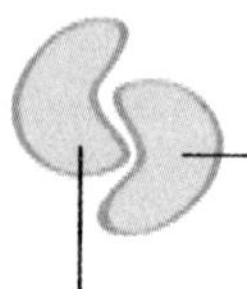

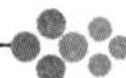

主诉：口干渴1月余。

现病史：患者1个月前开始出现口渴、口干，查空腹血糖为8 mmol/L，糖化血红蛋白6.9%，诊断为2型糖尿病，为系统诊断来诊。现症见口干渴，腰膝酸软，多食易饥，夜间盗汗。舌质暗红，苔少，脉沉细数。平素嗜食肥甘，活动较少，形体肥胖。

诊断：消渴。

辨证：肾阴亏虚，中焦失和。

治法：滋肾养阴，调和中焦。

方药：生地黄15 g，牡丹皮20 g，丹参20 g，泽泻20 g，茯苓30 g，山药30 g，山茱萸20 g，竹茹15 g，连翘12 g，郁金20 g，金钗石斛10 g，南沙参10 g，北沙参10 g，甘草10 g。15剂，日1剂，水煎取汁250 mL，分2次服。

守上方加减调治2个月，诸症明显减轻，血糖控制良好。随访半年病情稳定。

按语：关于消渴，张景岳在《景岳全书·杂证谟·消渴》中载有“消渴病，皆富贵人病之，而贫贱者少有也”，《素问·奇病论》指出：“肥者令人内热，甘者令人中满，故其气上溢，转为消渴。”由此可见，消渴病古代的患病人群多发生在中老年人，且尤以生活安逸、嗜食肥甘的非体力劳动者发病率高，这一认识与现代流行病学的研究结果基本一致。本案方中六味地黄丸滋补肝肾之阴，使肾水足、阴火降，竹茹、连翘、郁金、金钗石斛、南沙参、北沙参、甘草滋肺胃之阴、缓干渴之急，本方标本兼顾，故能快速获效。

（郭健整理）

消渴（肝郁脾虚，气阴两亏）

庞某，女，30岁，郑州人，2014年5月1日初诊。

现病史：患者于1年前体检时发现血糖升高，空腹血糖7.6 mmol/L，当时因无临床症状，未予重视。近3个月来患者自觉倦怠乏力，气短懒言，不能耐受日常工作，饮食量少、口干渴，在当地医院被诊断为“2型糖尿病”，遂来我院就诊。刻诊：患者形体肥胖，气短乏力，口干欲饮，双胁胀痛，纳差，寐可。舌体胖大、边

有齿痕,舌红、苔薄白,脉虚数。

诊断:消渴。

辨证:肝郁脾虚,气阴两亏。

治法:益气养阴,调和肝脾。

方药:生脉饮合柴胡疏肝散加减(生脉饮《内外伤辨惑论》、柴胡疏肝散《景岳全书》)。太子参 20 g,麦冬 30 g,五味子 6 g,葛根 30 g,柴胡 10 g,枳壳 10 g,黄精 18 g,青皮 6 g,制香附 10 g。7 剂,水煎服,日 1 剂,早晚分 2 次温服。另嘱患者采取低盐低脂糖尿病饮食,加强锻炼。

2014 年 5 月 9 日复诊,气短乏力较前好转,口干欲饮较前略为改善,纳食增加,复查空腹血糖 7.0 mmol/L。前日患者不慎感冒,微有咳嗽、咽痛,前方加金银花 15 g、连翘 12 g、桑叶 12 g,以疏风散热,继服 7 剂。

2014 年 5 月 17 日三诊,服上方后,感冒已痊愈,诸症均和,测空腹血糖 6.7 mmol/L,前方去金银花、连翘、桑叶,14 剂。后患者上方服用 2 月余,每周复查血糖一次,空腹血糖控制在 5.7 mmol/L 左右,餐后 2 小时血糖控制在 7.0 mmol/L 左右。继续嘱患者低盐低脂糖尿病饮食,加强锻炼。

按语:此例患者消渴症状并不典型,初期仅在体检时发现空腹血糖高,结合病情可以判断此患者处于消渴病脾瘅期。脾肺气虚,宗气化生不足,宣发无力,故气短乏懒言,脾气虚则运化无力,痰湿内停而不欲饮食、形体肥胖,脾肺两脏之气不足,水精内停,郁而化热,故口干渴。肝气郁滞,疏泄不利,故生胁痛。肝郁乘脾,势必加重脾虚之证,结合舌脉,皆为肝郁脾虚、气阴两亏之象,故选用生脉饮合柴胡疏肝散加减。方中太子参、麦冬、五味子益气养阴。柴胡、枳壳、青皮、制香附疏肝和胃、理气解郁。重用葛根,取其升清生津之功效,缓解口干欲饮症状。黄精可补肺脾肾三脏之气阴,助益气养阴之功。此患者服药 3 月余,诸症缓解,恢复正常工作生活,但消渴之证多与生活方式、饮食习惯密切相关,若不督促其控制饮食,加强锻炼,日久消渴之证必复。

(赵英霖整理)

肢肿(气滞血瘀,水湿停滞)

田某,女,32 岁,郑州市人,于 2014 年 8 月 17 日初诊。

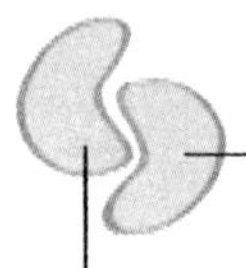

主诉:两上肢肿胀,时肿时消 6 年。

现病史:6 年前患者无明显原因出现两上肢肿胀,时肿时消,发作时两上肢肿甚,双上肢、手背及手指肿胀、发硬,活动不便,两手活动受限。近期发作频繁,约每周 1 次,肿胀程度逐渐加重,发病时影响工作及日常生活。睡眠差,夜寐多梦,二便可。舌质暗淡、苔薄白而腻,脉弦细而滑。

诊断:肢肿。

辨证:气滞血瘀,水湿停滞。

治法:疏肝健脾补肾,活血化瘀行滞。

方药:柴胡 40 g,郁金 12 g,白芍 15 g,泽泻 15 g,白术 12 g,丹参 15 g,三棱 6 g,莪术 6 g,巴戟天 10 g,淫羊藿 15 g,肉苁蓉 12 g,防己 10 g,泽兰 10 g,柏子仁 10 g,酸枣仁 20 g,甘草 6 g。7 剂,水煎服,日 1 剂,早晚分 2 次温服。

2014 年 8 月 26 日二诊,服上药后上肢肿胀发作次数减少,肿胀程度减轻,睡眠较前好转,舌脉同前。方药:制香附 10 g,白术 10 g,防己 10 g,柏子仁 10 g,柴胡 10 g,郁金 10 g,泽兰 10 g,三棱 9 g,莪术 9 g,白芍 20 g,酸枣仁 20 g,淫羊藿 15 g,丹参 15 g,泽泻 15 g,茯苓皮 30 g,甘草 5 g。7 剂,水煎服,日 1 剂,分 2 次温服。

2014 年 9 月 7 日三诊:双上肢偶有轻微发胀,余无特殊不适。舌质淡红、苔薄白。再以益气健脾,活血通络利水之法治之。方药:生黄芪 12 g,白术 12 g,赤芍 12 g,昆布 12 g,海藻 12 g,防己 10 g,牡丹皮 10 g,白芍 20 g,茯苓皮 30 g,薏苡仁 30 g,忍冬藤 30 g,丝瓜络 30 g,生牡蛎 30 g,连翘 15 g。10 剂,水煎服,日1 剂,早晚分 2 次温服。服药后肿胀完全消退。

半年后电话随访症状未再复发。

按语:人体水液的运行,有赖于气的推动,即有赖于脾气的升化转输、肺气的宣降通调、心气的推动、肾气的蒸化开合。这些脏腑功能正常,则三焦发挥决渎作用,膀胱气化畅行,小便通利,可维持正常的水液代谢。反之,若因外感风寒湿热之邪,水湿浸渍,疮毒浸淫,饮食劳倦,久病体虚等导致脏腑功能失调,三焦决渎失司,膀胱气化不利,体内水液潴留,泛滥肌肤,即可发为水肿。本例肢体肿胀并非通常的水肿,除水液代谢运行失常,还有气机失调所致,王教授认为此症属气肿。病初气结在经,病久血伤入络,气滞血瘀,气化功能失常,水湿停滞。由于病久失治日渐加重，此乃肝失疏泄，气滞血凝，影响血液正常运行，导致体液结聚而肢肿。因此方中重用柴胡、香附、郁金、三棱、莪术、丹参、泽兰等疏肝理气，行滞化瘀；白芍养血柔肝利水；黄芪、白术、防己、茯苓皮健脾利水；淫羊藿、肉苁蓉、巴戟天补肾以增强气化功能；昆布、海藻、薏苡仁、连翘、忍冬藤、丝瓜络等消痰通络利水。全方健脾益肾，化瘀行气利水，切中病机，选药精当，配伍严谨，故收良效。

（赵润杨整理）

2. 鼻衄

血证（气虚血瘀）

郭某某，女，20 岁，商丘市人，于 2013 年 6 月 6 日初诊。

主诉：间断头晕伴牙龈、鼻出血 3 年。

现病史：近 3 年易反复牙龈、鼻黏膜及皮肤出血，皮肤常见紫癜，平常易汗出，并见乏力、倦怠，时有头晕、纳差、眠差。查体：血小板 19×10^9/L。西医诊断为血小板减少症。曾经服用激素，效果不明显。现来求中医治疗。现症见：反复牙龈、鼻及皮肤出血，皮肤常见紫癜，平常易汗出，乏力、倦怠，头晕，纳差，眠差。舌淡红、苔白，脉滑细。

诊断：血证－鼻衄。

辨证：气虚血瘀。

治法：益气摄血，清热凉血止血。

方药：太子参 15 g，生黄芪 25 g，焦生地黄 10 g，赤芍 12 g，牡丹皮 10 g，升麻 5 g，藕节炭 10 g，白茅根 30 g，焦栀子 10 g，阿胶 12 g，仙鹤草 10 g，茜草 10 g，墨旱莲 20 g，侧柏炭 10 g，蒲黄炭 6 g，甘草 8 g，连翘 30 g。15 剂，水煎服，每日 1 剂，早晚分 2 次温服。

2013 年 6 月 22 日复诊，药后病情好转，紫癜消失，舌红、苔白腻，脉沉细。上方加炒黄芩 8 g，继服 15 剂。

2013 年 7 月 6 日三诊，药后查血小板计数正常，紫癜消失，现仍易汗出，易急躁，舌红、苔白腻，脉弦滑。方药：太子参 12 g，生黄芪 20 g，生白术 12 g，防风 10 g，浮小麦 30 g，赤白芍各 12 g，山茱萸 20 g，牡丹皮 10 g，焦栀子 10 g，生龙牡各 30 g，生山药 30 g，连翘 30 g，仙鹤草 12 g，墨旱莲 20 g，黄芩 10 g，甘草 8 g。继服 15 剂。

按语：《景岳全书·血证》谓“血本阴精，不宜动也，而动则为病。血主营气，不宜损也，而损则为病。盖动者多由于火，火盛则逼血妄行；损者多由于气，气伤则血无以存”，将本病的病机概括为“火盛”和“气虚”两个方面。本例患者气虚，阳不固表，故平素多汗出；气为血之帅，气虚则摄血无力，血溢脉外，则见反复牙龈、鼻及皮肤出血；舌红、脉细为气虚内热之症。故师法举元煎之义，药用太子参、黄芪、升麻益气升阳摄血，配合十灰散清热凉血、止血，再伍焦生地、墨旱莲、阿胶滋阴养血止血，茜草、蒲黄炭止血之余又能化除瘀血，全方气血并治，标本兼顾。二诊，病情好转，效不更方，守上法，只酌加一味炒黄芩，以清热燥湿兼以止血。三诊时，患者紫癜虽已消失，但仍有汗出，易急躁，舌红、苔腻，脉弦滑之症状，故在益气滋阴、清热凉血基础上，酌加玉屏风散加生龙牡益气固表，俾使气摄汗收，热退阴固。

（王育勤整理）

鼻衄（阴虚火旺，迫血妄行）

周某某，男，40 岁，濮阳市人，2014 年 6 月 26 日初诊。

主诉：间断性鼻出血半月余。

现病史：患者半个月来，间断出现鼻出血，每 3 ~ 5 天即出血 1 次，鼻腔干燥不适，手足心热，伴腰膝微感酸软，偶尔有耳鸣，口干舌燥，平素嗜好辛辣食物，两颧微红。舌质嫩红、苔少，脉弦细数。

诊断：鼻衄。

辨证：阴虚火旺，迫血妄行。

治法：滋阴降火，凉血止血。

方药：知柏地黄丸加减。焦生地 12 g，赤芍 12 g，牡丹皮 10 g，炒黄芩 10 g，焦栀子 10 g，白茅根 30 g，藕节炭 10 g，怀牛膝 12 g，仙鹤草 12 g，墨旱莲 20 g，知母 10 g，连翘 30 g，知母9 g，黄柏 9 g，山茱萸 12 g，泽泻 6 g，甘草 8 g。10 剂，水煎服，日 1 剂。

2014 年 7 月 9 日二诊。患者服上方后，鼻衄未再出现，仍觉鼻腔干燥不适，时有手足心热，伴腰膝微感酸软，口干舌燥，两颧微红。舌质嫩红、苔少，脉细数。继守上方，加用益气生津之品。

方药：焦生地黄 12 g，赤芍 12 g，牡丹皮 10 g，炒黄芩 10 g，焦栀子 10 g，白茅根 30 g，藕节炭 10 g，怀牛膝 12 g，连翘 30 g，知母 9 g，黄柏 9 g，山茱萸 12 g，麦冬 12 g，天花粉 6 g，泽泻 6 g，甘草 8 g。7 剂，水煎服，日 1 剂。

经以上诊治后，患者鼻衄未再出现，口干、鼻干症状减轻。嘱其多食蔬菜、水果，多饮温开水，避免辛辣之品。

按语：中医认为鼻衄出血之证，病因病机多与阴虚火旺，迫血妄行关系密切，主要与现代人生活节奏快、工作压力大、睡眠不足有关。中医认为，晚上休息不好会暗耗真阴，日久则造成阴虚火旺，火迫血行、血溢脉外则成鼻出血证。此外，饮食偏嗜，尤其是嗜食辛辣也会导致机体阴阳失调，阴虚火旺，迫血妄行而致鼻衄；房事不节、慢性病迁延日久不愈、热性病后期阴液耗伤、情志不遂思虑太过、亡血失血过多等原因，亦可导致机体阴液的亏耗而致阴虚火旺，火迫血行则鼻衄。阴血火旺所造成的鼻衄治疗宜滋阴固本、降火宁血。滋阴与降火当兼顾，不可偏颇，单纯的降火，可熄一时火势，待药力尽竭，则恐火势复萌；单纯的滋阴，则药力难以迅速起效，贻误病情。故治疗应当滋阴与降火并施，凉血与止血同用，方为治本之策。本患者间断出现鼻出血，鼻腔干燥不适，手足心热，伴腰膝微感酸软，偶尔有耳鸣，口干舌燥，平素嗜好饮酒，嗜食辛辣食物，两颧微红，舌质嫩红、苔少，脉弦细数，皆为阴虚火旺之证。治疗当用养阴止血之法，方用知柏地黄丸加减。方中生地黄滋阴补肾、填精益髓、大补真阴，山茱萸补养肝肾、阴阳俱补，山药补益脾阴，泽泻利湿泄浊，并防地黄滋腻恋邪，牡丹皮清泄相火，并制山萸肉之温涩，茯苓淡渗脾湿以助运化，更用知母养阴、黄柏清热，加强清热降火，保存阴液，平其阳亢之功，其中生地、牡丹皮、山茱萸兼有止血之效，加用仙鹤草、墨旱莲以凉血止血。诸药合用，共奏滋阴降火、凉血止血之功。

（梁慕华整理）

鼻衄（阴虚血热，灼伤肺络）

王某，男，16岁，学生，2015年6月9日初诊。

主诉：间断性鼻出血1年余。

现病史：患者1年来间断性鼻部出血，时多时少，夏季发作频繁，在当地服用凉血止血药效果不佳，遂来诊，症见口唇干燥，散在面部疖肿，形体消瘦，口干欲饮，纳眠可，小便黄，大便干，舌尖红、苔白，少津，脉细数。鼻窦CT：未见明显异常。

诊断：鼻衄。

辨证：阴虚血热，灼伤肺络。

治法：清肺降火，凉血止衄。

方药：养阴清肺汤加减。太子参20 g，麦冬15 g，桑白皮10 g，生地黄15 g，玄参10 g，竹叶15 g，金银花20 g，蒲公英20 g，地丁20 g，栀子10 g，天冬15 g，白术10 g，炒莱菔子12 g，焦山楂10 g，焦建神曲15 g，牡丹皮15 g，藕节30 g，甘草10 g。服药7剂，患者告愈。嘱少食辛辣。随访半年无复发。

按语：本病可归为虚实两大类。属实者有肺热、胃火、肝火；属虚者有肝肾阴虚，阴虚肺燥，脾不统血。实证者因火热迫血妄行而致衄，虚证者因阴虚血热或气虚不摄血而鼻衄。本案病属阴虚血热所致鼻衄，治法应以养阴润燥，凉血止衄为主。方中生地、玄参养阴润燥，清肺解毒；麦冬、桑白皮助生地黄、玄参养阴清肺润燥；金银花、蒲公英、牡丹皮凉血解毒而消痈；白术、太子参健脾益气，助脾统血；藕节凉血止血；甘草泻火解毒，调和诸药。全方共奏养阴清肺，凉血止衄之功。

（郭健整理）

3. 痹证

痹证(寒湿闭阻,脾肾亏虚)

王某,女,62岁,2014年8月17日初诊。

主诉:四肢关节疼痛4年余。

现病史:患者近4年来腕关节、肘关节、髋关节时常胀痛不舒,伴冰凉透骨感,阴天时自觉酸沉,当地医院诊断为风湿性关节炎,药物治疗效果欠佳。遂到我院就诊于王老处,现症见:四肢关节疼痛,遇阴天风寒加重,腰膝酸软,视物昏花,神疲乏力,偶有自汗。纳呆,眠差,大便偏稀,小便稍频,舌质淡红、苔白,脉沉细弱。

诊断:痹证。

辨证:寒湿闭阻,脾肾亏虚。

治法:祛风湿,止痹痛,补肝肾,益气血。

方药:独活寄生汤加味。独活10 g,桑寄生20 g,当归15 g,赤芍15 g,鸡血藤30 g,丹参20 g,秦艽15 g,防风10 g,细辛3 g,杜仲20 g,川续断20 g,蜈蚣2条,桑枝30 g,生薏苡仁20 g,桃仁10 g,红花15 g,甘草10 g,生姜3片,大枣5枚。20剂,日1剂,水煎取汁200 mL,早晚分2次温服。

二诊:关节疼痛减轻,髋关节冰凉透骨感减轻,觉心中轻松畅快,纳眠可,二便调。舌质淡、苔黄腻,脉沉细弱。守上方,当归用至20 g,赤芍用至20 g,丹参用至30 g。15剂,煎服法同前。

三诊:服药后,右腕关节疼痛消失,双髋关节、肘关节时有酸沉。现胸骨后不适,纳眠可,二便调,舌质淡红、苔薄白,脉细弱。守上方,加川芎12 g、淫羊藿15 g。15剂,煎服法同前。

四诊:服药后,周身关节疼痛已止。纳眠可,小便调,大便溏,日3~4次。舌淡红、苔白稍厚,脉细弱。效不更方。再进前方7剂,以资巩固。

按语:痹者,闭也,不通为闭,闭塞不通之为痹。痹证是因素体虚,腠理疏松,营卫不固,加之汗出当风,或汗出涉水,或坐卧湿地,导致风、寒、湿三气杂至,侵袭经络,凝滞气血,壅闭关节而致肌肉、关节、筋骨酸楚、疼痛、重着、麻木

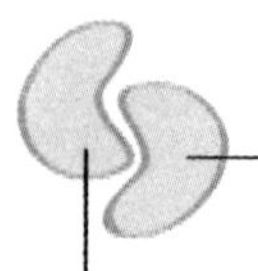

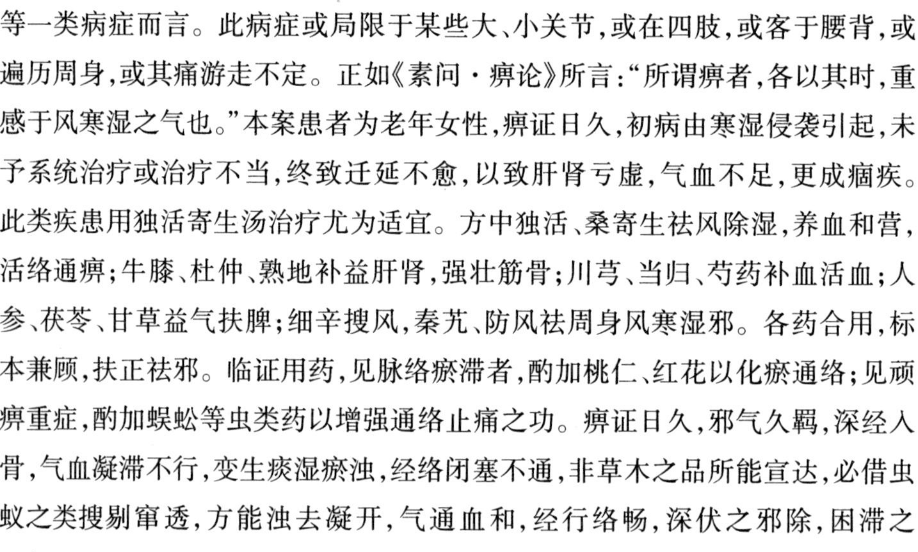

等一类病症而言。此病症或局限于某些大、小关节，或在四肢，或客于腰背，或遍历周身，或其痛游走不定。正如《素问·痹论》所言："所谓痹者，各以其时，重感于风寒湿之气也。"本案患者为老年女性，痹证日久，初病由寒湿侵袭引起，未予系统治疗或治疗不当，终致迁延不愈，以致肝肾亏虚，气血不足，更成痼疾。此类疾患用独活寄生汤治疗尤为适宜。方中独活、桑寄生祛风除湿，养血和营，活络通痹；牛膝、杜仲、熟地补益肝肾，强壮筋骨；川芎、当归、芍药补血活血；人参、茯苓、甘草益气扶脾；细辛搜风，秦艽、防风祛周身风寒湿邪。各药合用，标本兼顾，扶正祛邪。临证用药，见脉络瘀滞者，酌加桃仁、红花以化瘀通络；见顽痹重症，酌加蜈蚣等虫类药以增强通络止痛之功。痹证日久，邪气久羁，深经入骨，气血凝滞不行，变生痰湿瘀浊，经络闭塞不通，非草木之品所能宣达，必借虫蚁之类搜剔窜透，方能浊去凝开，气通血和，经行络畅，深伏之邪除，困滞之正复。

（郭健整理）

痹证（肝肾亏虚，气血不足）

于某某，女，65 岁，郑州市人，2015 年 3 月 31 日初诊。

主诉：全身疼痛 5 年余。

现病史：患者于 5 年前出现全身骨节疼痛，腰痛甚，秋冬季或阴雨天遇冷加重，乏力，下肢沉重。舌质红、苔少，脉沉缓。

诊断：痹证。

辨证：肝肾亏虚，气血不足，风寒湿邪侵袭。

治法：补肝肾，益气血，通经络，除湿邪。

方药：独活寄生汤合黄芪桂枝五物汤等加减。党参 15 g，生黄芪 25 g，独活 10 g，当归 12 g，川芎 15 g，防风 10 g，桂枝 8 g，秦艽 10 g，桑寄生 20 g，川牛膝 12 g，鸡血藤 30 g，苍术 10 g，黄柏 6 g，生薏苡仁 30 g，木瓜 12 g，甘草 8 g，大枣 9 枚，生姜 2 片。15 剂，水煎服，日 1 剂，早晚分2 次温服。

2015 年 4 月 13 日二诊。服上方后，症状减轻，步态自觉有力，余症心烦急躁，舌淡、苔白腻。守上方继服 15 剂；另服香砂六君丸，一次 15 粒，每日 2 次，温开水送服。

2015 年 4 月 24 日三诊。服上方后，病情明显好转，可一步上一个台阶，腿脚便利，仍觉心烦、眠差。守上方去桂枝、苍术、黄柏，加酸枣仁 30 g、百合 30 g、夜交藤 30 g，继服 10 剂。

经以上诊治后，患者心烦、眠差等症明显改善，全身骨节疼痛、腰痛等症大减。嘱患者注意饮食和起居调养，保持心情舒畅，本病痊愈。

按语：中医学认为“通则不痛，痛则不通”，意为人体经脉通则气血运行通畅，四肢关节舒畅，不会感到疼痛或不适，若经络不通则气血运行受阻，就会引起疼痛或疾病。患者年过六旬，本已肝肾亏虚，气血不足，又加风、寒、湿邪外侵，人体正气不足以与外邪对抗，而致全身骨节疼痛。王师用独活寄生汤合黄芪桂枝五物汤合二妙散加生薏苡仁、木瓜、鸡血藤健脾祛湿，活血补血，舒筋活络。独活寄生汤中独活长于祛下焦风寒湿邪，蠲痹止痛；秦艽、防风祛风胜湿；肉桂温里祛寒，通利血脉；桑寄生、牛膝补肾柔肝，强壮筋骨；川芎、当归、熟地黄养血活血；人参、茯苓、甘草补气健脾，扶助正气；黄芪桂枝五物汤中黄芪甘温益气，补在表之卫气；桂枝散寒而温经通痹，与黄芪配伍，益气温阳，和血通经；芍药养血和营而通血痹，与桂枝合用，调营卫而和表里；生姜辛温，疏散风邪，以助桂枝之力；大枣甘温，养血益气以资黄芪、芍药之功。诸药合用，以祛风湿、止痹痛、益肝肾、补气血为主要功效，扶正祛邪，标本兼顾，全方共奏滋养肝肾，补益气血，健脾除湿，活血活络之功。一诊即获效，二诊守方继服，并合用香砂六君丸以益气健脾，除湿和胃。三诊时病情明显好转，腿脚便利，余症心烦、眠差，故于原方去桂枝、苍术、黄柏，加酸枣仁、百合、夜交藤，达血宁心神安，祛风通络之效。

（梁慕华整理）

痹证（肝肾不足，寒凝血瘀）

鲁某，女，56 岁，商丘市人，2015 年 3 月 12 日初诊。

主诉：四肢关节疼痛 20 年余。

现病史：患者 20 年前受凉后出现四肢关节疼痛，逐渐加重，在当地医院诊断为风湿性关节炎，给予物理疗法及中医药治疗，症状稍好转，但后来病情反复

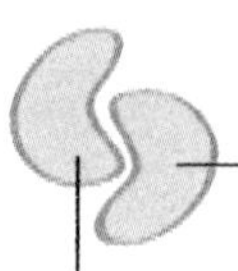

加重，逐渐出现关节肿胀变形，疼痛严重时活动受限。畏寒肢冷，纳眠可，小便调，大便干。舌质暗、苔白，舌下脉络瘀滞，脉沉缓。

诊断：痹证（风湿性关节炎）。

辨证：肝肾不足，寒凝血瘀。

治法：补益肝肾，温经通脉。

方药：四物汤合黄芪桂枝五物汤加减。当归 20 g，生白芍 20 g，川芎12 g，熟地 10 g，生黄芪 20 g，太子参 20 g，桂枝 15 g，威灵仙 15 g，秦艽 15 g，焦山楂15 g，焦建神曲 15 g，红花 15 g，黑芝麻 20 g，肉苁蓉 20 g，鸡血藤 20 g，赤芍 20 g，淫羊藿 10 g，山茱萸 20 g，川断 20 g，桑寄生 20 g，甘草 10 g。15 剂，日 1 剂，水煎取汁 250 mL，早晚分 2 次温服。

二诊：关节疼痛已减轻，大便正常。停药即便秘。舌质暗、苔薄黄，脉沉细。守上方加炒杜仲 20 g。7 剂，煎服法同前。

三诊：服药 1 月余，关节疼痛偶发，现因劳累复发。诉平日动则汗出，头昏沉，健忘，纳可，眠差，大便干，口唇紫，舌淡红，脉沉细。方用独活寄生汤加减。

处方：独活 15 g，桑寄生 20 g，秦艽 20 g，防风 10 g，细辛 3 g，党参 15 g，茯苓 30 g，炒杜仲 20 g，桑枝 30 g，黄芪 20 g，炒白术 15 g，鸡血藤 30 g，木瓜 15 g，赤芍 20 g，川续断 20 g，肉苁蓉 20 g，透骨草 20 g，忍冬藤 20 g，徐长卿 20 g，穿山龙20 g，焦山楂 15 g，焦建神曲 15 g，甘草 10 g。连服 7 剂，疼痛已无，自汗明显好转。

按语：本案痹证日久，病程较长，易反复发作，治疗时非单一驱寒所能奏效，必须温经散寒、活血化瘀通络，使寒凝得散，瘀血得除，气血周流，经络得以宣通。方中桂枝性温味辛，可温通经络，通痹而利关节；红花活血化瘀止痛；威灵仙通络舒筋；秦艽祛风湿，舒筋活络；甘草缓筋脉肌肉之拘急；黄芪、桂枝、白芍合用，取黄芪桂枝五物汤之义，奏益气养血，暍血蠲痹之功；四物汤补血而不滞血，行血而不伤血。临床应用时，对痹证日久，疼痛较剧者，可酌加制川乌、制草乌等，以通经络，逐寒湿，活血定痛；寒邪偏盛者，酌加附子、干姜以温阳散寒；湿邪偏盛者，去熟地黄，酌加薏苡仁、苍术以祛湿消肿；正虚不甚者，可减黄芪、熟地黄。当随症加减，灵活处方。

（郭健整理）

痹证(寒湿侵袭,气血不畅)

赖某某,男,36岁,郑州市人,于2015年4月1日就诊。

主诉:左下肢酸痛麻木1年余。

现病史:1年前受寒后出现左下肢酸痛麻木,常伴头晕、头痛、胸闷。天气变化时明显。平素畏寒,受风易感冒。纳差,夜眠差,二便正常。舌质淡、苔白腻,脉滑缓。

诊断:痹证。

辨证:寒湿侵袭经络,气血运行不畅。

治法:散寒除湿,益气固表。

方药:独活寄生汤加减。独活10 g,防风10 g,党参12 g,生黄芪20 g,当归12 g,川芎15 g,桂枝10 g,秦艽10 g,桑寄生20 g,川牛膝12 g,苍术10 g,黄柏6 g,鸡血藤30 g,生薏仁30 g,菟丝子30 g,炒白芍12 g,甘草8 g,大枣4枚,生姜2片。8剂,水煎服,日1剂,早晚分2次温服。

2015年4月12日复诊,诉诸症明显减轻。守上方继服7剂。

按语:痹证临床较为常见,多由正气虚弱,气血失调,风、寒、湿、热诸邪侵袭肢体经络,引起气血运行不畅,阻碍经络、筋骨、肌肤,进而导致筋骨、肌肉、关节酸痛、麻木、重着,甚至肿胀变形等。本案患者阳气素虚,卫外不固,感受寒湿之邪,见肢体疼痛、麻木、酸沉,天气变化时加重,且久延不愈,畏寒,易感冒。方以独活寄生汤加减。独活入肾经,搜风蠲痹,驱邪外出;桑寄生补肝肾,强筋骨,除湿通络;当归、川芎、白芍合营养血;党参、黄芪、甘草健脾益气;秦艽、防风祛风邪、行肌表,胜湿;桂枝温通阳气;鸡血藤养血通络;菟丝子温补肾阳,配合苍术、黄柏、牛膝、薏苡仁,取四妙散以利湿通络。此方标本兼顾,扶正祛邪,为痹证常用方,临床随症加减,每获良效。

(邢若星整理)

痹证(寒湿痹阻)

王某,男,45岁,开封市人,2015年4月28日初诊。

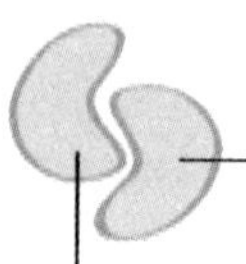

主诉:颈项酸痛2年,加重2周,伴怕冷、头晕。

现病史:患者自诉2年前无明显诱因出现颈项酸痛,近2周因天气阴雨不断,颈部不适明显加重,伴怕冷、头晕。患者自述平素怕冷,脾气急,食欲差,食后胸膈痞满不舒,渴不饮水,大便多溏或黏滞不爽,眠可,舌体胖大、舌质瘀暗、苔水滑,脉弦滑。

辨证:寒湿痹阻,气血不通。

治法:温经祛湿,活血通络。

方药:独活寄生汤合黄芪桂枝五物汤加减。党参12 g,生黄芪20 g,独活10 g,防风10 g,当归12 g,川芎15 g,桂枝10 g,秦艽10 g,桑寄生20 g,牛膝12 g,苍术10 g,黄柏6 g,鸡血藤30 g,生薏苡仁30 g,菟丝子30 g,甘草8 g,炒白芍12 g,大枣4枚,生姜2片。8剂,每日1剂,水煎汁400 mL,分2次早晚温服。

2015年5月7日二诊,诉服上方后诸症好转,偶有胃酸,舌质红、苔滑,脉弦滑。守上方加木瓜12 g、胆南星9 g,共9剂,水煎服法如前。2015年7月20日他病复诊,诉痹证已愈。

按语:痹证是由于“风寒湿三气杂至,合而为痹”。由于患者素体怕冷,为肾阳虚之象,且大便溏不成形或黏滞不爽,舌体胖大、苔水滑,均为脾虚不能运化水湿之证;因脾肾阳虚,易感外邪,故于阴雨天寒湿侵袭经脉,痹阻不通,即所谓“风雨寒湿不得虚,邪不得独伤人”。方中独活祛风除湿,通痹止痛;防风、秦艽祛风散寒胜湿,蠲痹止痛;桑寄生、菟丝子、牛膝补肝肾,强筋骨;当归、川芎、炒白芍、鸡血藤补血活血;党参、黄芪、大枣、桂枝温运脾气以运化水湿,生化气血;黄柏苦寒燥湿运脾,兼能制止诸温药温燥之性太过;大枣、甘草调和诸药,益气和中。二诊时,诸症明显好转,但见舌质红、苔滑,脉弦数,加木瓜12 g、胆南星9 g。舌质红,脉弦数为有热象,苔滑提示体内仍有不能运化之水湿,用木瓜味酸入肝,舒筋活络,和胃化湿能去湿除痹,胆南星辛苦凉,能清热化痰,防体内之热炼液为痰。纵观全方,扶正祛邪,标本兼治,效佳而速。

(吕沛宛整理)

痹证(热邪入络)

李某某,男,70岁,郑州市人,2014年7月2日初诊。

主诉:发热、关节热痛2天。

现病史:患者昨日出现发热,体温波动在37.3℃~38.9℃,双膝、双踝关节肿痛灼热,小便不利,夜间烘热汗出,肢体麻木。既往类风湿性关节炎病史30余年,症状时有发作。舌质红、苔白厚腻,脉弦数。

诊断:痹证(热痹)。

辨证:热邪入络。

治法:清热利湿通络。

方药:自拟方(王立忠经验方)。土茯苓40 g,萆薢9 g,木通9 g,蚕沙10 g,知母15 g,赤芍12 g,忍冬藤30 g,生地黄12 g,寒水石30 g,穿山龙50 g,全蝎10 g,丝瓜络20 g,连翘15 g,地骨皮10 g,玉竹15 g,地龙12 g,甘草10 g。4剂,水煎服,日1剂,早晚分2次温服。

2014年7月6日二诊,服后热退,体温恢复正常,关节肿痛、灼热明显减轻。昨日出现咳嗽、咳痰,守上方加鱼腥草30 g、桔梗10 g,继服7剂。

半月后随访诸症明显好转,无明显不适。

按语:痹证据病因及症状表现不同分为风痹、寒痹、湿痹、热痹,此患者发热、关节肿痛灼热,舌质红、苔白厚腻,脉弦数均为热痹之症。因患者素体阳气偏盛,内有蕴热,或为阳亢之体,感受风热之邪与湿相并,以致风湿热合邪为患;或由寒邪入里化热,流注经络关节,以致出现关节红肿、疼痛、发热等,成为热痹。或因痹证日久,缠绵不愈,邪留经络,蕴而化热,也可表现出热痹的症状。方中土茯苓、萆薢、木通清热利湿;蚕沙有燥湿、祛风、和胃化浊、活血定痛之功;忍冬藤有清热解毒、疏风通络的疗效,可用于风湿热痹;知母、寒水石性凉,有退热之功,赤芍、全蝎活血通络,穿山龙、丝瓜络、地龙疏经通络,引药达四肢关节,连翘清热散结;热盛耗伤阴津,加地骨皮、玉竹养阴清热。全方共奏清热利湿通络之功,服后热退,关节肿痛、灼热明显好转。后出现咳嗽、咳痰,加鱼腥草、桔梗清肺止咳化痰。类风湿性关节炎无论中医、西医均为顽疾、难治之症,此案辨证准确,选药精当,故起效迅速,疗效满意。

(赵润杨整理)

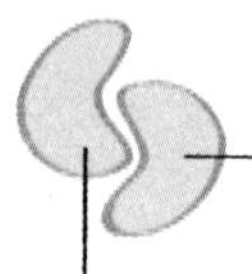

痹证（肝肾不足，寒湿痹阻）

贾某，女，27岁，郑州市人，于2014年7月13日初诊。

主诉：双手指关节酸痛、发凉，屈伸不利1年。

现病史：因1年前生产时失血过多，加之产后久居潮湿之处，出现双手掌指关节酸痛难忍，自觉发凉，屈伸不利，晨起时明显，活动约半小时后症状减轻，遇冷加重。查血清类风湿因子阳性。刻诊见患者身重畏寒，面色少华，舌质淡、苔白，脉沉细无力。

诊断：痹证（痛痹、着痹）。

辨证：肝肾不足，寒湿痹阻。

治法：祛风除湿，补益肝肾。

方药：独活寄生汤加减。独活12 g，桑寄生20 g，杜仲15 g，牛膝10 g，炒白术12 g，细辛3 g，秦艽10 g，茯苓20 g，肉桂3 g，防风12 g，川芎6 g，人参6 g，当归15 g，白芍15 g。7剂，水煎服，日1剂，早晚分2次温服。

2014年7月21日复诊，上方服后双手指疼痛减轻，稍有屈伸不利，面色少华，舌质淡、苔白，脉沉细。患者服药期间饮食不慎，食生冷瓜果后致大便溏泄，日3~4行，上方加炒薏苡仁30 g，7剂，水煎服，日1剂，早晚分2次温服。

2014年7月28日三诊，服上方后周身微有汗出，双手指疼痛明显减轻，已不觉冰凉，关节活动灵便，已无便溏之症，上方减薏苡仁，考虑到患者病程较长，加鸡血藤15 g、全蝎3 g、乌梢蛇12 g、白芥子3 g，续服24剂后其面色红润，诸症尽祛。

按语：痹病的发生，多因正气不足，腠理不密，卫外不固，外感风寒湿之邪，致使筋骨、关节、脉络痹阻，气血运行不畅，不通则痛。痹病发生多与寒冷、潮湿、劳累、天气变化等因素有关。历代对此病的论述颇多，如《素问·痹论》曰："风寒湿三气杂至合而为痹，其风胜者为行痹，寒气胜者为痛痹，湿气胜者为着痹也。"《医林改错》提出活血化瘀法治疗痹病等。王老认为，痹病属慢性病者居多，为虚实夹杂之证。虚证以肝肾不足、气血亏虚为主，实证以风寒湿邪痹阻经脉、痰瘀阻络为主。治病当求于本，应用扶正祛邪之法，故此例患者选用独活寄生汤。方中以杜仲、寄生、牛膝补益肝肾，强筋壮骨，白术益气健脾，四药同用，扶助正气，正旺则邪自除。独活、细辛擅入肾经搜风蠲痹，秦艽、防风祛风胜湿，此四药为驱邪所用，与上药相配，标本兼顾，共奏补益肝肾、祛风除湿之功。肉桂温经通脉散寒，川芎活血通络，茯苓健脾除湿，人参、当归、白芍补气养血，濡养骨节筋脉。诸药合用，肝肾得补，风寒湿邪得除，骨节筋脉得养，故诸症日渐好转，三诊时考虑患者病程日久，久病入络、痰瘀痹阻经脉，故加用全蝎、乌梢蛇搜风剔络，鸡血藤舒筋活络养血，白芥子豁痰利气，通络止痛。24 剂以收全功。此例患者，诸药配伍得当，辨证准确，应手取效。王老常运用此方治疗痹病，屡起沉疴，值得去体会应用。

（赵英霖整理）

痹证（益气活血，通络止痛）

李某，男，56 岁，郑州市人，2013 年 5 月 16 日初诊。

主诉：四肢末端麻木，针刺样疼痛半年余。

现病史：患者半年前出现四肢末端麻木、针刺样疼痛，呈对称性，诊断为“末梢神经炎”，给予维生素类营养神经类药物乏效。伴有左眼失明，右眼视物昏花，视力 0.7，乏力，口干，舌质淡暗、苔白，脉沉涩。既往糖尿病病史 12 年，目前注射胰岛素诺和灵 30R，早 18U，晚 12U，目前血糖：6.7 ~ 8.2 mmol/L。

诊断：痹证。

辨证：气虚血瘀。

治法：益气活血，通络止痛。

方药：黄芪桂枝五物汤合桃红四物汤加减。黄芪 30 g，桂枝 12 g，白芍 12 g，川芎 15 g，当归 15 g，炒桃仁 10 g，红花 10 g，鸡血藤 30 g，丝瓜络 30 g，延胡索 10 g，生姜 10，大枣 10 个，甘草 6 g。7 剂，水煎服，日 1 剂，早晚分 2 次温服。

2013 年 5 月 24 日二诊，患者服药后四肢麻木、疼痛有所减轻，乏力稍有改善，舌脉无明显变化，继服上药 7 剂。

2013 年 5 月 31 日三诊，患者症状缓解约十之七八，继续服药 7 剂治疗。随访病愈。

按语：糖尿病周围神经病变属于中医“痹证”范畴，医者临证中多注重瘀血治疗，往往忽略“气”之重要性，气为血之帅，气能生血、行血，气行则血行，气虚则血瘀，故周围神经病变往往以气虚为要，益气活血、通络止痛，则体现治疗之妙。患者平素劳累加之烦劳过度，阴精亏虚，导致肢体筋脉失养，久之气血不足，腠理空虚，气虚不能推动血行，而致瘀血内停，阻塞脉络，再加外邪乘虚而入，而发麻木、疼痛等症；舌质淡暗、苔白，脉沉涩则为气虚血瘀之象。总之本病辨证属气虚血瘀。方以黄芪桂枝五物汤合桃红四物汤加减，方中黄芪大补元气，气行则血行；桂枝、生姜温经散寒，温通血脉；桃仁、红花、白芍、当归、川芎、延胡索养血活血、化瘀止痛；鸡血藤养血通络；丝瓜络通经活络；大枣、甘草益气养血。诸药合用共奏益气活血、通络止痛之功。气充则血行，络通而痛止。

（李彦杰整理）

4. 痿证

痿证（脾胃虚弱，气血亏虚）

贾某，男，5岁，郑州市人，2015年6月23日初诊。

主诉：双下肢无力1月余。

现病史：患者近1个月来出现双下肢无力，在当地医院就诊，以“重症肌无力”收入院，肌电图：双下肢神经传导速度未见异常，双下肢被检肌未见自发性电位。新斯的明试验阴性。给予营养神经等治疗10日余，效果不佳，遂来我院门诊就诊。症见双下肢无力，无晨轻暮重现象，疲劳试验阴性，纳呆，食少，易呃逆，腹胀，眠可，梦呓，二便调。舌质暗红、苔薄，脉沉细。

诊断：痿证。

辨证：脾胃虚弱，气血亏虚。

治法：健脾和胃，益气养血。

方药：参苓白术散加减。人参9 g，生黄芪15 g，当归9 g，川芎6 g，陈皮6 g，半夏9 g，茯苓15 g，炒莱菔子12 g，焦山楂12 g，焦建神曲12 g，厚朴10 g，连翘10 g，砂仁10 g，白术10 g，淫羊藿12 g，桑寄生20 g，川断12 g，杜仲12 g，鸡内金

10 g,麦芽 12 g,炙甘草 6 g。7 剂,日 1 剂,早晚分 2 次温服。

2015 年 7 月 25 日二诊,服药后,患者食欲好转,无腹胀、呃逆等症。舌质淡红、苔白,脉滑数。继服 7 剂患者痊愈,好动活泼,与同龄无异。随访半年无复发。

按语:肝主身之筋膜,脾主身之肌肉,肾主身之骨髓。肾为先天之本,藏精而主骨生髓,脾胃为后天之本、气血生化之源。肝肾同源,肝肾之精血有赖于脾胃生化。若先天禀赋不足或后天失养,感受外邪,四肢百骸失于濡养,皮血、筋肉、肌肉痿弱,无力以运动,发为痿证。近代医家张锡纯强调胸中大气虚损是痿证的重要病因,谓"痿证实由于胸中大气虚损。该大气旺,则全体充盛,气化流通,风寒痰涎,皆不能为恙。大气虚,则腠理不固,而风寒易受,脉管湮瘀,而痰涎易郁矣"。本案患者为男性幼童,下肢无力新发,主与脾胃虚弱,不能濡养四肢有关。遂用参苓白术散加补肾之品可获痊愈。

(郭健整理)

痿证(肝脾亏虚,寒湿痹阻)

王某某,女,37 岁,郑州市人,于 2015 年 1 月 27 日初诊。

主诉:四肢疲乏无力 15 天。

现病史:平素体质虚弱,易感冒。15 天前感冒后出现双下肢无力,远端为甚,继而向上发展,双上肢疲乏无力,四肢麻木、蚁行感。在当地医院诊断为"多发性神经炎",给予静脉滴注氢化可的松、营养神经等药物,效果不明显,遂来我院求治。查体见四肢肌力减退,腱反射减退,四肢针刺痛觉轻度减退。患者四肢无力、麻木,面色皖白,心悸怔忡,食欲差,二便正常,舌淡、苔薄白,脉沉细无力。

诊断:痿证。

辨证:肝脾亏虚,寒湿痹阻。

治法:补脾养肝,祛寒除湿。

方药:当归四逆汤加减。当归 12 g,桂枝 10 g,炒白芍 12 g,党参 15 g,桑枝 15 g,甘草 6 g,通草 5 g,细辛 3 g,威灵仙 10 g,吴茱萸 5 g,苍术 10 g,炒白术

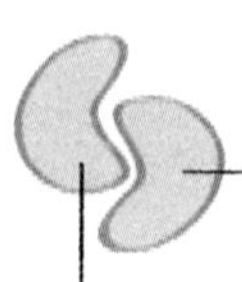

10 g,大枣 12 枚,生姜 15 g。7 剂,水煎服,日 1 剂,早晚分两次温服。

2015 年 2 月 6 日复诊,自觉四肢较前有力,面色红润,纳食增加,大便溏,舌淡、苔薄白,脉沉细。前方去黄柏加炒扁豆、炒薏苡仁各 30 g,7 剂,水煎服,日 1 剂,早晚分 2 次温服。

2015 年 2 月 14 日三诊,自觉四肢较前明显有力,上肢活动自如,下肢稍有步态无力,运动后有疲劳感,大便成形,舌淡、苔薄白,脉沉细。上方去炒扁豆、薏苡仁,加龟板胶、盐杜仲各 20 g,继服 3 月余痊愈。

按语:多发性神经炎为多种原因引起的周围神经对称性损害,多表现为四肢远端运动、感觉、营养障碍,属于中医"痿证"的范畴。《黄帝内经》云:"阳明者,五脏六腑之海,主润宗筋,宗筋主束骨而利机关也。"患者平素体质虚弱,又因感冒诱发,西医应用抗生素、激素等药物疗效不佳。中医认为,发病之初为寒湿浸淫经脉,营卫受阻,气血运行不畅,筋脉肌肉失养而弛纵不收。中医认为"脾主四肢""肝主筋脉",病机重点在脾胃虚弱,气血津液化生之源不足,复而寒湿侵淫,久而伤及肝肾,无以濡养肌肉而致痿弱不用。治疗宜温经补脾,祛寒除湿。初诊重用黄芪补气,佐以红参、甘草补中益气,臣以白芍、当归养阴补血,云茯苓、白术健脾利湿,升麻、桂枝升举阳气,木瓜、苍术祛湿舒筋活络。二诊患者诉便溏,脾虚湿盛可知,故减寒凉之黄柏,加薏苡仁、炒扁豆健脾利湿、芳香化浊。三诊寒湿已除,双下肢无力之症凸显,病机重点转为肝肾不足,故加用龟板、杜仲补肝肾、强筋骨以收全功。

(赵英霖整理)

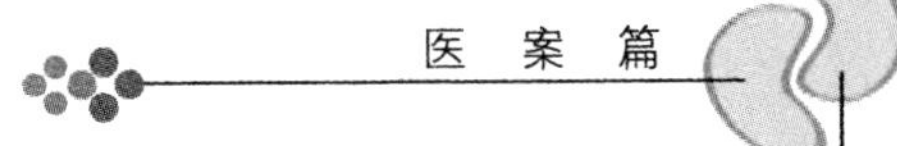

5. 肌衄(血小板减少性紫癜)

肌衄(气不摄血,血热妄行)

赵某,女,27岁,河南省禹州人,2012年11月6日初诊。

主诉:皮肤出现瘀斑10余年。

病史:患者10余年前摔倒或磕碰后皮肤出现大面积瘀斑,消散缓慢,且月经量较大,于当地人民医院诊治,查血常规回示:血小板17×10^9/L。诊断为“血小板减少性紫癜”,给予对症治疗后疗效欠佳(具体用药不详)。现症见:周身散布出血点,色鲜红,时常鼻出血,伴乏力,心烦,面白,纳差,眠一般,二便调,舌质红、苔厚腻,脉细数。

诊断:肌衄(血小板减少性紫癜)。

辨证:气虚不能摄血,血热迫血妄行。

治法:补气凉血。

方药:太子参12 g,生黄芪18 g,生白术12 g,焦生地黄12 g,炒黄芩10 g,炒牡丹皮10 g,藕节炭10 g,白茅根20 g,侧柏炭10 g,焦栀子10 g,炒升麻5 g,阿胶12 g(烊化),仙鹤草12 g,蒲黄炭5 g,茜草10 g,连翘30 g,白豆蔻10 g,甘草8 g。30剂,水煎400 mL,分早晚2次温服。

2012年12月6日二诊,药后症状好转,无新出血点,舌质红、苔腻,脉细数,查血小板40×10^9/L,上方去白豆蔻,加当归15 g、紫草12 g、墨旱莲20 g,生黄芪增至30 g,15剂,煎服法同前。

2012年12月21日三诊,药后症状明显好转,血小板升至60×10^9/L,近来月经量大,伴乏力,舌质红、苔腻,脉细,上方加炒白芍15 g、山茱萸25 g、女贞子12 g、酸枣仁30 g、五味子10 g,30剂,煎服法如前。

2013年1月22日四诊,药后症状显著改善,血小板87.2×10^9/L,易感冒,舌质淡、苔白腻,脉缓,上方加防风10 g、生姜5片、大枣2枚,30剂,煎服法依前。

2013年3月1日五诊,药后来诊,症状消失,复查血小板恢复正常,继服

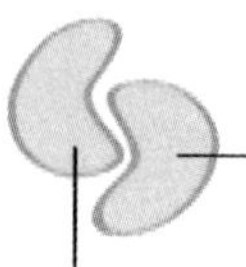
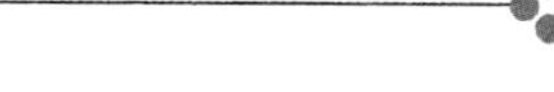

30 剂以巩固疗效。

按语:血小板减少性紫癜属于中医“血证”的范畴,清代唐容川擅疗此类病症,著有《血证论》一书,系统阐述“治血四法”,总结成“止、消、宁、补”四个字,为后世医家所接受。本患者,血破脉络,溢于皮肤,虚实夹杂,缠绵不愈,病情反反复复 10 余年,出血点鲜红、心烦、舌红、脉数为血分伏热之象;面白、乏力、脉细为气血俱虚之征;方中太子参、生黄芪、生白术为君药,“气主摄血”,补气以摄血治其标,又“有形之血不可速生,无形之气所当急固”,气足则血旺以治其本,君药标本兼顾,两擅其功;焦生地黄、炒牡丹皮、紫草、墨旱莲,性寒凉入血分以凉血止血,焦栀子、炒黄芩、白茅根、炒升麻、连翘走气分以清热散热,有“透营转气”之意,凉血除热共为臣药;侧柏、藕节、蒲黄、茜草、当归、仙鹤草,活血止血不留瘀,多烧炭色黑属肾水,有以水灭火之妙用,另用阿胶珠、白芍、女贞子以补血,同为佐使,全方共奏补气清热、凉血消瘀止血之功,以此为主方,随症加减,患者服百余剂,终获痊愈。

(谭高峰整理)

舌衄(血热妄行)

王某某,男,42 岁,新密人,于 2014 年 3 月 26 日初诊。

主诉:口腔黏膜、舌面出血 1 天余。

病史:患者 1 天前无明显诱因出现口腔及舌面出血,前来就诊。症见:口腔及舌面冒血不止,无法进食,二便正常,脉弦细而滑。

诊断:舌衄。

辨证:血热妄行。

治疗:清热凉血止血。

方药:焦生地黄 10 g,炒黄芩 15 g,藕节炭 15 g,仙鹤草 15 g,白茅根 30 g,焦栀子 15 g,侧柏炭 30 g,牡丹皮 10 g,赤芍 15 g。5 剂,水煎服,日 1 剂。

复诊:服上药后出血逐渐停止,二便可,舌质红、苔薄白,脉弦细。辨证如上,原方加知母 10 g,5 剂,水煎服,日 1 剂。服后症状痊愈。

按语:《景岳全书·血证》“血本阴精,不宜动也,而动则为病。血主营气,不宜损也，而损则为病。盖动者多由于火，火盛则逼血妄行；损者多由于气，气伤则血无以存”，提纲挈领地将本病的病机概括为“火盛”和“气虚”两个方面。本病口腔及舌头同时大量出血症状临床极为少见。发病急，病程短，考虑属血证，火盛热入血分，损伤血络，迫血妄行，血液不循血道，溢出脉外而表现的出血证候，以清热凉血止血为治则，以焦生地黄、炒黄芩、焦栀子、牡丹皮、赤芍清热凉血，藕节炭、仙鹤草、白茅根、侧柏炭凉血止血，药味简单，但直中病机要害，故疗效显著。

（赵润杨整理）

6. 汗证

汗证（肾阴亏虚）

吴某某，男，63 岁，2015 年 2 月 26 日初诊。

主诉：盗汗 1 年余。

现病史：近 1 年出现盗汗，前胸后背汗出较多。舌质红、苔少，脉沉细。

诊断：汗证－盗汗。

辨证：肾阴亏虚。

治法：益肾滋阴敛汗。

方药：六味地黄汤加减。生熟地黄各 20 g，生白芍 12 g，枸杞子 12 g，山茱萸 25 g，牡丹皮 10 g，茯苓 15 g，泽泻 12 g，五味子 10 g，砂仁 10 g，生龙牡各 30 g，甘草 8 g。20 剂，水煎服，日 1 剂，早晚分 2 次温服。

2015 年 3 月 16 日二诊，服药后盗汗稍有减轻，胸背部仍汗出明显，伴耳鸣，舌暗红、苔少，脉沉细。

方药：熟地黄 12 g，制首乌 15 g，蝉蜕 12 g，牡丹皮 10 g，茯苓 15 g，山茱萸 20 g，枸杞子 12 g，浮小麦 20 g，五味子 10 g，生山药 30 g，泽泻 15 g，砂仁 10 g，磁石30 g，生白芍 15 g，甘草 8 g。20 剂，水煎服，日 1 剂，早晚分 2 次温服。

2015 年 5 月 8 日三诊，服上药后症状明显好转，服第 1 剂药后自觉心胸部

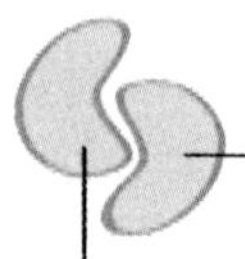

沿气道有气上冲，后觉胸部舒畅，盗汗明显减轻，近 1 个月又出现盗汗，舌质红、苔少，脉沉细。

守上方加桑葚 20 g，继服 20 剂。随访未再出现盗汗。

按语：盗汗的主要病机为肾阴不足，阴虚火旺，阴虚则阳盛，虚热内生，阴气空虚，夜间属阴，睡则卫气乘虚陷入阴中，表无护卫，肌表不密，荣中之火独旺于外，蒸热，迫津外泄则汗。醒则气固于表，玄府密闭而汗止。六味地黄丸最早源自“医圣”张仲景的名著《伤寒杂病论》中的“金匮肾气丸”（即桂附地黄丸）。至北宋，太医丞钱乙认为肾决定着人的生长发育，强调补泻要同时进行。遂从“金匮肾气丸”入手，创制了滋补肾阴的名方——六味地黄丸，是滋补肾阴的基础方剂，配伍组方上具有“三补三泻”的特点。六味地黄丸以滋补肾阴为主，从药方的组成来看，它可以达到三阴同补（补肾阴、补肝阴、补脾阴）的效果，其中熟地黄可以补肾阴；山茱萸则是肝肾同补，通过补肝来达到补肾的目的；山药能健脾益肾，通过健脾来补后天。由此可以看出，六味地黄丸更适用于阴虚。生龙骨平肝潜阳，常与牡蛎配伍生用治疗烦躁、失眠、潮热、盗汗及头目眩晕等症，与五味子共同收涩敛汗，白芍养血柔肝，敛阴收汗，枸杞子养肝滋肾，砂仁化湿和胃，以防熟地黄滋腻碍胃。全方共奏益肾滋阴敛汗之功。服后稍有减轻，仍胸背部盗汗，伴耳鸣，加制首乌益肾养血，浮小麦加强敛汗之力，患者肾阴不足出现耳鸣，加用蝉蜕、磁石。服后盗汗明显减轻，但 1 个月后又有反复，守前方加桑葚补益肝肾，滋阴养血，继续服用巩固后未再复发。

（赵润杨整理）

汗证（营卫虚弱）

袁某，男，51 岁，2014 年 8 月 4 日初诊。

主诉：自汗，汗出恶风，伴畏寒、怕冷 2 年余。

现病史：患者自汗，汗出恶风，伴畏寒、怕冷 2 年余，且常感乏力，饮食可，二便调，舌质红、苔稍黄，脉沉细。

辨证：营卫虚弱。

治则：益气固表，调和营卫。

方药:桂枝汤合玉屏风散加减。炙黄芪 18 g,炒白芍 12 g,桂枝 9 g,干姜 8 g,炒白术 10 g,防风 10 g,砂仁10 g,甘草 8 g,大枣 5 枚,生姜 2 片。8 剂,水煎服,日 1 剂,早晚分 2 次温服。

2014 年 9 月 11 日二诊,诉服上方 8 剂后,怕冷减轻,汗出量减少,乏力症状缓解,但寐差、多梦。舌脉同前。守上方加酸枣仁 30 g、茯神 20 g、夜交藤30 g。10 剂,水煎服,日 1 剂,早晚分 2 次温服。

2 个月后随访汗出痊愈,睡眠较前明显改善。

按语:此患者畏寒怕冷,易汗出,汗出恶风,乃因营卫虚弱,腠理疏松,无力抵御外邪所致。汗出恶风、常感乏力乃营卫不和、卫气不足之表现。营卫俱虚,卫阳不固,营阴失守,则汗出恶风。卫气既虚,肌腠失于温煦,则常感恶风怯寒。方以桂枝汤合玉屏风散加砂仁而成。桂枝汤以桂枝、生姜疏风泄卫,以芍药、大枣益阴和营;调以甘草合桂枝、生姜辛甘化阳,合芍药、大枣酸甘化阴,共达解肌表、和营卫、调阴阳之效。玉屏风散以黄芪为君,白术为臣,佐以防风共奏益气固表、止汗御邪之功。《不居集·上集·卷十》:"虚劳日久,诸药不效,而所赖以无恐者,胃气也。盖人之一身,以胃气为主,胃气旺则五脏受荫,水精四布,机运流通,饮食渐增,津液渐旺,以致充血生津,而复其真阴不足。"故以砂仁醒脾开胃,胃气行则阳气行。效不更方,二诊因患者诉眠差,故原方加入枣仁、茯神、夜交藤以养心安神,助其睡眠。

(吕沛宛整理)

汗证(气虚证)

王某某,女,49 岁,新乡辉县人,2015 年 4 月 30 日初诊。

主诉:多汗 3 月余。

现病史:患者近 3 个月来多汗,汗出如洗,活动后汗出更明显,恶风,伴面色萎黄,气短乏力,小便正常,大便黏滞。舌边红、苔薄白腻,脉沉细。

诊断:汗证 - 自汗。

辨证:气虚证。

治法:补气敛汗。

方药:玉屏风散加减。党参 12 g,生黄芪 20 g,炒白术 12 g,防风 10 g,生白芍 15,浮小麦 30 g,柴胡 10 g,山茱萸 25 g,五味子 10 g,生山药 30 g,生龙牡各 30 g,麻黄根 10 g,甘草 8 g。7 剂,水煎服,日 1 剂,早晚分 2 次温服。

二诊:服药后汗出较前好转,畏寒、恶风,头部昏沉,背部烘热。舌红、苔薄白,脉沉细。守上方黄芪增至 25 g,加升麻 5 g、淫羊藿 15 g、桂枝 6 g、大枣 5 枚。

3 个月后电话随访,患者诉诸症消失。

按语:自汗致病多责之于虚,虚有气虚、阳虚之别,主要病机为阴阳失调,腠理不固,而致汗液外泄。此患者伴面色萎黄、气短乏力、气虚表现。方中党参、黄芪补气,玉屏风散益气固表止汗。卫气一亏,则不足以固津液,而自渗泄矣,此自汗之由也。防风遍行周身,称治风之仙药,上清头面七窍,内除骨节疼痹、四肢挛急,为风药中之润剂,治风独取此味,任重功专矣。然卫气者,所以温分肉而充皮肤,肥腠理而司开合,唯黄芪能补三焦而实卫,为玄府御风之关键,且无汗能发,有汗能止,是补剂中之风药也。所以防风得黄芪,其功愈大尔。白术健脾胃,温分肉,培土以宁风也。夫防风之善祛风,得黄芪以固表,则外有所卫,得白术以固里,则内有所据,风邪去而不复来,当倚如屏,珍如玉也,故名玉屏风散。党参补气,白芍、浮小麦、麻黄根收敛止汗,生龙牡固涩敛汗,加强止汗之功,久汗必正气亏虚,山萸肉、五味子、生山药健脾益肾、益气敛汗,酌加柴胡稍稍发散,以防收敛太过,闭门留寇。服后汗出减轻,仍有畏寒、恶风,黄芪加量以增强益气固表之功,桂枝与白芍配伍调和营卫,大枣、淫羊藿健脾补肾,补虚损之气,升麻引药上行,共奏补气敛汗之功,固诸症愈矣。

(赵润杨整理)

汗证(脾肾亏虚)

李某某,男,39 岁,郑州市人,于 2015 年 6 月 11 日初诊。

主诉:自汗、盗汗半年。

现病史:患者半年前无明显诱因,出现汗出明显,自汗、盗汗均有,且刚开始自汗明显,而随病情发展夜间盗汗甚,夜间口干,烦热,乏力,腰酸,纳眠可,二便调。舌淡胖有齿痕、苔白腻,脉沉细。

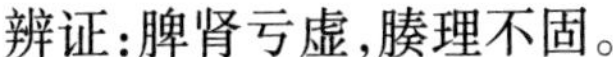

辨证:脾肾亏虚,腠理不固。

治法:补益脾肾。

方药:自拟方。党参 12 g,生黄芪 25 g,炒白术 12 g,防风 10 g,浮小麦 30 g,山茱萸 25 g,生白芍 15 g,牡丹皮 10 g,茯苓 15 g,生山药 30 g,五味子 10 g,泽泻 12 g,生龙骨 30 g,生牡蛎 30 g,甘草 8 g。10 剂,水煎服,日 1 剂,早晚分 2 次温服。

2015 年 6 月 23 日复诊,患者服药后汗出明显减少,乏力减轻,仍觉腰酸,舌淡胖有齿痕、苔薄腻,脉沉细。守上方加桑寄生 20 g、杜仲 12 g。继服 10 剂,水煎服,日 1 剂,早晚分 2 次温服。

按语:汗证是由于人体阴阳失调,营卫不和,腠理不固,而引起汗液外泄的一种病症。本案患者虽为青年男性,但其体质虚弱,形体虚胖,平素身体乏力,舌质淡嫩,舌体胖大有齿痕、苔白腻,辨属脾气亏虚,卫表不固,津液外泄,故见自汗;患者气虚自汗,日久耗伤肾阴,虚火内生,营阴受蒸则外泄,故见盗汗、口干、烦热、腰酸等症。方中党参、白术健脾补气以实表,黄芪补益肺脾之气,固表止汗,防风走表而助黄芪益卫固表;浮小麦、龙骨、牡蛎、五味子等收敛固涩之品,与白芍合用以敛阴止汗;山茱萸补益肝肾,山药补益脾肾,应用牡丹皮、茯苓、泽泻是为“补必兼泄”之意,诸药合用则补益脾肾,固表止汗,故见症状明显缓解。复诊仍诉腰酸明显,加用桑寄生、杜仲以补肝肾强筋骨,诸症痊愈。

（贾玉聪整理）

盗汗(阴虚火旺,心肾不交)

马某某,男,36 岁,郑州市荥阳人,2012 年 9 月 6 日初诊。

主诉:夜间汗多 2 年,加重伴入睡困难半年。

现病史:患者 2 年前无明显原因出现夜间汗多,醒来汗止,近半年症状加重,伴入睡困难,心烦多梦,纳可,口干唇燥,二便尚调。舌质红、舌尖红明显,苔少,脉细数。

诊断:盗汗 。

辨证:阴虚火旺,心肾不交。

治法：滋阴泻火，固表止汗。

方药：当归六黄汤加味。黄芪 25 g，当归 12 g，生地黄 15 g，熟地黄 15 g，黄芩 6 g，黄连 6 g，黄柏 6 g，山茱萸 25 g，煅龙牡各 25 g，炒枣仁 15 g。7 剂，水煎服，日 1 剂。

2012 年 9 月 14 日二诊，服上方后盗汗好转，心烦、多梦、失眠较前改善，舌质红、苔薄白，脉细。守前方 7 剂。

2012 年 9 月 20 日三诊，诸症症状基本缓解，舌质尖红、苔薄白，脉细。嘱续服 7 剂巩固疗效。随访病愈。

按语：心主血，肾藏精，患者精神过用，起居不慎，亡血失精，至血虚精亏，虚火内生，阴津被扰，不能自藏而外泄作汗。《证治准绳·盗汗》曰："阴气既虚，不能配阳，于是阳气内蒸，外为盗汗……"肾阴亏虚，不能上济心火，则心火独亢，扰乱心神，故入睡困难、心烦多梦；口干唇燥，舌质红，舌尖红明显、苔少，脉细数为阴虚内热之象。总之本病辨证属阴虚火旺，心肾不交。治宜滋阴降火，固表止汗。方中黄芪益气实卫，固表止汗；当归养血益阴，血充则心火可制；生熟地黄入肝肾而滋肾阴；黄连清泄心火；合以黄芩、黄柏泻火除烦，清热坚阴。热清则火不内扰，阴坚则汗不外泄。煅龙牡敛阴潜阳，固涩止汗；山茱萸、炒酸枣仁酸敛止汗，养心安神。诸药合用，共奏滋阴降火，固表止汗之功。

（李彦杰整理）

白涩证（肺肾阴虚，肝经风热上扰）

张某某，女，53 岁，于 2015 年 2 月 11 日初诊。

主诉：双眼干涩、睁眼费力 10 年余。

现病史：患者近 10 年常自觉双目灼热感，睁眼费力，眼干涩，逐渐加重，伴口干、饮水多，尿频，夜尿 3 次，情绪可。现症见：双目灼热感，睁眼费力，口干、干咳，纳食可，夜尿多稍影响睡眠，大便偏干。舌暗红、苔薄黄，脉弦滑。平素咽易肿痛，咽部充血。既往高血压、糖尿病病史。

诊断：白涩证。

辨证：肺肾阴虚，肝经风热上扰。

治法：疏风泄热，清肝明目。

处方：谷青汤加减。谷精草 30 g，青葙子 20 g，密蒙花 15 g，夏枯草 20 g，生白芍 15 g，生地黄 10 g，菊花 10 g，桑叶 10 g，蔓荆子 10 g，薄荷 10 g，蝉蜕 10 g，牛蒡子 15 g，黄芩 10 g，黄连 10 g，川牛膝 10 g，生石膏 15 g，知母 10 g，肉桂10 g，生甘草 10 g，葛根 20 g。7 剂，水煎服，日 1 剂，早晚分 2 次温服。

2015 年 2 月 21 日复诊，患者服药后眼灼热感明显减轻，仍眼干涩，口渴欲饮，夜尿 2 次，干咳，舌质红略暗、苔薄黄，脉滑。守上方继服 7 剂。

按语：白涩证属中医“燥证”范畴。叶天士认为：“燥为干涩不通之视。”肝开窍于目，《素问·宣明五论》：“五脏化液，肝为泪。”故泪液濡润肝目。当肝肾阴虚，肝之阴液不足，是发生本病原因，其次是肺，肺为涕，当肺宣降失职，则燥伤肺阴，不能上呈于目。谷青汤具有疏散风热、清利头目功能，适用于风热、郁热所致的头目疾患。本患者为中年女性，素患消渴病，气阴两虚，肝肾亏损。“肝主目”“肝主藏血”，阴血不足，目失所养，故见双目干涩、睁眼费力；肝经风热上扰，故见双目灼热感；肺胃阴虚，燥热上扰，则口干、干咳；肺肾阴虚，虚火上冲咽部则咽易肿痛、咽红；阴虚肠燥则见便干；肾虚气化无力则尿频、夜尿多。舌暗红示阴虚有瘀、苔薄黄少津，为气阴两虚、肺胃热盛，脉弦滑为肝经风热之象。治疗用谷青汤加减以疏散肝经风热、明目。方中谷精草、青葙子、密蒙花、夏枯草清肝热、明目；菊花、桑叶、薄荷、蝉蜕疏散肝经风热，合蔓荆子清利头目；黄连、生地黄、知母、生石膏为清胃散之主药，清肺胃之火，合葛根清热生津；白芍养血敛阴柔肝；川牛膝补肝肾，引血下行；牛蒡子清热解毒利咽，甘草益气解毒生津；黄连、肉桂是为交泰丸，黄芩、黄连上清中上二焦之火，肉桂下以助肾之气化，治疗口渴、口干、尿频、夜尿多。诸甘寒、苦寒药共用，共奏清热疏风、解毒养阴、生津气化之功，药证相符，故而收效。

（王育勤整理）

血证、水肿案（脾肾阳虚、瘀血阻络）

毕某某，女，40 岁，郑州市人，于 2014 年 4 月 10 日初诊。

主诉：皮下瘀斑肿块、双下肢水肿半年余。

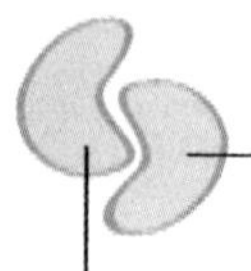

今日来诊，现症见：乏力，间断性皮肤疼痛，继而皮下出现紫色瘀斑，肿硬疼痛，按之更甚，数日后肿块颜色渐变黄、变淡，直至消失。午后双下肢水肿，按之凹陷，劳累后加重。精神差，畏寒，手足不温。小便清长，大便黏滞不爽。舌质淡暗有瘀点、苔微黄滑腻，脉沉细尺弱。平时月经量少，头痛，紧张后加重。

中医诊断：①血证；②水肿。

西医诊断：①痛性瘀斑；②特发性水肿。

辨证：脾肾阳虚、气不摄血、水湿不化，瘀血阻络。

治法：健脾益气摄血、补肾温阳利水，兼以活血。

方药：熟地黄 10 g，生山药 20 g，山茱萸 15 g，泽泻 20 g，牡丹皮 10 g，茯苓 20 g，黄芪 40 g，党参 10 g，川牛膝 10 g，益母草 15 g，菟丝子 15 g，仙茅 12 g，淫羊藿 10 g，制巴戟天 10 g，仙鹤草 30 g，当归 10 g，鸡血藤 30 g，黄连 6 g，生白芍 12 g，炙甘草 10 g。10 剂，水煎服，每日 1 剂，早晚分 2 次温服。嘱：勿劳累，保暖，禁食生冷、油腻食物。

2014 年 4 月 20 日复诊，患者服药 10 剂后，双下肢水肿消退，皮下瘀斑减轻，色淡，没有新发瘀斑，精神好转。舌质淡暗有瘀点、苔微黄滑腻，脉沉细尺弱。取药同上，10 剂，煎服法同前。

2014 年 5 月 10 日三诊，近日因工作劳累，双下肢水肿又作，午后明显，但较前轻微，无皮下瘀斑，面色黄，易疲劳，畏寒，精神好转，时有情绪激动。舌质暗有瘀点、苔薄白，脉沉细，关脉旺。处方：炙黄芪 50 g，党参 15 g，熟地黄 12 g，茯苓 20 g，生山药 20 g，山茱萸 15 g，赤芍 8 g，牡丹皮 10 g，生白芍 8 g，菟丝子 20 g，制巴戟天 12 g，仙茅 10 g，淫羊藿 12 g，当归 12 g，益母草 20 g，肉桂 8 g，香附 10 g，怀牛膝 10 g，炙甘草 6 g。此后，间断服用上方调理，水肿、皮肤紫斑未再发。

按语：本病以血证、水肿症状为主要临床表现，两者之间以气虚为共同病机。脾气虚，气不摄血，血溢脉外而为皮肤瘀斑。寒凝血瘀，不通则痛，故名为“痛性瘀斑”。患者脾肾阳气素亏，气血不足，气不摄血，而为血证；寒凝血瘀，不通则痛；阳不化气，而为水肿。肾阳不足，不能气化，脾虚湿停而为水肿。故治疗当健脾益气摄血，补肾温阳利水，兼以活血。方选济生肾气丸，方中附子恐温燥，改为菟丝子、仙茅、淫羊藿、巴戟天，取其温润之力；车前子改为益母草，活血利水；仙鹤草益气活血止血；白芍柔肝、利水；当归养血活血；鸡血藤养血补血。

舌苔微黄腻，以少量黄连清郁热，香附疏肝解郁。脉证相合，药证相符，必收其功。此患水肿，每因劳累则发，责之脾肾亏虚，阳气不足，所选方药含右归丸之意，温补脾肾，有“益火之源，以消阴翳”之意。地黄丸系列加黄芪、党参，古无方名，未见首次记载、出处，但现代临床常应用。王立忠教授善用济生肾气丸加用黄芪、党参，使之成为脾肾双补的方剂，临床应用治疗脾肾亏虚水肿，每每取效。加黄芪、党参，遵吴鞠通“善治水者不治水而治气”之旨，气行则水消，同时有益气摄血之用，真正实现了脾肾双补、先后天同调的目的，熔补肾温阳、健脾益气、化湿利水、止血散瘀于一炉。

（王育勤整理）

（七）杂病

1. 内伤发热

内伤发热（邪入少阳，枢机不利）

皮某某，女，38 岁，周口市人，2014 年 12 月 19 日初诊。

主诉：间断发热 4 月余。

现病史：患者于 4 个月前冒雨接送其子上学，遂成此证，先后于周口市人民医院、郑州大学第一附属医院及北京协和医院住院未查明原因，遂至王师诊室求诊。刻见：发热，间断不定，体温一般在 38 ~ 39℃，常伴头晕恶心，寒热往来，咳嗽，面部浮肿微红，偶有全身皮疹，舌红、苔薄白，脉弦而滑。

诊断：内伤发热。

辨证：邪入少阳，枢机不利。

治法：和解少阳，清透膜原。

方药：小柴胡汤合青蒿鳖甲汤加减。太子参 12 g，柴胡 15 g，黄芩 10 g，法半

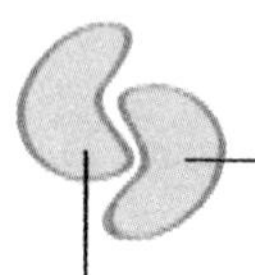

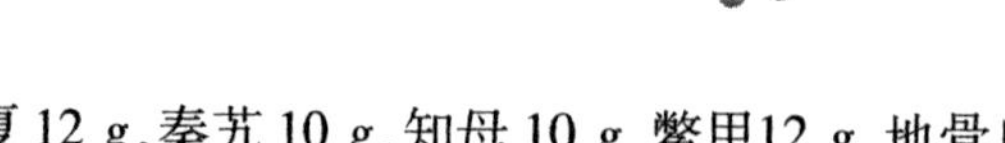

夏 12 g,秦艽 10 g,知母 10 g,鳖甲12 g,地骨皮 10 g,玉竹 12 g,青蒿 12 g,厚朴 9 g,草果 6 g,槟榔 5 g,甘草 8 g,大枣 4 枚,生姜 2 片。5 剂,水煎服,日 1 剂,早晚分 2 次温服。

2014 年 12 月 26 日二诊。患者服上方后,发热大为减轻,现体温波动在 37.0～37.6℃,口干渴,舌稍红、苔少腻。此时证型有所变化,诊断为低热(阴虚型),治法变为:益气养阴,清透虚热。

方药:北沙参 15 g,麦冬 12 g,知母 10 g,银柴胡 10 g,胡黄连 10 g,地骨皮 10 g,鳖甲 10 g,玉竹 12 g,金叉石斛 12 g,生龙牡各 30 g,甘草 8 g。7 剂,水煎服,日 1 剂。

经以上诊治后,患者热退身安,诸症消除。

按语:患者发热,原为 4 个月前冒雨,感受外邪未能及时治疗,邪气由表入里,进入少阳半表半里之所,即可见到间断发热、寒热往来等症,契合《伤寒论》"伤寒五六日,中风,往来寒热,嘿嘿不欲饮食,心烦喜呕……小柴胡汤主之","小柴胡证,但见一证便是,不必悉具"等论述,故当用小柴胡汤和解少阳。小柴胡汤方中,柴胡味苦微寒,有轻清升散、疏邪透表之功,能疏解少阳之气滞。黄芩苦寒,能清解肺胃蕴热,尤善清少阳相火。半夏、生姜味辛温,能调胃气、止吐逆。炙甘草、大枣味甘,性温,益气和中、生津和营。方中易人参为太子参,防止人参温燥太过。因患者发热 4 月余,又于郑州、北京等地求治,几番周折,热邪入于阴分日久,患者精神甚差,故合用青蒿鳖甲汤以养阴清透虚热;邪气由外及里伏于膜原之处,寒热往来,更加达原饮辟秽达原,三方合用,服用 5 剂后发热大为减轻。因肺为娇脏,久病伤及肺气,患者口中干渴,表示阴液也有所伤,为气阴两虚,余热未清,故二诊当治以益气养阴,清透虚热。药用北沙参、麦冬养阴清肺;知母、银柴胡、胡黄连、地骨皮、鳖甲滋阴泻火,退热除蒸;玉竹、石斛滋养胃阴,生津止渴;生龙牡益阴潜阳。全方共奏益气养阴,清透虚热之效。

(梁慕华整理)

发热(阴精耗伤,阴虚发热)

孙某某,男,41 岁,郑州市人,于 2015 年 2 月 13 日初诊。

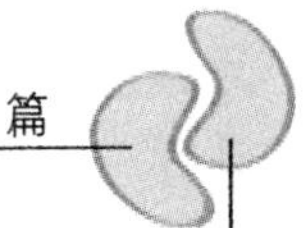

主诉:发热 2 月余。

现病史:患者 2 个月余前因胆管阻塞行手术治疗,术后发热,午后加重,体温常波动于 38 ~39℃之间,纳差,食后肠鸣腹胀,欲如厕,面色萎黄。舌红、苔少较干,脉滑缓。

诊断:内伤发热。

辨证:阴精耗伤,阴虚发热。

治法:和解少阳,滋阴清热。

方药:小柴胡汤合青蒿鳖甲汤加减。柴胡 12 g,黄芩 10 g,法半夏 12 g,青蒿 15 g,知母 10 g,鳖甲 12 g,牡丹皮10 g,茵陈 30 g,鸡内金 10 g,虎杖 12 g,地骨皮 10 g,北沙参 15 g,玉竹 15 g,大腹皮 12 g,焦山楂 10 g,猪茯苓各 12 g,甘草 8 g,大枣 5 枚,生姜 2 片。7 剂,水煎服,日 1 剂,早晚分 2 次温服。

2015 年 2 月 26 日复诊,患者服上药后体温正常,诸症好转,但胃脘隐痛,舌稍红、苔滑。守上方去地骨皮,大腹皮加至 15 g,加生白术 12 g、生麦芽 15 g、栀子 10 g,继服 10 剂。并配合香砂六君丸口服,每次 15 粒,每天 2 次。后随访患者发热未再反复,胃部症状基本消失。

按语:发热临床较为常见,其病因病机复杂,可见于许多疾病的不同时期。其中内伤发热主要是由于气血阴精亏虚、脏腑功能失调所导致。治疗发热必须考虑正气与邪气两个方面的关系。本案患者胆管阻塞,属少阳枢机不利。术后持续发热,午后加重,病程较长,耗伤阴精,阴精亏虚又导致病情缠绵不解。木克脾土,脾胃失调又兼见纳差、腹泻等症。针对这种情况,考虑应用和解少阳、滋阴清热之法。此法可用于发热的任何阶段和热型,代表方药为小柴胡汤合青蒿鳖甲汤加减。方中柴胡为少阳专药,轻清升散、疏邪透表,故为君药;黄芩苦寒,善清少阳火,故为臣药;配合柴胡,一散一清,共解少阳之邪。半夏和胃降逆、散结消痞,为佐药,为助君臣药攻邪之用。甘草为佐,生姜、大枣为使,益胃气、生津液、和营卫,既扶正以助祛邪,又实里而防邪。如此配合,以祛邪为主,兼顾正气,以少阳为主,兼顾胃气。青蒿鳖甲汤中鳖甲直入阴分,咸寒滋阴,以退虚热,青蒿芳香清热透毒,引邪外出。二者合用,透热而不伤阴,养阴而不恋邪。知母苦寒滋润,助鳖甲以退虚热。牡丹皮凉血透热,配地骨皮清热除蒸,助青蒿以透泄阴分之伏热。茵陈清热退黄,鸡内金、焦楂消积导滞,沙参、玉竹养

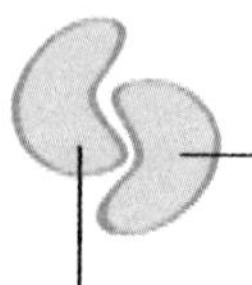

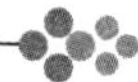

阴生津,虎杖利湿退黄、清热解毒,猪茯苓健脾利湿,大腹皮行气利水,诸药配合,共奏良效。平时应用香砂六君丸调理脾胃。

(邢若星整理)

内伤发热(少阳枢机不利)

张某,男,51岁,工人,焦作市人,于2015年1月8日就诊。

主诉:低热40余天。

现病史:40天前劳累后出现发热,体温在37.3~38℃,一般白天发热,夜晚体温正常,查血常规、C反应蛋白、尿常规、胸部CT等结果均正常,服用日夜百服宁、感冒灵颗粒未见明显改善,在郑州人民医院治疗1个月(用药不详)未见明显效果。现:神志清,精神可,低热,白天发热,夜晚体温正常,腹胀,腹满,盗汗,胃纳欠佳,眠可,二便调。舌暗红、苔白厚腻,脉细滑。

辨证:少阳枢机不利。

治法:和解少阳枢机。

方药:柴胡15 g,太子参12 g,黄芩10 g,法半夏12 g,知母10 g,青蒿12 g,秦艽10 g,地骨皮10 g,鳖甲12 g,龟板10 g,白花蛇舌草30 g,甘草8 g,大枣12 g,生姜4 g。10剂,每日1剂,水煎服,日2次。嘱其忌食辛辣油腻、生冷甜食。

2015年1月20日复诊,服用上方后症情好转,体温在37.1~37.4℃,盗汗明显,不欲饮食,舌脉同前,上方加生龙牡各30 g、北沙参15 g、麦冬12 g。取10剂。随访诸症消失。

按语:此因正气不足,腠理不密,邪气乘虚侵袭直入少阳,与正气相搏,正邪交争,正不胜邪则无力祛邪外出,邪不胜正则不能入里而留于半表半里。法以和解少阳枢机。许多小柴胡汤证发热日久,耗伤气阴,气阴两虚而导致病情加重或缠绵不解,针对这种情况,王老在临床上经常采用小柴胡汤合养阴透热之青蒿鳖甲汤加减,每获良效。方中青蒿、鳖甲、知母、地骨皮养阴透热,柴胡、太子参、黄芩、法半夏、甘草、大枣、生姜和解少阳,龟板滋阴潜阳。复诊患者盗汗明显,加生龙牡、北沙参、麦冬益阴潜阳,诸症消失。王老认为定时发热也是寒热往来的一种表现形式，临床上有许多不明原因的发热，经辨证采用此法治疗往往也能收到意想不到的效果。

（赵晶整理）

内伤发热（脾虚湿困，郁而发热）

王某某，女，23岁，周口市人，2015年6月23日初诊。

主诉：发热2月余。

现病史：患者2个月前出现低热，上午36.8 ℃，下午自觉发热，体温37.2～37.5 ℃，伴头痛，咳嗽，喷嚏，无汗、怕冷，平时头昏蒙，乏力。舌质淡、尖红，舌边有齿痕、苔白腻，脉象滑缓。曾在当地人民医院就诊，给予抗生素治疗无效，遂来王师处求治。

辨证：脾虚湿困，郁而发热。

治法：健脾利湿，清热除烦。

方药：黄连温胆汤合香砂六君丸加味。藿香10 g，厚朴10 g，黄芩10 g，法半夏12 g，竹叶10 g，通草10 g，滑石30 g，生薏苡仁30 g，白豆蔻10 g，淡豆豉10 g，连翘15 g，青蒿12 g，荷叶12 g，生石膏25 g，杏仁10 g，甘草8 g。7剂，水煎服，日1剂，早晚分2次温服。

2015年7月2日二诊。患者服上方后热退，余症见：眠差，入睡困难，便溏，舌淡胖、苔白腻，脉象滑细。

方药：太子参12 g，竹茹10 g，枳实10 g，陈皮10 g，法半夏15 g，茯神20 g，酸枣仁30 g，夏枯草12 g，黄连6 g，龙齿20 g，珍珠母30 g，合欢皮20 g，砂仁10 g，甘草8 g，大枣5枚。10剂，水煎服，日1剂。又给予香砂六君丸善后，每次15粒，每日2次。

经过以上诊治后，患者诸症均消，自觉良好。

按语：患者平素脾胃虚弱，体质偏于湿盛，适逢夏至节气，自然界阳气最旺，此时对人体来讲，阳气胜于外而虚于内，体内所剩少少之阳气更不能温化湿邪，下午为一天当中阳气不足之时，湿邪困阻脾阳，更使阳气郁阻于内，而发郁热。此时，阳气不盛，且又被湿邪困阻，故发热不高；湿邪蒙蔽清窍，故头昏蒙；湿邪留于四肢,则可见肢困、乏力。舌边齿痕、苔白腻,脉象滑缓等均为体内湿盛之象。首诊方用藿香解表化湿,半夏、厚朴、白豆蔻、生薏苡仁健脾燥湿,荷叶清热,升发清阳,黄芩、连翘清热解毒,患者低热2月余,恐有伤阴,故用青蒿以养阴退虚热,竹叶、通草、滑石利湿引热下行,淡豆豉清热解表除烦,杏仁止咳。二诊患者热退,见眠差,便溏,舌淡胖、苔白腻等症,为脾虚湿盛,且有痰热内扰之象,故以黄连温胆汤理气化痰,清热除烦,加太子参、砂仁、甘草、大枣以补益中焦脾胃,又不滞腻,酸枣仁、龙齿、珍珠母宁心镇惊安神,合欢皮解郁宁心;又合香砂六君丸益气健脾,以调理体质。故患者服后诸症皆愈。

（梁慕华整理）

内伤发热(脾肾亏虚,阳郁于内)

李某某,女,12岁,郑州市人,2013年5月11日初诊。

主诉:双腿发热5年余。

现病史:患者5年来常常自觉双腿发热,腿中热气上冲,久站后腰酸,屡测体温不高。伴两颧红赤,冬季不畏寒,夏季畏热,挑食,喜冷饮厚味,不吃青菜,精神可,不易感冒,二便正常。现症见:自觉双腿发热,腿中热气上冲,久站后腰酸,面色黄暗,两颧红赤,触之身热,额部发热。舌质淡红、苔白黄腻,脉细浮滑数,尺脉沉。

诊断:内伤发热。

辨证:脾肾亏虚,阳郁于内。

处方:升阳散火汤加减。炙黄芪15 g,党参10 g,柴胡15 g,羌活10 g,玉竹10 g,地骨皮10,茯苓15 g,防风10 g,川黄连6 g,山药20 g,葛根10 g,升麻10 g,炙甘草6 g,板蓝根10 g,秦艽10 g,生白芍10 g,独活10 g。5剂,水煎服,日1剂,早晚分2次温服。

2013年5月25日二诊,服药后症状好转,腿中热气上冲、腰酸、两颧红赤均减轻,触之皮温不热,面色黄暗,舌质淡红、苔薄黄腻,脉细浮滑数,尺脉沉。守上方去玉竹、板蓝根、秦艽,继服5剂。药后症状基本消失,随访1年未复发。

按语:本患者以自觉发热为主诉,测体温不高,无畏寒症状,故其病为“内伤发热”。其尚年幼,时有腰酸,自觉双下肢发热,知其肾精不足;挑食、气血亏虚故面色黄暗;且饮食偏嗜寒凉厚味,胃寒中生,致胃阳郁遏于内,故两颧红赤,触之身热。舌质淡红、苔白黄腻为气血不足,寒湿中阻之象;脉细主血虚,浮滑数为阳气外越,尺脉沉,主肾气不足。正如《内外伤辨惑论·升阳散火汤》所言:“治男子妇人四肢发困热,肌热,筋骨间热,表热如火燎于肌肤,扪之烙手。夫四肢属脾,脾者土也,热伏地中,此病多因血虚而得之。又有胃虚,过食冷物,郁遏阳气于脾土之中,病宜服之。”故用升阳散火汤加减,柴胡为君以发少阳之火,升麻、葛根以发阳明之火,羌活、防风以发太阳之火,独活以发少阴之火。此皆味薄气轻,上行之药,所以升举其阳,使三焦畅遂,而火邪可散。少佐玉竹、地骨皮、黄连、板蓝根、秦艽除胃中郁火,党参、黄芪、山药、茯苓益脾土而泻热,芍药泻脾火而敛阴,且酸敛甘缓,散中有收,不致有损阴气而佐使也。诸药相合,功效甚卓。二诊诸症已减,故去玉竹、板蓝根、秦艽之清热之品,药尽病愈,并嘱今后切忌饮食偏嗜及生冷味厚之品免伤脾胃。

(王育勤整理)

内伤发热(火郁阳明)

孙某某,男,14岁,郸城人,2014年10月22日初诊。

主诉:发热20余天。

现病史:患者20余天前因饮食不洁出现腹泻,后出现发热,伴头痛、头晕、乏力、汗多,每日晨起8、9时发热,体温37.5 ℃左右,午后自行热退。于当地查血常规示:白细胞总数:9.78×10^9/L,中性粒细胞为比率73.3%,曾在当地诊所输液治疗,并口服头孢、阿莫西林胶囊、柴胡口服液、复方新诺明等药物,症状无缓解。遂来寻求中医治疗。症见:精神不振,乏力,头痛,纳差,眠一般,舌质淡红、苔略滑,脉弦滑。

诊断:内伤发热。

辨证:火郁阳明。

治法:升阳散火。

方药:升阳散火汤加减。葛根12 g,升麻5 g,羌活6 g,独活6 g,党参12 g,

白芍 12 g,柴胡 15 g,生甘草 6 g,炙甘草 9 g,防风 8 g,蔓荆子 12 g,大枣 4 枚,生姜 2 片,桂枝 8 g。5 剂,水煎服,日 1 剂,早晚分 2 次温服。

2014 年 10 月 26 日二诊。服上药 3 剂后体温降至 37.1 ℃,服 5 剂后体温已恢复正常,精神明显好转,乏力减轻,头痛、汗出均好转,纳眠可,舌质淡红、苔薄白,脉弦。守上方去蔓荆子、桂枝继服以资巩固。

按语:升阳散火汤作为治疗内伤发热名方,为李东垣深谙"火郁发之"之义(《医方论》)的杰作,是中医治法中"升阳散火"一法的代表方剂。升阳散火汤出自李东垣的《内外伤辨惑论》,升阳散火汤所治之火是由于脾胃气虚,无力升浮,或者在此基础上过食冷物,进一步损伤和抑遏阳气,致阳气郁滞于脾胃所化之阴火。方中以柴胡散肝为君,羌、防以发太阳之火,升麻、葛根以发阳明之火,独活以发少阴之火。加党参、甘草者,补土以泻火;加白芍者,泄肝而益脾,但令散中有补,发中有收也。患者头痛加蔓荆子疏风止痛;汗多加桂枝配白芍调和营卫,服后症状均明显减轻。

(赵润杨整理)

2. 口糜(口腔溃疡)

口糜(心脾积热,胃火上炎)

杨某某,女,32 岁,郑州市人,2015 年 3 月 21 日初诊。

主诉:舌边及口腔糜烂 2 个月。

现病史:患者 2 个月来频繁出现口腔溃疡,舌边及口腔黏膜糜烂,溃烂处灼热疼痛,口干渴,口服复合维生素片及消炎类漱口液,症状无缓解,溃疡面疼痛,难以愈合,影响进食。小便黄,大便干结。舌边红、苔黄腻,脉弦滑。

诊断:口糜。

辨证:心脾积热,胃火上炎。

治法:清心泄脾,解毒泻火。

方药:导赤散加味。生地黄 12 g,黄芩 8 g,黄连 6 g,木通 5 g,竹叶 10 g,知

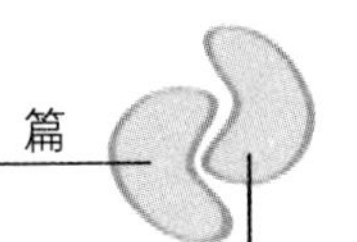

母 10 g，桔梗 8 g，升麻 5 g，生石膏 30 g，连翘 15 g，甘草 6 g。5 剂，水煎服，日 1 剂，早晚分 2 次温服。

2015 年 3 月 27 日二诊，服上药后口腔糜烂明显愈合，未再出现新发溃疡。二便正常，舌质红、苔薄黄，脉弦略滑。为预防反复，守上方继服 5 剂以资巩固。

2 个月后电话随访未出现复发。

按语：口糜病名首见于《黄帝内经》，《素问 · 气厥论》说："膀胱移热于小肠，鬲肠不便，上为口糜。"口糜多因湿热内蕴，上蒸口腔所致。口糜分虚实，实证分两端，腐物厚而难除，病损广而疼痛者，成人以膀胱湿热居多，小儿以心脾积热常见；虚证多为阴虚火旺，腐物少而微痛，病损亦轻。此患者考虑为心脾积热，胃火上炎所致，症见：口腔患处灼热疼痛，口干渴，心中烦热，大便秘结，小便短赤。舌质红、苔黄，脉数。心火上炎而又阴液不足，故治法不宜苦寒直折，而宜清心与养阴兼顾，利水以导热下行，使蕴热从小便而泄。导赤散方中生地黄甘寒而润，入心肾经，凉血滋阴以制心火；木通苦寒，入心与小肠经，上清心经之火，下导小肠之热，两药相配，滋阴制火而不恋邪，利水通淋而不伤阴，共为君药。竹叶甘淡，清心除烦，淡渗利窍，导心火下行，为臣药。生甘草清热解毒，并能调和诸药，还可防木通、生地之寒凉伤胃，为方中佐使。四药合用，共收清热利水养阴之效。黄芩、黄连清热泻火解毒，连翘清热解毒，为疮家圣药，知母清虚热，生石膏清胃泻火，桔梗、升麻引药上行，使药力直达病所。故疗效显著。

（赵润杨整理）

口糜（心火上炎）

安某某，女，32 岁，郑州市人，2015 年 4 月 16 日初诊。

主诉：口腔溃疡 2 年余，加重 1 周。

现病史：患者 2 年多来反复出现口腔溃疡，每因进食辛辣或劳累后加重，1 周前口腔溃疡加重，现舌体多处溃疡，创面鲜红、疼痛明显，舌体发硬，言语不清，进食困难，口干喜饮，大便约 2 天一次，较干。舌红嫩、苔薄白，脉滑。

诊断：口糜。

辨证：心火上炎。

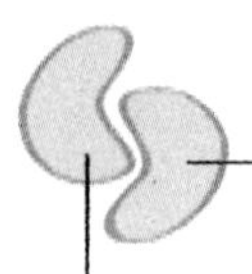

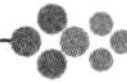

治法:清心泻火。

方药:导赤散加减。生地黄 12 g,木通 5 g,竹叶 12 g,升麻 5 g,葛根 12 g,黄芩 8 g,黄连 6 g,知母 10 g,桔梗 8 g,白芷 10 g,板蓝根 12 g,生石膏 30 g,连翘 15 g,甘草 8 g。7 剂,水煎服,日 1 剂,早晚分 2 次温服。

2015 年 4 月 24 日二诊。服上药后诸症明显减轻,言语清晰,然 2 天前略有加重,大便干。上方去木通,加玄参 12 g,继服 7 剂。

按语:《黄帝内经》云:“诸痛痒疮,皆属于心。”舌为心之苗窍,脾开窍于口,心肝火旺则生疮。导赤散为清热剂,具有清脏腑热、清心养阴、利水通淋之功效,主治心经火热证,症见心胸烦热,口渴面赤,意欲冷饮,以及口舌生疮等。《医宗金鉴·删补名医方论》记载:“心与小肠为表里也,然所见口糜舌疮、小便黄赤、热淋不利等证,皆心移热于小肠之证。故不用黄连直泻其心,而用生地黄滋肾凉心,木通通利小肠,佐以甘草梢,取易泻最下之热,心经之热可导也。此则水虚火不实者宜之,以利水而不伤阴,泻火而不伐胃也。若心经实热,须加黄连、竹叶,甚者更加大黄,亦釜底抽薪之法也。”方中生地甘寒,凉血滋阴降火;木通苦寒,入心与小肠经,上清心经之火,下导小肠之热,两药相配,滋阴制火,利水通淋,共为君药。竹叶甘淡,清心除烦,淡渗利窍,导心火下行,为臣药。甘草清热解毒,调和诸药,还可防木通、生地之寒凉伤胃,为方中佐使。配伍之中,升麻能引经,可升散火热。葛根退热生津,黄芩、黄连清上、中二焦之热,知母滋阴降火、润燥滑肠,桔梗开宣气机,白芷消肿止痛,板蓝根清热解毒,生石膏清热泻火、除烦止渴、收敛生肌,连翘散结消肿。诸药合用,共奏良效。

(邢若星整理)

口糜(脾胃湿热)

张某,女,42 岁,讲解员,新密市人,于 2014 年 11 月 7 日初诊。

主诉:反复口腔两侧疼痛,口腔溃疡 1 年余。

现病史:1 年前食辛辣油腻之品,常在晚餐过饱、饮酒等不良习惯时出现口腔两侧疼痛、口腔溃疡,尤其以说话时摩擦加重,口角流涎。查体:口腔两侧可见 2 个大溃面,周边红肿。舌质红、苔白腻,脉弦细而滑。

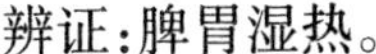

辨证:脾胃湿热。

治法:清热凉血,消肿止痛。

方药:生地黄 12 g,赤芍 12 g,木通 5 g,竹叶 10 g,桔梗 10 g,升麻 5 g,蒲公英 18 g,知母 10 g,连翘 15 g,生石膏 30 g,黄芩 8 g,黄连 6 g,甘草 10 g。7 剂,每日 1 剂,水煎服,日 2 次。嘱其忌食辛辣、油腻、生冷、甜食。

2014 年 11 月 14 日二诊。服用上方后上述症状减轻,舌脉同上。仍按上方继服 10 剂。后随访诸症消失。

按语:《素问 · 至真要大论》曰:“火气内发,上为口糜呕逆。”王冰注:“火烁于内,则口舌糜烂呕逆。”口糜多因湿热内蕴,上蒸口腔所致,以口腔肌膜糜烂成片、口气臭秽等为主要表现。此患者因喜嗜肥甘、油腻、辛辣之品,脾胃湿热,郁而化火,上蒸口颊而致。法以清热凉血,消肿止痛,方以导赤散加减而收全效。方中生地黄、赤芍清热凉血,黄芩、黄连、竹叶、知母清泻心胃之火以止痛,升麻引药上行、清散邪热,连翘清解毒散结,蒲公英、桔梗、生石膏、甘草清热解毒、敛疮愈疡。全方具有清热凉血解毒、止痛愈疡之功,故治疗后诸症痊愈。

(赵晶整理)

口糜(脾经湿热,郁而化火)

王某,女,36 岁,2015 年 5 月 28 日初诊。

主诉:口腔溃疡、疼痛,反复发作 1 年,加重 2 个月。

现病史:自述口腔两颊糜烂疼痛,时轻时重、缠绵难愈、反复发作 1 年,近 2 个月加重,经多方治疗效果不佳,尤其吃饭说话时疼痛加重,视诊:口腔两颊可见 3 个 3 ~ 4 mm 大小的溃疡面,舌尖有 2 个溃疡面。患者平时易心烦急躁,口干口渴,喜食肥甘辛热厚味之品,舌质红、舌尖红尤甚、苔黄腻,脉弦滑。

辨证:脾胃湿热,郁而化火,上扰心神。

治法:清心泻火,解毒消肿止痛。

方药:导赤散合清胃散加减。生地黄 12 g,黄芩 9 g,木通 5 g,竹叶 10 g,桔梗 9 g, 黄连 6 g,白芷 9 g,板蓝根 12 g,升麻 5 g,知母 10 g,生石膏 30 g,连翘 8 g,甘草 8 g。7 剂,日 1 剂,水煎汁 400 mL,分早晚 2 次温服。

2015 年 7 月 9 日因他病来诊,诉服上药 5 天,口腔溃疡即痊愈。

按语:患者平素喜食肥甘辛热厚味之品,久之脾胃湿热蕴蒸,郁而化火,不得宣泄,热扰心神,则心烦急躁,口干口渴。心开窍于舌,脾开窍于口,湿热循经上炎于口舌,灼腐肌膜,遂成口糜。该方以清胃散和导赤散加减合方,方中生地黄清热凉血,《神农本草经》中记载有“长肌肉”之功效;黄芩、木通、竹叶、黄连、知母清心胃经之火以解毒止痛;升麻辛甘微寒,入胃经清热解毒,升而能散,载药上行,可宣达郁遏之火;连翘、甘草、板蓝根、桔梗、石膏清热解毒,排脓敛疮。方中妙在白芷一味,白芷辛温,归脾胃经,一可使诸药无凉遏之弊以碍脾胃,二因其芳香之性可通九窍,止痛消肿立效。《本草经疏》曰:“其入手足阳明、足太阴,走气分亦走血分。”全方诸药共奏清热解毒、消肿止痛、敛疮生肌之功。临床口腔溃疡者甚多,起效迅捷者甚少,投此方,获佳效。

(吕沛宛整理)

口糜(湿热蕴结,上熏于口)

安某某,女,34 岁,新密人,2014 年 9 月 13 日初诊。

主诉:反复口糜 3 月余,加重 1 周。

现病史:患者平素喜食辛辣油腻之品,晚餐多饱食,易上火,表现为晨起口臭,反复口糜。2 个月前口糜复发,用中西药治疗,虽有好转,但不时而发,影响进食,痛不堪言。1 周前再次出现口腔黏膜,多处溃烂疼痛,溃烂处白斑,伴心烦,口渴欲饮,小便不利,大便微干,舌尖红、苔黄而腻,脉弦数。

诊断:口糜。

辨证:湿热蕴结,上熏于口。

治法:清热利湿,解毒愈疡。

方药:导赤散加减。生地黄 12 g,黄芩 8 g,黄连 6 g,竹叶 10 g,桔梗 8 g,板蓝根 12 g,知母 10 g,连翘 15 g,生石膏 30 g,白花蛇舌草 20 g,甘草 8 g,木通5 g,升麻 3 g。7 剂,水煎服,日服 1 剂,早晚分 2 次温服。嘱:调饮食,晚饭少吃,不食辛辣、油腻,餐后散步。

2014 年 9 月 30 日二诊。服上药后,口糜显著减轻,疼痛消失,但疮口未完全愈合,舌淡红、苔薄白而腻。原方基础上加吴茱萸 5 g、煅瓦楞子 30 g。继服 7 剂,水煎服,日服 1 剂,早晚分 2 次温服。

按语:心主营血,心经气分有热,亦常兼见营热证象。三焦是津气运行之所,心经气分有热,不是热盛伤津,就是湿热为患。此证系湿热壅于口窍,故见口舌生疮。气病及营,湿热阻于舌窍而呈口舌生疮,法当气血两清,引导湿热从三焦下行。此方用生地黄、知母凉血养阴,以竹叶、黄芩清心热,以黄连、板蓝根、连翘、白花蛇舌草清热解毒,桔梗宣肺,升麻引药上行,配以木通引导湿热从三焦下行,使湿热之邪有外出去路,共奏清热利湿、解毒愈疡之效。二诊时酌情加入吴茱萸、煅瓦楞子以增强行气燥湿、化痰散结愈疡功效。

(赵润杨整理)

3. 虚劳

睑废(脾弱气虚,脉络失和)

陈某,女,54 岁,2014 年 9 月 11 日初诊。

主诉:双眼睑下垂、睁眼无力 2 年余。

现病史:患者 2 年前无明显诱因出现双眼睑下垂,睁眼无力,晨轻暮重,头颅 CT 及磁共振未见明显异常,疲劳实验阳性,新斯的明实验后诊断为重症肌无力,激素冲击治疗后逐步撤减激素,泼尼松减至 10 mg 时复发。伴见周身乏力,面色无华,纳呆,眠差,大便调,小便频。舌质淡、苔白,脉沉无力。

诊断:睑废(重症肌无力)。

辨证:脾弱气虚,脉络失和。

治法:益气健脾,利湿通络。

方药:人参 15 g,黄芪 50 g,白术 15 g,茯苓 20 g,陈皮 15 g,半夏 10 g,炒莱菔子 12 g,焦山楂 15 g,焦建神曲 15 g,淫羊藿 10 g,丹参 20 g,鸡血藤 20 g,川芎 12 g,山药 30 g,木香 10 g,甘草 10 g。15 剂,日 1 剂,水煎取汁 250 mL,早晚分 2 次温服。

服药半月，患者明显好转，已能正常视物，面色转华，乏力渐无。继服上方1个月后配制丸药继续服用，激素维持每日10 mg，随访半年病情稳定。

按语：本病多因脾胃气弱，中气不足，睑肌无力或肤腠开疏，风邪客于胞睑，阻塞经络；或先天禀赋不足，命门火衰，也有因风邪中络或外伤，以致气滞血瘀，筋脉拘挛。本病发病位于胞睑，辨证时须分虚实。虚证时上胞下垂若自幼而发，乃属先天禀赋不足，命门火衰；若上午轻，下午重，劳累加重，伴周身乏力，乃属脾虚失运，中气不足。实证时上胞下垂若突然发生，伴眼球运动失灵，乃属风邪中络，筋脉拘挛；若为外伤性者，须有外伤病史，乃属气血凝滞。治疗总原则是虚证宜补肾健脾，实证宜祛风活血通络。本案以补中益气汤为基本方化裁，以健脾益气、升阳举陷为治疗方法。重用黄芪补益中气、升阳举陷。太子参、炒白术补气健脾，合黄芪则补气之功著。气虚日久，常损及血，川芎、丹参养血活血，行气祛风。山药平补三焦，气阴双补。鸡血藤行血补血，舒筋活络。陈皮、半夏、焦山楂、焦建神曲等取保和丸之义，消滞和胃。甘草补气健脾，调和诸药。

（郭健整理）

虚劳（脾肾亏虚）

谢某，女，43岁，新郑人，2015年3月31日初诊。

主诉：心悸、气短伴腰酸、乏力半年。

现病史：患者自诉半年前无明显诱因出现心悸、气短、腰酸、乏力等不适症状，同时伴盗汗，夜间虚烦不眠，纳食不香，神疲，口臭，二便调，停经。舌质红、苔腻，脉细数。

诊断：虚劳。

辨证：脾肾亏虚。

治法：益气健脾，补肾益精。

方药：太子参15 g，生黄芪20 g，熟地黄12 g，生山药30 g，牡丹皮10 g，茯苓15 g，山茱萸25 g，桑寄生20 g，枸杞子12 g，陈皮8 g，砂仁10 g，酸枣仁30 g，五味子10 g，麦冬12 g，炙甘草8 g。10剂，水煎400 mL，分早晚2次温服。

2015年4月9日二诊。服用上药第2剂后，症状减轻，舌脉同前，嗜睡，守上方加石菖蒲 9 g、黄精 20 g,继服 10 剂,服法同前。

2015 年 4 月 28 日三诊。药后症状显著好转,月经已来,仍口臭,舌质红、苔薄腻,脉缓。效不更方,守上方,加白豆蔻 10 g、连翘 12 g,继服 10 剂,服法同前。

按语:中医的灵魂在于辨证准,用药精,疗效显,本案例集其三于一身。从辨证方面讲,患者经停、心慌、乏力、盗汗、虚烦不眠,一派虚象,血虚则经闭,气虚则心慌、乏力,肾虚则腰膝酸软,脾虚则气血无化,总之,本病属脾肾气血俱虚之虚劳;从用药上来说,用六味地黄汤加桑寄生、枸杞子、五味子补肾以滋先天之本,用太子参、生黄芪以扶中焦脾土,用陈皮、砂仁理气以防诸滋腻药碍胃。方中六味地黄汤是由《金匮要略》虚劳篇中肾气丸去桂枝、附子化裁而成;酸枣仁、茯苓两味药是酸枣仁汤的主药,《金匮要略》言"虚劳虚烦不得眠,酸枣仁汤主之";太子参、五味子、麦冬又是生脉饮组成,是治疗盗汗的验方,总之,全方配伍得当,药证合拍;就疗效而言,患者服药 30 剂,月经通,心慌、乏力、盗汗、虚烦不寐等虚劳之征显著好转。本患者停经半年,从虚劳论治,脾气健自然益气生血,气血充盛,未调经而经自通,可见辨证准确,用药精当,其病愈矣,随访半年,月经正常,身体健康。

(谭高峰整理)

4. 青年白发

青年白发(肝肾亏虚)

黄某某,女,30 岁,郑州市人。于 2015 年 1 月 3 日初诊。

主诉:白发 10 余年。

现病史:患者 10 余年前出现白发,逐渐增多,无脱发,平素倦怠乏力,有时头晕,二便尚可。舌质稍红、苔薄白,脉沉细。

诊断:青年白发。

辨证:肝肾亏虚,血不荣发。

治法:补益肝肾,养血乌发。

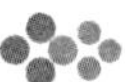

方药：六味地黄汤加减。生熟地黄各12 g，制首乌15 g，山茱萸20 g，牡丹皮10 g，茯苓15 g，枸杞子12 g，生山药30 g，桑叶10 g，桑葚15 g，砂仁10 g，桑寄生20 g，黑芝麻15 g，甘草6 g。15剂，水煎服，日1剂，早晚分2次温服。

2015年2月12日二诊。服上药后诸症明显减轻，白发较前减少。上方继服10剂。

半年后电话随访，诉白发明显减少。

按语：按照中医理论，头发与肝肾有密切关系，发为血之余。肾藏精，肝藏血，其华在发，肝肾虚则精血不足，出现白发。反之，肝肾强健，上荣于头，则毛发浓密乌黑。患者禀赋薄弱，素体不足，久虚不复，见白发，病程较长，属中医虚劳范畴。虚劳之治，以补益为主。方以六味地黄丸加减。方中地黄滋阴补肾，填精益髓，为君药。山茱萸补养肝肾，并能涩精，取"肝肾同源"之意；山药补益脾阴，亦能固肾，共为臣药。三药配合，肾肝脾三阴并补。茯苓淡渗脾湿，并助山药之健运，助真阴得复其位。牡丹皮清泄虚热，并制山萸肉之温涩。补中有泄，以补为主。枸杞子、桑寄生补益肝肾，何首乌、桑葚、黑芝麻补肾养血乌发。《本经逢原》记载"桑叶……同黑芝麻蜜丸久服，须发不白，不老延年"，故加桑叶。砂仁行气和胃，防止滋腻太过。甘草调和诸药。诸药合用，共奏补益肝肾、养血乌发之功。

（邢若星整理）

5. 郁证

郁证（阴阳双亏）

杨某某，女，54岁，郑州市人，2013年2月18日初诊。

主诉：心烦易怒，夜寐不安，盗汗半年。

现病史：患者近半年来虚烦少寐，潮热盗汗，颧红唇赤，头昏目眩，在多家医院就诊，各种理化检查指标正常，后诊断为围绝经期综合征，服用各种补肾养肝之品无效，遂到王师处就诊。症见：虚烦少寐，潮热盗汗，颧红唇赤，头昏目眩，

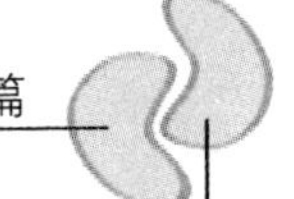

耳鸣心悸，敏感易怒，形寒肢冷，腰膝酸软，舌质红、苔少，脉沉弦细。

诊断：郁证。

辨证：阴阳双亏。

治法：温肾阳，滋肾阴，泻肾火，调整阴阳。

方药：二仙汤、二至丸加减。仙茅 12 g，淫羊藿 12 g，巴戟天 12 g，当归 10 g，知母 10 g，黄柏 6 g，女贞子 12 g，墨旱莲 20 g，紫石英 20 g。7 剂，水煎服，日 1 剂，早晚分 2 次温服。

2013 年 2 月 25 日二诊。服上药后情绪较前稳定，盗汗减少，睡眠好转，舌质红、苔薄白，脉沉细略弦。效不更方，仍按上方继服 14 剂。2 个月后随访病愈。

按语：围绝经期综合征多因妇女将届经断之年，肾气渐衰，任脉虚，太冲脉衰，天癸将竭，导致机体阴阳失调而出现一系列脏腑功能紊乱的症候。或肾阴不足，阳失潜藏；或肾阳虚衰，经脉失于温养。因此在治疗时，以温肾阳，滋肾阴，调整阴阳为主要治法。仙茅、淫羊藿、巴戟天、紫石英温肾助阳，镇心安神；女贞子、墨旱莲滋补肝肾，养阴益精；当归养血和血；知母、黄柏滋阴泻火。全方调和阴阳，使阴平阳秘，故情绪稳定，寐安汗止。

（郭健整理）

郁证（肝气犯胃，胃失和降）

胡某，女，36 岁，郑州市人，2014 年 3 月 6 日初诊。

主诉：胸胁胀满不舒 1 月余。

病史：患者 1 个月前因工作压力大致情志不畅，常觉胸闷胁胀，又自觉脘腹胀满，食后加重，伴神情忧郁，大便稍干，2 日 1 行，月经周期 30 天，经期 6 天，色暗量可，带血块。舌质瘀暗、苔薄腻，脉弦。

诊断：郁证。

辨证：肝气犯胃，胃失和降。

治法：疏肝解郁，健脾和胃。

方药：丹参 20 g，柴胡 12 g，炒白芍 12 g，制香附 10 g，生麦芽 15 g，厚朴 10 g，大腹皮 15 g，炒莱菔子 12 g，焦山楂 10 g，鸡内金 12 g，全瓜蒌 12 g，郁李仁

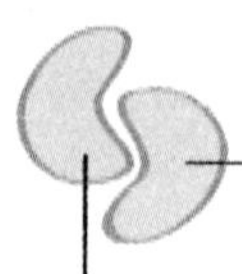

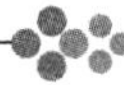

10 g,火麻仁 10 g,木香 5 g,甘草 5 g。7 剂,水煎服,早晚分 2 次温服。

2014 年 3 月 14 日二诊。服上药后症状好转,月经将至,上方加三棱 15 g、莪术 15 g,7 剂,煎服法依前。药后随访,症除病愈。

按语:郁证是由于情志不舒,气机郁滞所致,以心情抑郁、情绪不宁、胸部满闷、胁肋胀痛,或易怒喜哭,或咽中如有异物梗塞等症为主要临床表现的一类病症;治则是理气开郁、调畅气机、怡情易性,《景岳全书·郁证》:“凡五气之郁,则诸病皆有,此因病而郁也;止若情志之郁,则总由乎心,此因郁而病也。”“初病而气结为气滞者,宜顺宜开;久病而损及中气者,宜修宜补;然以情病者非情不解。”《医方论·越鞠丸》方解中说:“凡郁病必先气病,气得疏通,郁于何有?”中医之效验在于辨证准确。观其症,有胸闷、神情忧郁;诊其脉,则弦,皆肝郁之症。五行中,木克土,肝属木,脾归土,故肝郁则克脾土,脾土受克则脾气不运,不运则腹胀;另外,“肝藏血,主疏泄”,肝郁不疏,由气及血,以致月经带血块;故治以疏肝解郁消胀为法,方中用柴胡、炒白芍、制香附、生麦芽疏肝解郁治其本,以大腹皮、厚朴、鸡内金、焦山楂、木香消胀和胃治其表;又加火麻仁、郁李仁、全瓜蒌质润之品来通腑气;甘草调合诸药;月经将至,再添三棱、莪术活血通经。药对其方,方合其证,故获良效。

(谭高峰整理)

郁证(心神失守)

赵某某,男,36 岁,2015 年 4 月 3 日初诊。

主诉:焦虑、抑郁、心慌半年余。

病史:近半年来常情绪不稳定,时而焦躁不安,时而情绪低落抑郁,伴胸闷、胸痛、神疲、乏力,纳眠差。舌质暗红,舌体胖、苔薄白,脉弦细而滑。

诊断:郁证。

辨证:心神失守。

治法:益气养心,补肾安神。

方药:太子参 12 g,炙黄芪 15 g,制何首乌 15 g,茯神 20 g,枸杞子 12 g,酸枣仁 30 g,百合 30 g,生山药 30 g,陈小麦 30 g,桑葚 15 g,黑芝麻 15 g,石菖蒲10 g,合欢皮 20 g,郁金 12 g,檀香 12 g,甘草 8 g,大枣 5 枚。10 剂,水煎服,日 1 剂,早晚分2次温服。

2015年4月13日二诊。服上药后诸症有所减轻,晨起乏力、神倦,双足发冷,舌淡体胖大、苔白腻。守上方黄芪加至25 g,加淫羊藿12 g、菟丝子30 g。10剂,水煎服,日1剂,早晚分2次温服。

2015年6月11日三诊。服上药后心悸好转,1周前因饮酒症状反复,舌淡红、苔薄白。守前方继服10剂。3个月后电话随访,病情未再出现反复。

按语:“心主神明,肾主脑”,心具有主宰人体五脏六腑、形体官窍的一切生理活动和人体精神意识思维活动的功能。明代张介宾的《类经》中就说:“心者,君主之官,神明出焉。心为一身之君主,禀虚灵而含造化,具一理而应万机,脏腑百骸,唯所是命,聪明智慧,莫不由之,故曰神明出焉。”《灵枢·大惑论》中也说:“心者,神之舍也。”据患者舌、脉、症状考虑为心神失守所致情绪不稳。立方以益气养心、补肾安神为则。方中太子参、炙黄芪补气,制何首乌、生山药、枸杞子、桑葚、黑芝麻、茯神益肾安神,石菖蒲、郁金、檀香宽胸理气,合欢皮安神解郁。复诊症状较前减轻,但仍乏力、神倦,双足发冷,舌淡体胖大、苔白腻,阳气不足之象明显,加大黄芪用量,加用仙灵脾、菟丝子健脾益肾,使脾气健运,肾气充足,则心有所主,故心神安定,诸症消除。

(赵润杨整理)

郁证(肝郁化火,气滞血瘀)

卢某,女,46岁,开封人,2013年4月16日初诊。

主诉:闷闷不乐,胸胁胀痛7月余。

现病史:患者情绪闷闷不乐,兴趣缺乏,少动懒言,胸胁胀痛,痛有定处,入夜尤甚,时有心烦急躁,曾在多家医院被诊为“抑郁症”,迭服“百忧解”“赛乐特”等药,效不明显。伴纳呆,眠差。舌质暗红、苔薄黄,脉弦细。

诊断:郁证。

辨证:肝郁化火,气滞血瘀。

治法:解郁清热,理气活血。

方药:丹栀逍遥散合血府逐瘀汤加减。柴胡6 g,郁金10 g,佛手10 g,当归12 g,白芍10 g,牡丹皮10 g,栀子10 g,茯神10 g,合欢花30 g,薄荷3 g,夜交藤

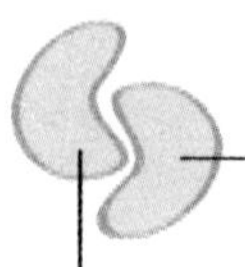

30 g，桃仁 12 g，红花 10 g，黄连 9 g，丹参 18 g，甘草 6 g。7 剂，水煎服，日 1 剂，早晚分 2 次温服。

2013 年 4 月 25 日二诊。服上药后患者情绪较前好转，睡眠状况改善，胸胁胀痛、心烦易怒等症明显减轻，舌脉同前，前方减黄连用量为 6 g，继服 14 剂。

2013 年 5 月 12 日三诊。上方服用 14 剂后，诸症均和，胸胁胀痛、心烦易怒等症基本消失，精神状况较前大有好转，已能参加日常交际活动。纳眠可，二便调，苔薄白，脉弦细。效不更方，前方继服 14 剂。嘱患者汤剂服完后，继服中成药解郁丸以巩固疗效。

按语：患者以精神抑郁、胸胁胀痛、心烦易怒为主症，四诊合参，辨证为肝郁化火，气滞血瘀，属中医"郁病"的范畴，故用丹栀逍遥散合血府逐瘀汤加减为治。方中柴胡、郁金、佛手疏肝解郁，使肝气调达。白芍养血敛阴，柔肝缓急，当归养血兼以活血，白芍、当归合用，补肝体而顺肝用，则无肝气横逆之虞。牡丹皮、栀子、黄连，清心火，平肝火。小剂量薄荷疏散肝经遏郁之气，并引肝经郁热外达，有"火郁发之"之意。郁病患者多伴有眠差，故重用合欢花、夜交藤，配伍茯神而奏养心安神之效，《温病条辨》云："阳入于阴则寐，阳出于阴则寤"，夜交藤入心肝经长于养血宁心，引阳入阴以安神；合欢花入心肝经长于疏肝解郁以除烦安神，夜交藤至夜而交合，合欢花昼开夜合，俱得天地阴阳之妙，两药合用，能引阳入阴，使寐寤正常。气行则血行，气滞日久，血中必有瘀滞，故患者胸胁胀痛，痛有定处，桃仁、红花、丹参为活血化瘀而设，且丹参入心经，还能清心除烦。甘草调和诸药为使。诸药合用，解郁清热，理气活血，气血兼顾，而取桴鼓之效。

（赵英霖整理）

郁证（肝郁气滞，痰瘀阻络）

余某某，男，45 岁，已婚，信阳市人，2013 年 7 月 5 日初诊。

主诉：精神抑郁 4 月余。

现病史：患者 4 个月前因受到刺激（爱人去世）而出现情志不舒，精神抑郁。现症见睡觉早醒，中午不能休息，胸闷，焦虑烦躁，易胡思乱想，纳差，口淡无味，左腹胀,大便不成形。舌暗红、苔白腻,苔根部微黄,脉沉细稍强。血压:145/95 mmHg。

诊断:郁证。

辨证:肝郁气滞,痰瘀阻络。

治法:疏肝理气,化瘀通络。

方药:保和丸合天麻钩藤饮加减。陈皮 12 g,半夏 10 g,茯苓 30 g,炒莱菔子 12 g,焦山楂 15 g,焦建神曲 12 g,连翘 10 g,明天麻 15 g,钩藤 20 g(后下),地龙 20 g,石决明 30 g,大蓟 20 g,牡蛎 20 g,白芍 30 g,当归 15 g,木香 10 g,厚朴 12 g,甘草 10 g,生姜 3 片,大枣 5 枚(劈)。15 剂,日 1 剂,水煎服,早晚分 2 次温服。

2013 年 7 月 21 日二诊。患者服上方后,胸闷、焦虑烦躁、左腹胀明显减轻,纳食增加,大便可。现时有头晕,睡眠稍差。舌稍红、苔少腻。继守上方。10 剂,日 1 剂,水煎服。

经以上诊治后,患者胸闷、焦虑烦躁、左腹胀、头晕消失,眠可。

按语:中医对郁证的认识,历代医家多有论述,医圣张仲景在《金匮要略》就有“脏躁”“梅核气”“百合病”“奔豚气”的记载;巢元方《诸病源候论》称其为“结气病”“气病”。所谓“结气病者,忧思所生也,心有所存,神有所止,气留而不行,故结于内”专门论述了忧思积虑,心气内结的机制,心气郁则诸气皆结。总的来说,郁证属于形神失调类疾病,六淫、七情、饮食、劳倦等各种致病因素,最终都导致伤形或伤神。情志不遂是郁证主要发病因素,五脏气机失调是郁证的基本病机,形神合一则五脏六腑的阴阳和谐、气血充盈,而神明昌盛,情志畅达。本患者因精神刺激(爱人去世)而发病,导致五脏功能失调、气血紊乱而诱发郁证,出现睡觉早醒,中午不能午休,焦虑烦躁,易胡思乱想。大便不成形,左腹部胀,纳差,口淡无味,舌暗红、苔白腻、苔根部微黄,脉沉细稍强等是脾胃虚弱,痰瘀阻络,肝郁气滞所致。治疗选用保和丸,保和丸出自《丹溪心法》,消一切食积,治一切水谷不腐之症。方中神曲甘辛性温,消食健胃,长于化酒食陈腐之积;莱菔子辛甘而平,下气消食除胀,长于消谷面之积。食积易于阻气、生湿、化热,故以半夏、陈皮辛温,理气化湿,和胃止呕;茯苓甘淡,健脾利湿,和中止泻;连翘味苦微寒,既可散结以助消积,又可清解食积所生之热,均为佐药;天麻、钩藤、石决明、牡蛎平息肝风，潜阳镇肝；当归、白芍养血熄风，地龙通经活络。两方合用，使食积得化，胃气得和，热清湿去，则诸症自除。

（梁慕华整理）

6. 燥证

燥证（阴虚燥热）

黄某，女，52 岁，2014 年 6 月 18 日初诊。

主诉：口、眼、鼻干燥不适 2 年余，加重 1 个月。

现病史：患者 2 年前无诱因出现口、眼、鼻干燥不适，分泌物减少，未予重视，近 1 个月加重，发展至阴道干涩，遂来就诊，理化及常规检查未见明显异常，自身免疫抗体检测正常。自觉呼气有灼热感，口干、咽干，耳痒，饮水多，不解渴，纳眠可，小便可，大便干。舌尖红、苔薄黄乏津，脉细数。

诊断：燥证。

辨证：阴虚燥热。

治法：滋阴润燥，和中生津。

方药：生脉饮合保和丸加减。太子参 20 g，麦冬 15 g，五味子 15 g，南沙参 15 g，北沙参 15 g，天冬 15 g，生地黄 10 g，生石膏 15 g，牡丹皮 10 g，丹参 12 g，焦楂 15 g，焦建曲 15 g，连翘12 g，金钗石斛 12 g，桔梗 6 g，芦根 20 g，甘草 10 g，生姜 3 片，大枣 5 枚（切）。15 剂，日 1 剂，早晚分 2 次服。

服上方 15 剂，患者咽干、口干明显好转。再进 15 剂后患者症状基本消失。嘱其忌辛辣、肥腻之品。随访半年病情稳定。

按语：中医学认为，燥证的病理关键在于阴虚燥热，轻则肺胃阴伤，重则肝肾阴虚，皆因阴虚在先，燥热自内而生，治疗重点当滋阴润燥，清燥生津，故滋阴药当属首要药物，以此改善口鼻眼腺体的分泌，提高机体的抗病能力。本案以生脉饮益气养阴，并加用润燥生津之品，复取保和丸之意以健运中州，意在使气血生化有源，故能使诸脏得以濡润而燥疾自愈。

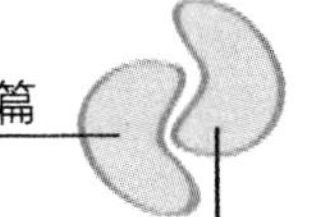

（郭健整理）

7. 脏躁

脏躁（阴虚内热，心神惑乱）

吕某某，女，49 岁，职员，开封市人，2014 年 12 月 12 日初诊。

主诉：急躁，时有悲伤欲哭半年。

现病史：半年前患者因丧子后忧愁思虑，积久伤心，心情烦乱，悲伤欲哭，精神不振，进食后恶心，平素易急躁，大便干。舌质红、苔白腻，脉弦细。

辨证：阴虚内热，心神惑乱。

治法：益阴清热，养心安神。

方药：甘麦大枣汤合百合地黄汤加减。甘草 15 g，生地黄 12 g，大枣 6 枚，陈小麦 30 g，酸枣仁 30 g，茯神 20 g，百合 30 g，桑葚 25 g，黑芝麻 25 g，竹茹 12 g，陈皮 10 g，建神曲 10 g，砂仁 10 g，合欢皮 20 g，生白芍 12 g，枸杞子 12 g，夜交藤 30 g。10 剂，每日 1 剂，水煎服，早晚分2 次温服。嘱其忌食辛辣、油腻、生冷、甜食。

2014 年 12 月 25 日二诊。服上方 10 剂，失眠症状好转，仍心烦，多梦少寐，余症好转。舌脉同前。守上方加莲子心 3 g、灯芯 6 g、磁石 30 g，10 剂。随访诸症消失。

按语：脏躁一词始见于《金匮要略·妇人杂病篇》："夫人脏躁，喜悲伤欲哭，象如神灵所作，数欠伸，甘麦大枣汤主之。"此因七情过极，刺激过于持久，超过机体的调节能力，导致情志失调，以悲忧恼怒最易致病，心神失守，精神恍惚，心神不宁，多疑易惊，喜怒无常，悲忧善哭，或手舞足蹈，或时时欠伸，而发本病。法以益阴清热、养心安神、安神定志，方以甘麦大枣汤和百合地黄汤加减而收全效。方中陈小麦、酸枣仁、夜交藤、茯神、合欢皮养心益肝，除烦安神；百合、生地黄养阴清心，宁心安神；竹茹清热除烦；桑葚、黑芝麻、枸杞子滋补肝肾；甘草、大枣益气和中，甘润缓急。复诊加莲子心、灯芯、磁石以增清心、镇惊、安神之功。

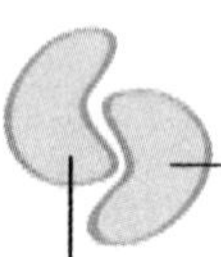

诸药合用阴液得滋、心清神安，诸症消失。

（赵晶整理）

8. 耳鸣

耳鸣（肝郁化火，上扰清窍）

王某某，女，67岁，濮阳市人，2012年12月26日初诊。

主诉：耳鸣10余年，加重1个月。

现病史：患者10余年来间断出现耳鸣，于1个月前加重，初时耳鸣如蝉，后耳鸣如犬吠。平素性情急躁易怒，易于激动，纳差，伴头痛、头晕，大便时干时稀。舌质红、苔黄，脉弦滑而数。

诊断：耳鸣。

辨证：肝郁化火，上扰清窍。

治法：疏肝解郁，清热泻火。

方药：谷青汤合温胆汤加减。菊花10 g，生白芍12 g，蝉蜕12 g，薄荷10 g，谷精草30 g，决明子12 g，竹茹10 g，枳实12 g，陈皮10 g，法半夏12 g，茯苓30 g，夏枯草15 g，川牛膝12 g，泽泻20 g，磁石30 g，甘草8 g，山茱萸25 g。7剂，水煎服，日1剂，早晚分2次温服。

2012年1月6日二诊。服上方后，耳鸣大为减轻，现时有头晕、头痛，舌稍红、苔少黄腻。继守上方加用川芎、土茯苓以活血化瘀、清热散结止痛。

方药：菊花10 g，生白芍12 g，蝉蜕12 g，薄荷10 g，谷精草30 g，决明子12 g，竹茹10 g，枳实12 g，陈皮10 g，法半夏12 g，茯苓30 g，夏枯草15 g，川牛膝12 g，泽泻20 g，磁石30 g，甘草8 g，山茱萸25 g，川芎6 g，天麻9 g。7剂，水煎服，日1剂。

经以上诊治后，患者耳鸣症状未再出现，头晕、头痛症状减轻。

按语：患者高龄，平素性情急躁易怒，易于激动，属肝郁之象，正如《素问·脏气法时论》曰："肝病者，两胁下痛引少腹，令人善怒，虚则目无所见，耳无所闻。"又曰："气逆，则头痛耳聋不聪。"肝郁不疏横克脾土，脾胃失纳运，故纳食差，不思饮食。耳鸣与肝脏关系最为密切，《素问·六元正纪大论》亦曰："木郁之发……甚则耳鸣眩转。"

中医学认为，肝主疏泄，为刚脏，性喜条达恶抑郁；肝藏血，体阴而用阳；足少阳胆经入耳，足厥阴肝经上巅顶借胆经通耳，耳主听觉的功能有赖于肝血滋养和肝气条达。肝之耳鸣可见于肝火上炎、肝气郁结证型，若夹痰则见痰火上扰，日久可见气滞血瘀或耗血伤阴之证。该患者伴见大便时干时稀是胆系病症的表现，加用枳实、陈皮以理气开郁。二诊患者诸症减轻，舌苔黄腻是湿热蕴结之象，给予川芎引药上行，给予土茯苓清热散结以止头痛。

王师常说：耳鸣一证，既可单独出现，亦可伴见他病，其中病因病机因人、因时、因病而异，耳鸣辨治，应当辨病与辨证相结合，辨证以虚实为纲，五脏为目，纲举目张，条理清晰，虚者多责之心、脾、肾，实者多责之心、肝、肺，但临证不可生搬硬套，临床常见多脏受累，多证同兼，如心肾、肝肾、脾肾之证相兼等，亦应仔细辨明。

（梁慕华整理）

耳鸣（肝肾不足）

谭某，男，51 岁，2014 年 12 月 2 日初诊。

主诉：耳鸣 4 年余，加重半个月。

现病史：4 年前过劳后出现耳鸣，耳鸣如蝉，听力下降，曾服一老中医方药近 2 年，经治疗耳鸣声音减小。近半个月来，事务繁多，劳神耗气，耳鸣日渐加重，故来就诊。自诉口干、口渴。现症见耳鸣如蝉，听力稍下降，眼周色黑，精神不佳，纳一般，眠差，小便调，大便日 1～2 次，质可。舌体胖大，舌质淡红、苔薄白，脉弦滑。

诊断：耳鸣。

辨证：肝肾不足，耳窍失养。

治法：补益肝肾，聪耳通窍。

方药：六味地黄丸合聪耳息鸣丸加减。熟地黄 15 g，炒山药 30 g，牡丹皮 10 g，茯苓 15 g，泽泻 12 g，山茱萸 24 g，石菖蒲 12 g，菟丝子 30 g，蝉蜕 12 g，陈皮

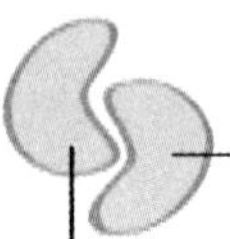

10 g,法半夏 12 g,磁石 30 g,炒莱菔子 12 g,远志 9 g,焦山楂 12 g,焦建神曲 12 g,连翘 12 g,蔓荆子 15 g,甘草6 g。14 剂,日 1 剂,早晚分 2 次温服。

2014 年 12 月 16 日二诊。服上药 14 剂后症状明显减轻。舌质淡红、苔薄白,脉沉细。继服 15 剂,随访 1 年,病情稳定,未再反复。

按语:本案患者年过半百,脏腑功能渐衰,肾虚则水泛为痰,脾虚则湿盛生痰,痰湿内盛,患者因为情志不遂,引动肝风,挟痰湿浊阴之邪上犯于耳,故见耳鸣。由此可见,此病脾肾两虚为其本,痰邪为其标,本病病位在耳,而根在肾,因耳为肾所主,故更当益肾,此乃治本之道,故用六味地黄丸以补益肝肾;半夏、石菖蒲、炒莱菔子健脾化痰;磁石、蝉蜕、石菖蒲、远志化痰开窍、聪耳息鸣,皆为一药多用;蔓荆子清利头目,其质轻,性升浮,用之借其升浮之性,助药力功专于上。全方攻补兼施,标本兼治,用药恰当,故效果显著。

(郭健整理)

鼻渊(肺胃积热,郁结于鼻)

黄某,男,36 岁,郑州市人,2014 年 11 月 18 日初诊。

主诉:鼻流浊涕反复发作 3 年余。

现病史:患者近 3 年来时常鼻塞,涕多脓稠有异味,嗅觉不敏,伴头晕头痛,曾查副鼻窦 X 线摄片提示:副鼻窦炎。饮食、睡眠、二便均正常。舌质暗红、苔白厚,脉滑。

辨证:肺胃积热,郁结于鼻。

治法:疏风清热,芳香开窍,活血化瘀。

方药:苍耳子散合辛夷散加减。黄芩 6 g,荆芥 10 g,防风 10 g,川芎 20 g,葛根 20 g,白芷 12 g,辛夷 10 g,苍耳子 12 g,桔梗 10 g,菊花 10 g,蔓荆子 12 g,生石膏 20 g,细辛 5 g,僵蚕 10 g,桃仁8 g,红花 10 g,大枣 6 枚。7 剂,水煎服,日 1 剂,早晚分 2 次温服。

二诊,服上方 7 剂,鼻塞、流浊涕、头晕痛症状基本消失,嗅觉改善,效不更方,守上方继服 7 剂,巩固疗效。

按语:鼻渊多因内有蕴热,外感风寒,循经上蒸,犯及鼻窍。《素问 · 气厥

论》中有载“渊者，浊涕流不止也”，说明人们早就认识到鼻渊是以鼻流浊涕、量多不止为主要特征的病症。鼻为肺窍，肺气流通，鼻始为用。肺胃积热，加之外感风寒，郁蒸上腾于鼻，致浊涕如渊，窒塞不用，嗅觉不敏。苍耳子散为鼻科临床常用方，出自《济生方》卷五（辛夷仁半两，苍耳子两钱半，香白芷一两，薄荷叶半钱，上晒干，为细末，每服两钱，食后用葱、茶清调下）。辛夷散出自《重订严氏济生方》。王老师取辛夷、苍耳子、白芷、荆芥、防风以发散风寒，通利鼻窍；菊花、蔓荆子、僵蚕、黄芩、石膏以清肺胃之热；桔梗宣肺利气；川芎散诸郁而助清阳；桃仁、红花活血祛瘀，寓“血行风自灭”之义。诸药合用，使风邪得散，肺胃清和，鼻窍通利，则浊涕自止，香臭能辨矣。

（赵润杨整理）

二、外科医案

(一)皮肤病

1. 风疹

风疹(风热时邪,气血相搏)

李某,女,30 岁,2014 年 11 月 6 日初诊。

主诉:面部痒疹 2 月余。

现病史:患者诉 2 个月前敷面膜后面部出现云片状斑点,红肿、瘙痒,抓破后有液体流出,以唇周为著。舌质红、苔黄腻,脉滑缓。

诊断:风疹。

辨证:风热时邪与气血相搏,郁于肌肤。

治法:疏风清热,活血止痒。

方药:荆芥 10 g,防风 10 g,川芎 15 g,当归 12 g,赤芍 15 g,牡丹皮 10 g,牛蒡子 9 g,蝉蜕 12 g,浮萍 10 g,升麻 5 g,苦参 10 g,金银花 15 g,连翘 15 g,木瓜 12 g,红花 10 g,甘草 8 g。7 剂,水煎服,日 1 剂,早晚分 2 次温服。

2014 年 11 月 13 日二诊。服上药后面部红肿、肤痒减轻,舌质红、苔黄腻,脉滑缓。守上方加苍术 10 g、黄柏 6 g、生薏苡仁 30 g、土茯苓 30 g、地肤子 10 g。10 剂,水煎服,日 1 剂,早晚分 2 次温服。1 个月后随访而愈。

按语:该患者舌质红、苔黄腻,脉滑缓,知其素体湿热内蕴,敷面膜时,在外在因子的作用下，由于体质偏颇致自我调适力低下，反应性增强，出现面部云片样斑疹、红肿，故辨证为风热上扰，风邪趁虚入侵，以致风、湿、热三邪合而郁滞肌腠，内耗津血。风与湿热相合，浸淫血脉，故而疹出红肿，抓破后有液体流出，《本草正义》言“苦参，大苦大寒，退热泄降，荡涤湿火”，并合以金银花、连翘清热泻火，木瓜化湿通络。风性“善行而数变”，且“风胜则动”，郁于肌肤，营卫不畅，以致皮肤瘙痒，方中以荆芥、防风、牛蒡子、蝉蜕为君，疏风透邪，消风止痒，佐以浮萍、升麻解表透疹，即取“痒自风来，止痒先疏风”之意，使风去痒止。所谓“治风先治血，血行风自灭”，故以川芎、红花活血；赤芍、牡丹皮清热凉血；当归既活血又扶已伤之阴血；甘草调和诸药。诸药相合，共奏疏风养血，清热除湿之效。二诊时效不更方，加苍术、黄柏、薏苡仁、土茯苓、地肤子以加大清热祛湿之效。

（吕沛宛整理）

2. 风瘙痒

风瘙痒（血虚生风，热毒壅盛）

栗某某，女，71 岁，郑州市人，2013 年 5 月 6 日初诊。

主诉：皮肤瘙痒 1 月余。

现病史：近 1 月余来常感全身皮肤瘙痒，遍布抓痕，夜间明显，影响睡眠，并感气短乏力，食后腹胀，今来诊。现症见：全身皮肤瘙痒，遍布抓痕，夜间明显，影响睡眠，气短乏力，食后腹胀。舌红暗、苔黄腻，脉滑软。

既往史：胃镜示“肠上皮化生，萎缩性胃炎”。生活较辛苦劳累，消瘦。

诊断：风瘙痒。

辨证：血虚生风，热毒壅盛。

治疗：凉血养血，清热利湿，滋阴润燥，熄风止痒。

方药：当归饮子合两地汤加减。当归 10 g，赤芍 15 g，生白芍 15 g，生地黄 30 g，玄参 15 g，麦冬 10 g，阿胶 10 g，制首乌 15 g，鹿衔草 10 g，豨莶草 10 g，茜草

10 g,白鲜皮 10 g,白蒺藜 20 g,地肤子 15 g,蝉蜕 10 g,地骨皮 20 g,黄柏 10 g,炙黄芪 10 g。5 剂,水煎服,日 1 剂,早晚分 2 次温服。滴三汁药液涂擦皮肤。

2013 月 5 月 16 日二诊。服上药 3 剂后皮肤瘙痒渐好转,5 剂后皮肤不痒,皮肤抓痕消失,仍用药汁擦敷皮肤。此后痊愈。医嘱:禁食辛辣、炙煿发物。

按语:老年人皮肤瘙痒证中医归之于"血虚生风、血热生风",其因多为老年人阴血亏虚,津液不足。皮肤瘙痒的特点是:遇热即痒,夜间明显,越挠越痒,搔抓后起小红点或条状血痕,不出水,很少起疙瘩。本患者即符合上述特点,而且舌红暗、苔黄腻,脉滑软,提示血热生风,兼有湿热内盛。患者平素辛劳、消瘦,还有血虚症状,所以治疗以养血凉血、滋阴润燥、清热燥湿、熄风止痒,方选当归饮子、两地汤加减。方中四物汤、何首乌、阿胶养血,因血分有热,去川芎之温燥;黄芪益肺气、润肌肤;增液汤滋阴增液,凉血清热;茜草、鹿衔草、豨莶草凉血;白鲜皮、地肤子、白蒺藜燥湿熄风止痒;地骨皮、黄柏清阴分之热。对于风证,尤其皮肤瘙痒证,总以"治风先治血,血行风自灭"为宗旨。血包含血分、阴液或瘀血。治风之法,祛风、散风为直接疗法,常用荆芥、防风、白蒺藜。间接疗法包括:祛外风补血养血活血、行气活血、温经活血、凉血活血等,使血行风灭;治内风可用滋、养、育、敛(阴血、津液)等法,独进或多法并施以收液增风平之功,两地汤、当归饮子即含上述诸法,所以临床应用多短期即可取效。

(王育勤整理)

3. 荨麻疹

荨麻疹(风热袭表)

岳某,女,30 岁,郑州市人,2015 年 6 月 16 日初诊。

主诉:皮肤丘疹、瘙痒 2 天。

现病史:患者 2 天前因受风后出现全身皮肤散在斑片状红色丘疹,高出皮肤,瘙痒难忍,四肢明显。患者目前哺乳期。二便正常。舌红、苔白腻,脉浮滑。

诊断:荨麻疹。

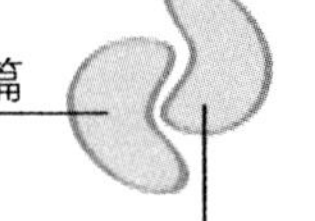

辨证：风热袭表。

治法：疏风养血，清热除湿。

方药：消风散加减。荆芥 10 g，防风 10 g，当归 12 g，赤芍 12 g，川芎 15 g，苍术 10 g，黄柏 6 g，蝉蜕 12 g，地肤子 10 g，白鲜皮 10 g，苦参 10 g，浮萍 10 g，金银花 15 g，连翘 15 g，甘草 8 g。7 剂，水煎服，日 1 剂，早晚分 2 次温服，并用马齿苋水煎外洗。

2015 年 6 月 23 日二诊。服上药后皮肤丘疹基本完全消退，瘙痒明显减轻。舌红、苔白腻，脉弦滑。守上方加牡丹皮 10 g 以清热凉血，继服 5 剂。

2 个月后电话回访已愈，未再复发。

按语：本病因外感六淫之风邪所致，并兼挟湿热燥邪，搏结于皮肤肌肉之中，与血气相搏而发为瘾疹。方选消风散加减，方中荆芥、防风为君药，荆芥味辛性温，善去血中之风；防风，能发表祛风，胜湿，长于祛一切风，二药相伍，疏风以止痒。苦参、苍术为臣，苦参性寒，善能清热燥湿、止痒；苍术燥湿、辟秽、发汗、健脾，两者相配，燥性尤强，即燥湿止痒，又散风除热。蝉蜕散风热、透疹，不仅可增荆芥、防风祛风之力，更能疏散风热、透疹。苍术、黄柏相伍清热燥湿，地肤子、白鲜皮燥湿止痒，浮萍发散解表、祛风止痒，川芎、赤芍理气活血，当归兼可活血，有”治风先行血，血行风自灭“之理。金银花、连翘清热解毒，甘草清热解毒，又可调和诸药，用为佐使。诸药合用，于祛风之中伍以除湿、清热、养血之品，使风邪去，湿热除，血脉和，则疹退痒消。

（赵润杨整理）

4. 湿疹

湿疹（阴血不足，脾失健运）

辛某某，女，40 岁，三门峡市人，2013 年 7 月 18 日初诊。

主诉：左下肢、前胸、后背患湿疹 1 年余，加重 1 个月。

现病史：患者于 1 年前出现左下肢、前胸、后背部湿疹，伴皮肤干燥脱屑、瘙

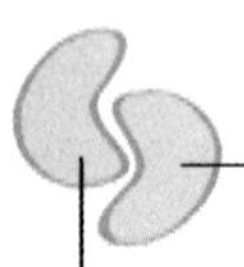

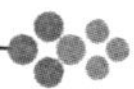

痒，搔抓后略见出水。曾于当地医院实行中西医结合治疗，疗效不甚明显，遂来王师处求治。时见舌红、苔光，脉细弦滑。

诊断：湿疹。

辨证：阴血不足，脾失健运。

治法：滋阴养血，除湿止痒。

方药：生地黄 30 g，玄参 25 g，当归 9 g，丹参 12 g，茯苓 9 g，泽泻 9 g，白鲜皮 6 g，蛇床子 9 g，赤芍 12 g，土茯苓 30 g，地骨皮 10 g，苦参 10 g 甘草 8 g。20 剂，水煎服，日 1 剂，早晚分 2 次温服。

2013 年 8 月 12 日二诊。服上方后，患者身痒减轻，皮肤仍干燥，脱屑减少，继守上方，加桑白皮 12 g、连翘 15 g。

方药：生地黄 30 g，玄参 25 g，当归 9 g，丹参 12 g，茯苓 9 g，泽泻 9 g，白鲜皮 6 g，蛇床子 9 g，赤芍 12 g，土茯苓 30 g，地骨皮 10 g，苦参 10 g，甘草 8 g。7 剂，水煎服，日 1 剂。

经以上诊治后，患者身痒症状消失，皮肤干燥症状减轻，随诊 3 个月，未有复发。

按语：中医学认为先天禀赋不耐，风、湿、热邪客于肌肤或脾失健运，营血不足，湿热稽留，以致血虚风燥，湿热郁结，肌肤失养是湿疹形成的原因。湿疹急性发作多责之于心，亚急性、慢性期多责之于脾、肝，本病发展过程中各阶段症状表现不同，其病机也不同，发病初期为风湿热邪客于肌肤，随着病情的进展，湿热蕴结于内，熏蒸于外，或血中毒热，此时多与心、肝有关，病期迁延，湿热留恋，湿阻成瘀和血热搏结成瘀，致风、湿、热瘀并重之势。慢性湿疹在中医属“湿疮”，多由急性湿疹反复发作转变而来，故病程长。湿疹患者皮肤剧烈瘙痒，搔抓处糜烂渗水，渗水日久，更致阴伤。本病为本虚标实，属阴伤湿恋之证。本患者属慢性湿疹范畴，风热伤阴化燥，瘀阻经络，血不营肤，而致皮肤干燥脱屑、瘙痒。王师说：治疗湿疹徒用利湿则有伤阴伐正之弊，单用滋阴有助湿恋邪之虑，故采用滋阴除湿法治疗，颇为精当。方中生地黄、玄参、丹参、当归滋阴养血和营，补阴血之不足，防渗利诸药之伤阴；茯苓、泽泻利湿健脾，既祛湿邪又制滋阴诸品之腻滞，湿去而无阴伤之弊；白鲜皮、蛇床子祛湿止痒。诸药合用，有滋阴养血，除湿止痒之功。滋阴除湿法看似矛盾，但用标本兼顾、滋渗并施的方法处

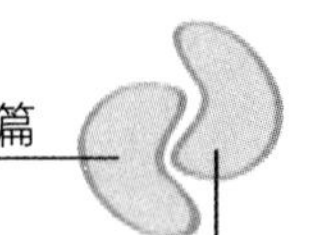

理,并不相悖。同时还起到滋阴扶正、祛邪外出的作用,除湿祛邪亦有利正复。

(梁慕华整理)

湿疹(湿毒型)

尚某某,男,39岁,洛阳偃师人,2013年9月22日初诊。

主诉:皮肤水疱、瘙痒、搔抓渗液5年余。

现病史:患者5年前开始出现耳后、下颌部、后颈部、手背部皮肤水疱、瘙痒、搔抓渗液,一般先发于耳后、下颌部,后发于后颈部、手背部皮肤,冬重夏轻,伴有手足心热,汗出,头重如裹,晨起呕恶,食后困倦。纳一般,眠可,二便可。舌红、苔白腻,脉沉滑。

诊断:湿疹。

辨证:湿毒型。

治法:利湿清热解毒。

处方:土茯苓30 g,苦参15 g,白鲜皮30 g,滑石(包)15 g,苍术15 g,川厚朴15 g,陈皮15 g,茯苓15 g,生地黄20 g,当归15 g,连翘15 g,丹参20 g,泽泻15 g,地肤子30 g,黄柏10 g,车前子(包)15 g,甘草10 g,何首乌20 g。7剂,水煎服,日1剂,早晚分2次温服。

2013年9月30日二诊。服上药后耳后皮疹变平,后颈部、手背部皮疹仍瘙痒,恶心好转,舌淡红、苔白,脉沉滑。纳眠可,二便正常。上方去何首乌,加白茅根30 g、徐长卿30 g。7剂,水煎服。

2013年10月9日三诊。服药后后颈部皮疹未平,四肢偶有瘙痒、丘疹,晨起口微苦、口干、手足心热,舌质红、苔少,脉沉滑,大便稍干。在9月22日方基础上去何首乌,加玄参15 g、麦冬15 g、牡丹皮15 g。10剂水煎服。

2013年10月20日四诊。服上药后皮疹基本变平,仍有散在红色丘疹、瘙痒、手足心热、口黏。处方:土茯苓30 g,金银花30 g,连翘15 g,苦参15 g,白鲜皮30 g,苍术15 g,黄柏10 g,木通6 g,车前子(包)15 g,栀子15 g,黄连10 g,怀山药30 g,徐长卿30 g,地肤子30 g,当归15 g,生地黄30 g,丹参20 g,甘草10 g。7剂水煎服。

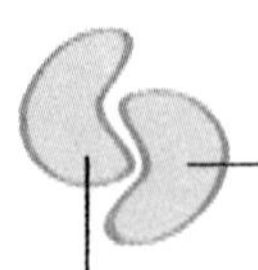

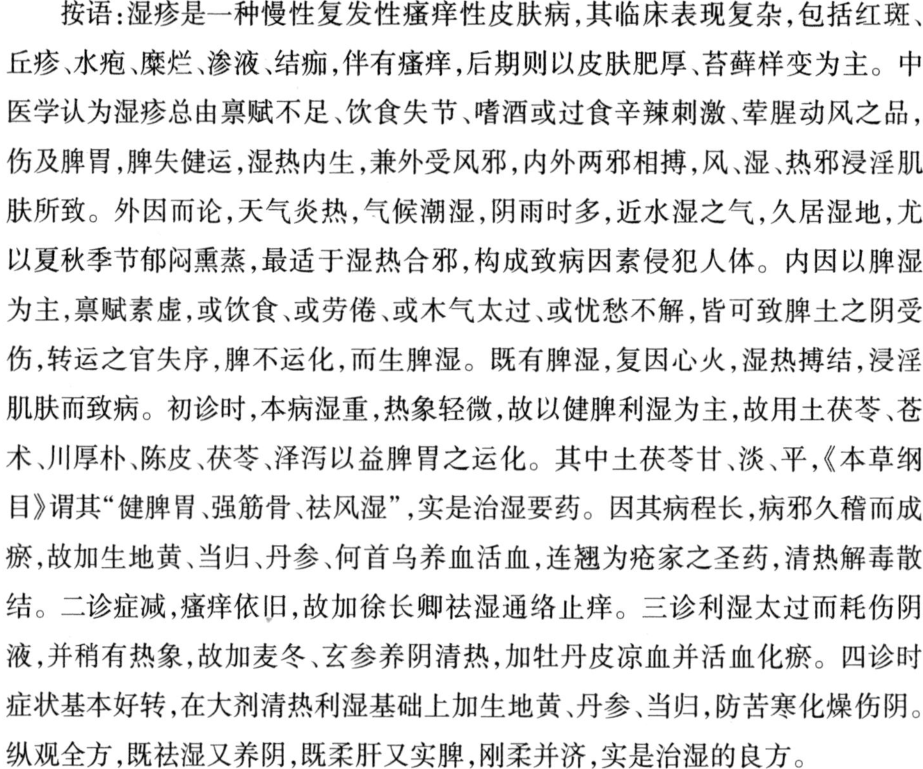

按语：湿疹是一种慢性复发性瘙痒性皮肤病，其临床表现复杂，包括红斑、丘疹、水疱、糜烂、渗液、结痂，伴有瘙痒，后期则以皮肤肥厚、苔藓样变为主。中医学认为湿疹总由禀赋不足、饮食失节、嗜酒或过食辛辣刺激、荤腥动风之品，伤及脾胃，脾失健运，湿热内生，兼外受风邪，内外两邪相搏，风、湿、热邪浸淫肌肤所致。外因而论，天气炎热，气候潮湿，阴雨时多，近水湿之气，久居湿地，尤以夏秋季节郁闷熏蒸，最适于湿热合邪，构成致病因素侵犯人体。内因以脾湿为主，禀赋素虚，或饮食、或劳倦、或木气太过、或忧愁不解，皆可致脾土之阴受伤，转运之官失序，脾不运化，而生脾湿。既有脾湿，复因心火，湿热搏结，浸淫肌肤而致病。初诊时，本病湿重，热象轻微，故以健脾利湿为主，故用土茯苓、苍术、川厚朴、陈皮、茯苓、泽泻以益脾胃之运化。其中土茯苓甘、淡、平，《本草纲目》谓其"健脾胃、强筋骨、祛风湿"，实是治湿要药。因其病程长，病邪久稽而成瘀，故加生地黄、当归、丹参、何首乌养血活血，连翘为疮家之圣药，清热解毒散结。二诊症减，瘙痒依旧，故加徐长卿祛湿通络止痒。三诊利湿太过而耗伤阴液，并稍有热象，故加麦冬、玄参养阴清热，加牡丹皮凉血并活血化瘀。四诊时症状基本好转，在大剂清热利湿基础上加生地黄、丹参、当归，防苦寒化燥伤阴。纵观全方，既祛湿又养阴，既柔肝又实脾，刚柔并济，实是治湿的良方。

（赵润杨整理）

湿疹（湿毒内蕴，化热生风）

李某 男 22 岁，郑州市人，2013 年 1 月 21 日初诊。

主诉：全身多处红斑、脱屑，痒 1 月余。

现病史：1 个月前在面颊处出现红疖，自行挑破后出现痒、红肿，渐及左面部、颈部、前胸、后背及四肢外侧，在郑州市第四人民医院诊断为"湿疹"，给予氯雷他定片、湿毒清胶囊、抗生素及外用药物炉甘石洗剂等治疗 1 月余，效果不佳，且渐出现皮损增多，颜色发暗，脱屑，流黄水等，遂慕名前来求治，刻诊症见：全身皮肤大片状脱屑、红肿、痒、部分皮损渗出，夜间痒甚，纳食可，眠差，小便可，大便黏腻。神清，面色暗，形体一般，体态自如。舌质红、苔黄腻，脉弦细而滑。

诊断:湿疹。

辨证:湿毒内蕴,化热生风。

治法:清热凉血,祛风解毒利湿。

方药:生地黄 12 g,赤芍 15 g,牡丹皮 12 g,荆芥 10 g,防风 10 g,黄连 6 g,全当归 12 g,何首乌 15 g,白蒺藜 30 g,白芷 12 g,苍术 10 g,黄柏 6 g,地肤子 10 g,白鲜皮 10 g,苦参 10 g,蝉蜕 12 g,金银花 15 g,连翘 15 g,全蝎 12 g,蛇床子12 g,甘草 8 g。7 剂,水煎服,每日 1 剂,早晚分 2 次温服。忌烟酒、肥腻、辛辣之品。

2013 年 1 月 28 日二诊。服用上方后痒较前减轻,红肿消退,皮肤颜色转暗,渗出较前明显减少,痒以夜间为主,纳眠可,二便调,舌质暗红、苔黄腻,脉弦细而滑,诊治同前,守上方加蛇蜕 6 g、土茯苓 30 g,10 剂。

2013 年 2 月 9 日三诊。服上药后全身疹色全褪,无痒感,纳眠可,二便调,舌质淡红、苔薄白,脉滑细,告知其已痊愈,服用香砂六君丸半月以巩固疗效。

后随访半年未发。

按语:本例系泛发性湿疹,其突出证候为湿毒内蕴,化热生风,外串浸淫肌肤而发,在中医辨证方面,除祛风清热凉血润燥之外,尚宜利湿、燥湿。湿疹患者有湿者颇多,故名湿疹。本例患者大便黏腻,舌红、苔黄腻,脉弦滑,皮肤脱屑,流黄水,较正常皮肤色红,辨证仍应以湿热为主,兼有血燥。故应用生地黄、赤芍、牡丹皮、苦参、黄柏、黄芩、苍术、地肤子、白鲜皮、金银花、连翘、全蝎、蛇床子、甘草之属以清热凉血、燥湿解毒,白蒺藜、白芷、荆芥、防风、蝉蜕以祛风止痒,辅以养血之药如当归、何首乌等。其中黄芩和当归尚有抗炎症作用,对湿疹病例甚为相宜,王老在治疗上抓住主要环节,采用清热凉血、祛风解毒利湿之剂,药证相符,病程月余,服药十余剂,湿疹即告痊愈。

(郭健整理)

5. 痤疮

痤疮,在古医籍中称“肺风粉刺”“酒刺”等,俗称“暗疮”“青春痘”,是青年男女较为常见的皮肤病,其特征为面部、胸、背部起多发丘疹、结节、囊肿、瘢痕,痒痛兼作,此伏彼起,连绵不绝,影响容貌,很是无奈。多由脾胃运化失常,湿热

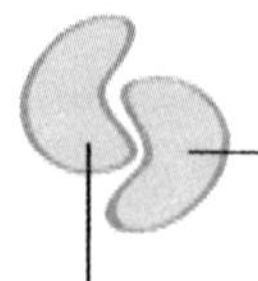

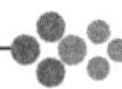

内蕴,或肺经血热,郁于皮肤,或外染风热邪毒而成。治有凉血清热枇杷清肺饮,有清热化湿通腑茵陈蒿汤加减,有健脾利湿参苓白术散加减。

痤疮(肺胃蕴热,湿热交阻)

张某,男,19岁,郑州市人,2013年5月16日初诊。

主诉:面部起丘疹、结节、囊肿3年多,加重3月余。

现病史:3年前开始面部起丘疹、结节、囊肿,加重3月余。辗转于多家医院以囊性痤疮进行中西药治疗,病情时轻时重,近段肿块较多、较大,疼痛较重。刻诊:青春年华,血气方刚,面部前额、面颊,前胸、后背,可见多发暗红色丘疹、结节、囊肿、瘢痕,星罗棋布,部分融合成片为脓肿,边界不清,软硬间杂,压痛明显,舌红、苔黄,脉滑数。

诊断:痤疮。

辨证:肺胃蕴热,结聚肌肤,湿热交阻,热盛肉腐。

治法:活血、清热解毒。

方药:当归15 g,川芎10 g,赤芍10 g,牛蒡子10 g,连翘15 g,金银花30 g,蒲公英30 g,穿山甲3 g,皂刺6 g,白芷10 g,桔梗10 g,甘草10 g。14剂,每日1剂,水煎服,早晚分2次温服。

2013年6月1日二诊。经服上药2周,小肿块逐渐消失,大囊肿逐渐吸收局限,暗红变淡,苔薄白,脉沉滑。拟方:当归15 g,川芎10 g,牛蒡子10 g,连翘15 g,金银花30 g,蒲公英30 g,黄芪30 g,穿山甲3 g,皂刺6 g,白芷10 g,桔梗10 g,甘草10 g。20剂,每日1剂,水煎服。

2013年6月23日三诊。经服上方近35剂,大小囊肿完全消失,无新皮损出现。拟一方善后:当归10 g,川芎10 g,赤芍10 g,生地黄10 g,黄芩15 g,连翘15,防风10 g,天花粉10 g,大黄10 g,枇杷叶15 g,甘草10 g。加工制为丸剂,每次6 g,每日3次,口服。

按语:该案为囊性痤疮,是痤疮中最为严重的一重类型,极易留下瘢痕。初诊时肿块较多且大,软硬间杂,皮色暗红,舌红、苔黄,脉滑数,属疮疡中的酿脓期,毒邪炽盛,正气未衰,若用芩连苦寒直折,即便能杀炎炎之火毒,但恐伤其正,毒血凝滞肌肤,不利已酿之脓吸收,故选清托之方透脓散,重用金银花,另加蒲公英,清热解毒,量大力专,加赤芍助归芎活血和营,散结消肿,不用黄芪因无虚证且恐助长火势。待热毒势衰,正气亦减,适时不用赤芍而加入黄芪挂帅,补气托毒,并有方有守直至痤愈。一味赤芍、黄芪随证出入,体现了用药的巧妙;后期则选用《外科正宗》中治疗"肺风粉刺酒渣鼻"经验方"枇杷叶丸"和"黄芩清肺饮"加减制为丸剂善后。

(李中玉整理)

痤疮(湿毒蕴肤)

李某某,女,21 岁,河南荥阳市人,2014 年 4 月 3 日初诊。

主诉:面部红色丘疹 2 年。

现病史:患者 2 年前出现面部红色丘疹,病损有脓疱,按之疼痛,食辛辣之品后加重。曾多方治疗,服抗菌消炎类及清热解毒类药物效差。平常口鼻干燥,纳眠可,大便干。舌质红、苔黄腻,脉滑数。嗜食辛辣肥甘。

诊断:痤疮。

辨证:湿毒蕴肤。

治法:清热燥湿,凉血解毒。

方药:普济消毒饮加减。黄连 6 g,黄芩 10 g,玄参 15 g,柴胡 6 g,桔梗 6 g,连翘 20 g,马勃 10 g,板蓝根 30 g,牛蒡子 10 g,薄荷 6 g,僵蚕 10 g 升麻 6 g,生薏仁 30 g,赤芍 30 g 陈皮6 g,甘草 6 g。7 剂,水煎服,日 1 剂,早晚分 2 次温服。

2014 年 4 月 10 日二诊。患者遵嘱服药 7 剂,面部痤疮明显好转,守上方再服 7 剂。并嘱忌辛辣、肥甘之物。

2014 年 4 月 18 日三诊,面部痤疮大部分消退,略有痘痕,守方继续 10 剂巩固疗效。随访病愈。

按语:患者由于饮食不节,过食辛辣、肥甘之物,使脾胃运化失常,湿热内蕴,复感热毒之邪,两热相合,上熏于肺,肺主皮毛,郁于肌肤,阻滞经络,气血不和,热毒腐肉为脓所致本病。《医宗金鉴 · 外科正传》曰:"此症由肺经血热而成,每发于面鼻。"肺开窍于鼻,脾(胃)在窍为口,肺胃热盛,故口鼻干燥;肺与大肠相表里,肺热津液不能下达,故大便干结。舌红、苔黄,脉滑数为热象。总之痤疮多由湿热毒瘀引起,病位在肺。病位在上宜因势利导,方药以普济消毒饮加减。方中黄芩、黄连清热泻火,去上焦头面为君;以牛蒡子、连翘、薄荷、僵蚕辛凉疏散头面热毒为臣;玄参、马勃、板蓝根加强清热解毒之功;赤芍清热凉血散瘀;生薏仁健脾渗湿;陈皮理气疏壅,以散邪热郁结,共为佐药;升麻、柴胡、桔梗疏散发热,引药上达头面,且寓"火郁发之"之义,功兼佐使之用;甘草清热解毒,调和诸药。各药相伍,共奏清热燥湿、凉血解毒之功。

(李彦杰整理)

痤疮(肺经郁热,脾胃湿热)

黄某,女,22岁。2012年4月就诊。

主诉:颜面及背部丘疹3年余。

现病史:面部反复痤疮3年余,曾尝试多种治疗方案效果均不理想。平素喜食辛辣油腻之品,大便秘结。就诊时额部、双颊、下颌及后背部多发米粒至绿豆大小的丘疹,夹杂少量脓疮,部分结痂。伴口干、口苦、夜眠差、尿黄、大便干结,数日1行,舌质红、苔黄腻、脉弦数。

诊断:痤疮。

辨证:肺经郁热,脾胃湿热蕴结。

治法:清泄肺热,化湿解毒。

方药:枇杷清肺饮加减。枇杷叶、浙贝母、地骨皮、桑白皮各15 g,黄芩、栀子、野菊花、金银花各12 g,黄连6 g,生薏苡仁、合欢皮各30 g,大黄、生甘草各6 g。7剂,水煎服,日1剂,早晚分2次温服。

2012年4月13日二诊。服上药后皮损大部分消失,舌苔黄、中心腻转为薄白,大便正常。于上方基础上去大黄,加芦荟3 g,继用7剂,皮损基本消退,无新皮疹,舌质淡红,舌苔转为薄白。嘱患者清淡饮食,调理起居,随访半年未复发。

按语:痤疮是青春期常见的一种慢性毛囊皮脂腺炎症性疾病,好发于面部及胸背部等皮脂腺发达部位,可出现皮损症状(如粉刺、丘疹、脓疱、结节、瘢痕等)，并常伴有皮脂溢出。近年来其发病率呈逐年上升趋势，且发病年龄也逐渐低龄化，可能与人们生活水平的提高、生活压力加大和环境污染加剧等因素有关。痤疮在中医学中属于“肺风粉刺”范畴。中医学认为有诸内必形诸外，痤疮的产生反映了机体五脏六腑的功能状态。肺合皮毛，皮肤的病变与肺经关系尤为密切，《医宗金鉴·肺风粉刺》中写道：“此症由肺经血热而成……宜内服枇杷清肺饮。”而临证时痤疮多以面鼻、胸背部多发，为肺所属，肺有宿热，复感风邪，肺热不能外泄所致。因此，以宣肺清热法治疗痤疮的枇杷清肺饮作为经典方剂运用至今。另外，口周、额、颊等也是痤疮常发部位，所对应之脏腑即脾、胃、肝，因此本病的发生除肺外，还涉及脾、胃、肝等脏腑。基于此，在治疗本病时除清泄肺热外，亦兼顾清热化湿，疏肝解郁，临证时运用加味枇杷清肺饮治疗痤疮每获良效。方中枇杷叶、泻白散(桑白皮、地骨皮、甘草)清泄肺热；三黄汤(黄连、黄柏、大黄)、黄芩清热解毒通腑，现代药理学研究证实三黄汤具有解热、抗炎、抗菌作用，其有效成分黄芩苷、小檗碱、大黄素，均对痤疮丙酸杆菌有较强的抑制作用，其中黄芩苷还可通过抑制人皮脂腺细胞内雄性激素受体(AR)mRNA的表达，从而拮抗雄性激素对皮脂腺细胞活性的作用，进而减少皮脂分泌。《素问》云：“郁乃痤。”方中柴胡疏肝解郁，与枇杷叶相配伍，一升一降，清肺疏肝相辅相成；薏苡仁健脾除湿，研究发现，单用生薏苡仁粉治疗痤疮即可获得显著疗效；山楂消食，又行气散结；金银花、连翘清热解毒，消痈散结。诸药合用，共奏清肺热、健脾化湿，佐以疏肝气之功，药切病机，疗效满意。

(赵润杨整理)

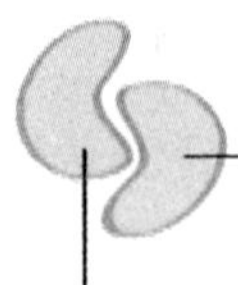

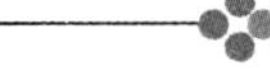

6. 白疕

白疕(血热内蕴)

汤某,女,17岁,周口淮阳人,2012年3月16日初诊。

主诉:全身皮肤瘙痒,结厚白鳞屑半年余。

现病史:全身皮肤瘙痒,结厚白鳞屑半年多,多家医院以银屑病中西药治疗,病情时轻时重,反复无常。症见:全身皮肤可见点滴状、钱币状、斑块状、地图状、形态不同的淡红色斑片,边界清楚,表面覆盖多层干燥银白色鳞屑,刮除鳞屑则露出发亮的半透明的薄膜,再刮除薄膜,出现多个筛状出血点。头部皮肤呈暗红色,厚白鳞屑把头发簇集呈束状,但毛发无脱落。大便干燥,小便黄赤,舌质红、苔薄黄,脉弦滑。

诊断:白疕。

辨证:血热内蕴。

治法:活血凉血,疏风清热败毒。

方药:当归10 g,川芎10 g,赤芍10 g,生地黄10 g,牡丹皮10 g,大青叶15 g,牛蒡子10 g,槐花15 g,连翘12 g,黄芩10 g,大黄10 g,石膏20 g,甘草10 g。每日1剂,水煎服,早晚分2次温服。外用轻粉膏涂抹患处,每日一次。忌食姜、葱、蒜、酒等辛辣之物。

2012年4月17日二诊。经上方调理后,全身皮肤瘙痒减轻,皮损鳞屑脱落大半,皮损颜色变淡,舌淡红、苔薄白,脉浮缓。蕴热已去,化燥必然,病有转机,药当调整,拟活血、养血,润燥祛风。方用:当归15 g,生地黄10 g,牡丹皮10 g,大黄10 g,石膏10 g,知母10 g,黑芝麻10 g,牛蒡子10 g,连翘10 g,大青叶10 g,蝉蜕10 g,荆芥10 g,防风10 g,苦参10 g,甘草6 g。30剂,每日1剂,水煎服。外用轻粉膏涂抹患处,每日1次。

2012年5月18日三诊。经上药治疗后,全身皮损消失,留有淡白色斑片。病已近愈,再拟一方善后。当归15 g,川芎10 g,白芍15 g,生地黄10 g,丹参30 g,大黄10 g,知母10 g,荆芥10 g,防风10 g,大青叶15 g,土茯苓15 g,甘草10 g。

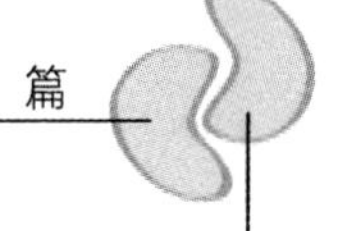

取药 20 剂，加工制为丸剂，每次 6 g，每日 3 次，口服。随访 3 年无复发。

按语：白疕，一名白疕风，相当于现代医学的银屑病，是一种以皮肤瘙痒，起红斑，结银白色鳞屑，剥除鳞屑则露出发亮的半透明的薄膜及筛状出血点为特征、较为难治的皮肤病。根据不同症状可分为寻常型、脓疱型、关节病型、红皮病型等。由于证有血热、血瘀、湿热、血燥等，故有凉血地黄汤证、桃红四物汤证、萆薢渗湿汤证、消风散证等。

此案银屑病，初诊时属风邪侵袭皮肤，腠理闭塞，气血失和，湿热内蕴。治疗时用四物汤与牡丹皮活血、凉血而清血分蕴热；大黄、黄芩、槐花、连翘、石膏，泻火败毒而清气分脏腑实热；大青叶、牛蒡子疏风败毒而清肌表郁热；甘草解毒而调和诸药。热清毒解，皮癣自衰。后期所用方药为明代《外科正宗》中消风散加减，原方主治“风湿浸淫血脉，致生疮疥，瘙痒不绝，及大人、小儿风热瘾疹，遍身云片斑点，乍有乍无，并效”。先师李道洲常用此方治疗白疕，有时一方不变直至痊愈。因此患者并无湿证，故原方未用苍术、木通，而加入牡丹皮、大黄、连翘、大青叶，以达活血和营，养血润燥，清热解毒，宣通腠理，荣泽肌肤的作用。外用轻粉膏，也是张八卦外科专用方，由轻粉 60 g、黄丹 120 g、石膏 180 g、黄柏 60 g 组成。各研极细面，混均匀，用凡士林调成膏即可。值得一提的是此方中汞铅重金属毒性较大，虽临床大量应用并未发现引起毒副作用，但使用期间应注意追踪观察，有汞过敏史者禁用。

（李中玉整理）

7. 大头瘟

大头瘟（时邪疫毒，火盛上炎）

何某，男，37 岁，新郑人，2012 年 4 月 26 日初诊。

主诉：面目水肿，头涨痛半天。

现病史：患者晨起发现头面、眼睑红肿疼痛，头痛而涨，咽喉肿痛，恶风发热，体温 38.6 ℃，口渴舌燥，舌红、苔薄黄而腻，脉浮数。

诊断：大头瘟。

辨证：时邪疫毒，火盛上炎。

治法：疏风散邪，清热解毒。

方药：普济消毒饮加减。荆芥 10 g，防风 10 g，黄芩 10 g，桔梗 10 g，牛蒡子 10 g，浮萍 10 g，野菊花10 g，川芎 15 g，金银花 15 g，连翘 15 g，葛根 12 g，蝉蜕 12 g，生石膏 30 g，升麻5 g，甘草 6 g。5 剂，水煎服，每日 1 剂，早晚分 2 次温服。

2012 年 5 月 2 日二诊。服上药后头面浮肿消退，头痛消失，寒热已解，舌淡红、苔薄白，脉滑缓。继以防风通圣丸调理善后。嘱忌食辛辣刺激及肥甘厚腻之品。

半个月后电话随访诸症痊愈。

按语：风热疫毒是本病的致病因素。在温暖多风的春季及应寒反温的冬季，容易形成风热时毒并传播流行。当人体正气不足时，容易导致风热时毒内袭，卫气分同病。卫分受邪遏郁，故始有憎寒、发热，继而肺胃热毒迫蒸，出现壮热烦躁、口渴引饮、咽喉疼痛等气分里热炽盛症候表现。同时，邪毒上攻头面，搏结脉络，而致头面部红肿疼痛。普济消毒饮是治疗大头瘟证的代表方剂，方中以荆芥、防风、升麻、蝉蜕、浮萍、葛根、牛蒡子、菊花疏散风热毒邪；板蓝根、金银花、连翘、甘草清热解毒；生石膏性寒清热泄火，辛寒解肌透热，为治头痛要药。全方具有疏风散热，泻火解毒之功。辨证准确，切中病机，应手而愈。

（赵润杨整理）

8. 蛇串疮

蛇串疮（风火毒邪内蕴，伤及阴液）

许某某，男，38 岁，郑州市人，2013 年 10 月 11 日初诊。

主诉：右外耳道疱疹、疼痛，口眼歪斜 1 个月。

现病史：患者 1 个月前出现右外耳道疱疹，烧灼样疼痛，口眼歪斜，在某医院住院治疗，诊断为“带状疱疹后面神经炎”，给予抗病毒、营养神经药物应用，2

周后疱疹消失，遗留耳痛及口眼歪斜，伴头晕，大便干结。舌质暗红、无苔，脉弦细。

诊断：蛇串疮。

辨证：风火毒邪内蕴血分，伤及阴液。

治法：泻火解毒，滋阴润燥。

方药：瓜蒌散合犀角地黄汤加减。瓜蒌 30 g，生地 30 g，赤芍 12 g，牡丹皮 10 g，水牛角 30 g，玄参 20 g，白蒺藜 15 g，葛根 15 g，桔梗 6 g，甘草 6 g。7 剂，水煎服，日 1 剂，早晚分 2 次温服。

2013 年 10 月 18 日二诊。服上方 7 剂，右耳道疼痛减轻，头晕症状基本消失，仍口舌歪斜，大便正常。守上方加僵蚕 10 g、地龙 12 g，继服 7 剂。并配合针灸治疗。

2013 年 10 月 27 日三诊。服上方后右耳道疼痛消失，口舌歪斜改善，二便调，继服 10 剂巩固疗效。随访诸症基本消失。

按：带状疱疹中医称为“缠腰火龙”“缠腰火丹”“蛇串疮”“火带丹”等。祖国医学对本病的病因病机论述甚多，一般认为与风、湿、火、毒有关，多由湿热内蕴，感受毒邪，湿热毒邪互相搏结，壅滞肌肤为患。本患者为风火毒邪内蕴血分，伤及肝阴，耳部为肝经循行路线，络脉失荣，不荣则痛；面部脉络失养，故出现口舌歪斜；舌质暗红、无苔，脉弦细为火盛阴伤之象。本病辨证属火毒伤肝阴。程氏《医学心悟》对瓜蒌散作用机制诠释：“按郁火日久，肝气躁急，不得发越，故皮肤起疱，转为胀痛。经云：损其肝者缓其中。瓜蒌为物，甘缓而润，于郁不逆，又如油洗物，滑而不滞，此其所以奏功也。”方中瓜蒌为君；玄参、水牛角清热凉血、泻火解毒，生地黄清热凉血、养阴生津，牡丹皮、赤芍清热凉血、散瘀止痛共为臣药；白蒺藜凉肝息风，葛根柔筋解肌为佐；桔梗性散上行，甘草清热解毒、调和诸药共为使药。诸药相伍，共奏泻火解毒，滋阴润燥之功。热解火清，肝阴得滋，毒散痛止。

（李彦杰整理）

蛇串疮（肝火妄动，湿热内蕴）

黄某，男，65 岁，焦作修武人，2014 年 4 月 3 日初诊。

主诉:左胁肋部突起水疱、灼热刺痛1周余。

现病史:1周前,左胸胁肋部突起水疱,蔓延至胁背,灼热刺痛,坐卧不安,服药及外用药物效不佳。症见:左胸胁背有簇状红色绿豆大小水疱,成一带状,疮液混浊,与血痂相间,小便色黄、大便正常。舌质红、苔黄厚,脉弦有力。

诊断:蛇串疮(带状疱疹)。

辨证:肝火妄动,湿热内蕴。

治法:清热泻火,凉血解毒。

方药:自拟金牛解毒汤。金钱草6 g,牛蒡子10 g,荆芥10 g,黄连6 g,赤芍10 g,黄芩9 g,牡丹皮10 g,金银花15 g,蒲公英15 g,连翘12 g,蚤休10 g,黄柏5 g,栀子10 g,生地黄12 g,甘草6 g。4剂,水煎服,日1剂,早晚分2次温服。

外治:海金沙30 g,清油调涂患处,日换1次。

2014年4月8日二诊,服上药后,疱疹开始干缩,皮色转正,疼痛大减。但仍口苦、舌红、脉弦。病情向愈,药证合拍。以原方加当归、川芎增益其养血之功,再加柴胡、薏苡仁以加强其疏肝除湿之力。再服3剂,外治同上。药后痊愈。

按语:蛇串疮因常沿一侧经络走向呈明显的带状分布,故名之,西医称为带状疱疹,好发于春季,多因肝火妄动,湿热内蕴所致。灼热者为肝火妄动之表现;疱液混浊不清是湿邪化热之征象,痛如针刺乃邪毒入于血分之故。本方重用金钱草泻肝清热,利尿除湿;牛蒡子、金银花、连翘、蒲公英、蚤休清热解毒;黄芩、黄连、黄柏、栀子清热泻火;牡丹皮、生地黄、赤芍活血凉血,化斑止痛;荆芥疏表,甘草调和诸药。共奏清热泻火、凉血解毒之功。带状疱疹与诸淋同为湿土之气不能运化,而又有火气以合之,湿热之毒郁于血脉之中,发泄于皮肤之外。海金沙清热解毒,利水通淋,常用治血淋、膏淋、石淋等病,与金牛解毒汤配合应用,内外夹攻,奏效更速。

(赵润杨整理)

9. 肠痈

肠痈(热毒瘀结)

吴某某,男,29 岁,周口西华人,2006 年 5 月 13 日初诊。

主诉:高热、右下腹痛 2 天。

现病史:患者昨日出现腹痛、发热,最高体温 39.8 ℃,于急诊科查血常规示:白细胞总数 19.78 ×10^9/L,中性粒细胞比率 93.3%,查阑尾彩超示:阑尾肿大。给予“左氧氟沙星针”静脉滴注 2 天,症状无明显缓解,外科会诊后建议手术切除。患者不愿手术,求中医诊治。症见:高热,不恶寒,右下腹疼痛拒按,面部潮红,小便黄,大便干结。舌质红、苔黄厚腻,脉弦滑。

诊断:肠痈。

辨证:热毒瘀结。

治法:泻热化瘀,解毒消肿。

方药:四逆散重用白芍加减。柴胡 12 g,生白芍 60 g,枳实 10 g,牡丹皮 10 g,黄柏 10 g,延胡索 10 g,制乳香 10 g,制没药 10 g,金银花 15 g,连翘 30 g,蒲公英 20 g,甘草 15 g。4 剂,水煎服,日 1 剂,早晚分 2 次温服。

2006 年 5 月 17 日二诊。服上方 2 剂后热退,右下腹疼痛减轻, 4 剂后体温稳定,右下腹阑尾区按压仍有轻度疼痛。小便黄,大便可。舌质红、苔黄,脉弦。守上方白芍减量为 30 g,加木香 8 g,继服 5 剂,诸症痊愈。复查血常规、阑尾彩超恢复正常。半年后随访未再复发。

按语:肠痈,痈疽之发肠部者,出《素问 · 厥论》。肠痈为外科常见急腹症,属急腹症范畴。多因饮食失节,暴怒忧思,跌仆奔走,使肠胃部运化功能失职,湿热邪毒内壅于肠而发。饮食不节,暴饮暴食;或过食油腻,生冷不洁之物,损伤肠胃,湿热内蕴于肠间;或因饮食后急剧奔走,导致气滞血瘀、肠络受损;或因寒温不适、跌仆损伤、精神因素等均可导致气滞、血瘀、湿阻、热壅、瘀滞、积热不散、血腐肉败而成痈肿。现代医学认为,阑尾腔梗阻和细菌感染是肠痈的主要发病原因,多采用抗感染治疗,化脓者多外科手术治疗。中医治疗肠痈起效快,

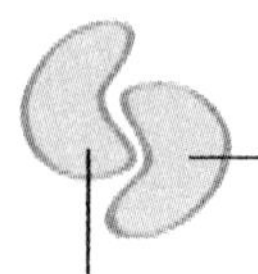

疗效确切,可使患者免受手术之苦。

四逆散透邪解郁,疏肝理脾,主治手足不温,或腹痛,或泄利下重,脉弦,或肝脾气郁证,胁肋胀闷,脘腹疼痛,脉弦。方中柴胡为君,入肝胆经,升发阳气,疏肝解郁,透邪外出。以白芍为臣,可以疏肝理气、柔肝养血、缓中止痛、平肝敛阴,常用于肝胃不和所致的胸胁胀痛、脘腹疼痛等。现代药理研究显示,白芍可以抗菌止痛,方中重用白芍 45 ~ 90 g,对感染引起的高热疗效尤著。柴胡与白芍配伍,补养肝血,条达肝气,使柴胡升散而无耗伤阴血之弊。以枳实为佐,理气解郁,泄热破结。柴胡与枳实配伍,一升一降,舒畅气机,升清降浊;白芍与枳实配伍,理气和血,调和气血。炙甘草为使药,调和诸药,益脾和中。四药合用,共奏透邪解郁,疏肝理脾之功。原方配合白饮(米汤)和服,是借谷物之气以助胃气,取中气和则阴阳之气自相顺接之意。此患者热毒瘀结,牡丹皮、黄柏清热祛湿,金银花、连翘、蒲公英清热解毒消痈,延胡索、制乳香、制没药理气止痛,共奏泻热化瘀,解毒消肿之功,故可达立竿见影之效。

(赵润杨整理)

10. 脱发

油风(风邪侵袭,气血失和)

张某,女,38 岁,驻马店正阳县人,2013 年 4 月 23 日初诊。

主诉:头发、眉毛皆脱落半年余。

现病史:半年前突然出现头发钱币状斑片脱落,继之全部头发、眉毛皆脱落,经多方治疗效果不佳。刻诊:头发、眉毛全脱无留,光亮若刚剃度,皮色不变,亦无鳞屑。舌淡红、苔薄白,脉沉缓。

诊断:油风。

辨证:风邪侵袭,气血失和。

方药:当归饮子加减。当归 15 g,川芎 10 g,白芍 10 g,熟地黄 10 g,黄芪 15 g,何首乌 12 g,蒺藜 10 g,荆芥 10 g,防风 10 g,丹参 20 g,桃仁 10 g,红花

10 g，甘草 6 g。30 剂，制为水打丸，每次 8 g，每日 3 次，口服。外用生发膏涂擦，每日 2 次。经用上方 3 个月，毛发新生，由稀疏细黄而逐渐变为茂密粗黑，恢复正常。

按语：油风（秃发），俗称鬼舐头、鬼剃头，以其头发突然脱落，头皮光亮如油涂之而得名。现代医学将局限性圆形或椭圆形斑片状脱发称为斑秃，头发全部脱落者称全秃，头发、眉毛、胡须、阴毛等毛发皆脱落者称为普秃。病程可持续数月或数年，有自愈倾向，亦可反复发作，绝大多数能够治愈，亦可终生不愈。脱发病因有因情志抑郁，肝气郁结；有因肝肾不足，精血亏损；或因血虚不能随气荣养皮肤，腠理不密，风邪侵袭，风盛血燥，发失所养而成。该患者属于后者。所以选用《济生方》中的当归饮子。方中以四物汤补血、养血、和血，祛风生发；以黄芪补气生血，固表生发；以何首乌补肝肾，益精血，乌须生发；以蒺藜、荆芥、防风宣通腠理，祛风生发；以甘草调和诸药。加丹参、桃仁、红花意在加强活血和营润肌肤而生发的功能。外用雄硫膏，是方首见于《外科正宗》治“大麻风眉毛、须、发脱落作痒者”，名为“雄黄硫散”。处方为：雄黄、硫黄、凤凰皮（即雏鸡壳炒黄为面）各 15 g、穿山甲 10 片（炒黄为面）、滑石粉 30 g、核桃仁 50 g、猪苦胆 1 ~ 2 个，前药和匀捣为膏，用纱布包枣大擦患处，每日 3 次。经我们长期临床应用疗效确切。

（李中玉整理）

脱发（心血耗伤，损及肝肾）

蒋某，女，50 岁，2014 年 7 月 20 日初诊。

主诉：脱发 1 年余。

现病史：患者 1 年来脱发较严重，洗头、梳头时有较多头发脱落。晨起可见枕巾上头发散在，头皮油脂较多。近日来，家中琐事繁多，日夜操劳，脱发之势加重，遂来就诊，现症见：头晕乏力，面色无华，眼周色黑，心慌，腰酸。纳可，眠差，二便调，体型瘦。舌质暗、苔黄少津，脉沉细。

诊断：脱发（脂溢性脱发）。

辨证：心血耗伤，损及肝肾，发失所养。

治法：益气养心，滋补肝肾。

方药：薯蓣丸加减。山药 30 g，制何首乌 20 g，当归 15 g，川芎 10 g，炒白芍 20 g，白术 15 g，熟地黄 15 g，太子参 20 g，桃仁 10 g，红花 15 g，侧柏叶 10 g，陈皮 15 g，法半夏 12 g，竹茹 15 g，砂仁 10 g，焦山楂 15 g，焦建神曲 15 g，连翘 10 g，牡丹皮 15 g，甘草 10 g。15 剂，日 1 剂，水煎服，早晚分 2 次温服。

2014 年 7 月 4 日二诊。服上药后，患者心悸已无，腰酸好转，睡眠转佳。嘱其静心调养。效不更方。15 剂，煎服法同前。

以上方随症加减治疗 2 个月，患者面色转华，偶有腰酸，脱发明显减少。将上述方药粉碎为细粉，炼蜜为丸，嘱其服药 1 个月，以资巩固。

按语：该案患者因劳累过度，心、脾、肾俱伤，日久气血双亏，不能上荣而致脱发。《金匮要略》云："虚劳诸不足，风气百疾，薯蓣丸方主之。"该方扶正从气血阴阳入手，故用山药健脾，配四君使脾胃得以健运，则气血阴阳化生有源，复有四物养血，桂枝行阳，神曲开郁，白芍养血。全方散诸风邪，补诸不足，滋诸枯槁，调诸营卫，故能气血足而发生。王老在此基础上酌加法半夏、陈皮以化痰消滞，加焦山楂、建曲以消食和胃，防滋腻壅滞，中满碍胃。补中寓消，顾护脾胃，则气血生化、畅行而不滞，发得所养而脱发自止。

（郭健整理）

（二）乳腺病

1. 乳岩

乳岩（痰瘀阻络）

毛某，71 岁，周口淮阳人，于 2004 年 11 月 3 日初诊。

主诉：发现左乳房肿块半年。

现病史：患者半年前发现左侧乳房一蚕豆大小肿块，后逐渐增大，时而刺疼，伴有乳头溢液，经某院拍钼靶片及细针穿刺病理涂片诊为乳癌，劝其手术，本人及其家属均不同意，要求保守治疗。来诊时症见：体质偏瘦，面色萎黄，精神好，左乳晕外上方有一酒窝征，左乳头轻度内缩，可挤出少许暗红色血样分泌物，近乳晕处至外上象限中区，可触及一肿块约 4 cm×3 cm×3 cm，边界不甚清，不光滑，凹凸不平，质地坚硬，与皮肤、胸壁粘连，移动性差，腋下、锁骨上下淋巴结无明显肿大，右乳房无异常发现。舌淡红、苔薄白，脉沉涩。左乳钼靶片见有一 3 cm×2 cm×2 cm 大小高密度影，边缘有毛刺及异常血管围绕，伴有成簇沙粒状及小叉状钙化灶。针穿病理提示：浸润性导管癌。

诊断：乳岩。

辨证：痰瘀阻络。

治法：活营通络，理气化痰，软坚散结。

方药：自拟方乳岩丸。当归、赤芍、瓜蒌仁、山慈姑、穿山甲、川贝母、皂刺、陈皮、三棱、莪术、壁虎、蟹壳、蟾皮、雄黄、甘草。制法：部分药物直接烘干粉碎、过筛；部分药物水煎过滤、浓缩、烘干粉碎。诸药混匀，水打为丸，绿豆子大，紫草粉包衣，烘干、包装、灭菌。每次 6 g，一日 3 次，饭后温开水送服。同时内服三苯氧胺每日 2 次，每次 10 mg。连服 1 个月，休息 10 天，再服第 2 个疗程，连

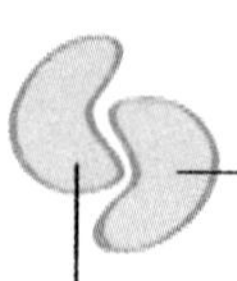

服3个疗程，肿块明显减小，疼痛亦减轻，化验肝肾功能无异常，休息1月。给予内服凋瘤丸（方药：穿山甲、山慈姑、马前子、三棱、莪术、海藻、党参、黄芪、女贞子等。制法：部分药物直接烘干粉碎、过筛；部分药物水煎过滤、浓缩、烘干粉碎。诸药混匀，水打为丸，绿豆子大，紫草粉包衣，烘干、包装、灭菌），每次6 g，每日3次，饭后温开水送服。三苯氧胺亦继续常规应用。3个月后再停服凋瘤丸而应用第1方药丸。如此乳岩丸、凋瘤丸相互调换应用，有时停服中药一段时间。间断治疗6年乳房肿块无明显肿大，但终因头部脑转移，后不幸去世。

按语：患者已年高70余，患乳癌虽发现只不过半年，但依据肿块之大，估计已带疾多年，之所以不被发现，一是肿块小时隐蔽于乳内，无疼痛等症，未引起注意，一是农村年长老人，健康意识及医学知识都不高，即便自己早已发现，因无痛苦，也不会太在意，或因为经济主动权不多，也不轻易向子女开口，尤其是现在，子女常年在外打工，除了留守儿童依附身边，很少有人关心他们的健康。对于年过70患乳癌的老人，如果发现较早，肿块较小，无远处转移，无其他重大疾病，身体较好，手术治疗还是最佳选择。如果发现较晚，肿块较大，或已有远处转移，伴有其他重大疾病，身体不好，就不是手术治疗的适应证。从临床经验看，年老之人，正常生理功能细胞代谢较弱，所患肿瘤细胞分化生长亦迟，即便不做任何治疗，病情发展也很慢，对生命的威胁较年轻人要迟缓得多。如果再给予中西药治疗，带瘤生存期10年以上者并不罕见。所用乳岩丸，是专门为痰血凝结之肿块而设。中医认为：乳癌的发生，多责之于肝气郁结，痰血凝滞。肝主疏泄，畅达气机，摄布营血，一旦气血不得发越，当升不升，当降不降，当变化不得变化，传化失常而郁成。肝属木，脾属土，肝病辱土，脾失健运，痰浊内生。乳头属厥阴肝经，乳房属阳明胃经，可分而不可离，必然病位相侵。肝藏血，脾统血，藏统失司，营血失调，经络阻塞，则气滞血瘀。无形之气，有形之痰，伴行之血，循经及络，凝滞阻逆，结聚而为癖，为疽，为核，为岩，为毒。其治自当理气、化痰、通络、解毒、散结。方中三棱、莪术、山慈姑，入肝脾经，行气破血，消积散结；瓜蒌仁、陈皮，疏肝健脾，理气化痰，解郁散结；当归、赤芍，调和营卫，宣畅气机，破瘀散结；穿山甲、壁虎、蟹壳，搜剔善行，穿通经络，导滞散结；蟾皮、雄黄，以其毒性，攻其毒病，败毒散结；使以甘草，解毒兼调和之性，诸药合用，寄以奇功。由于此方中攻伐破散药较多，久服容易耗伤正气，故只适用于实证。久用者可与攻补兼施之凋瘤丸交替使用。有严重心、肝、肾等疾病及脾胃虚弱者应慎用;在服药 3 个月一疗程后可检验肝肾功能,若无异常,待休息 30 天后可再服用下 1 个疗程。雄黄为硫化砷 AsS 等重金属物,毒性较大,应参照药典结合病情合理应用。更应注意的是市售雄黄有混含砒霜者,用时应注意选择,以红黄色状如鸡冠者质较纯粹,如为白色结晶,或碾碎时外红中白者,均为含有砒霜之征,用时应特别慎重。

(李中玉整理)

乳岩(气血双虚)

黄某,67 岁,新乡长垣人,于 2012 年 5 月初诊。

主诉:3 年前左乳房中结肿块,在某院以乳腺癌做根治术,并先后常规放、化疗及服用三苯氧胺内分泌治疗。半年前又发现右乳房中有一肿块,到医院检查并行肿块局部切除,病理提示为浸润性乳腺导管癌。因有心脏病,体质差,不能二次手术,给予局部放射治疗,化疗 2 个疗程中因反应较重而终止。现已卧床多日,滴水不进,靠输液维持生命,心慌心悸,夜寐不安,低热,自汗、盗汗,故求诊中医中药治疗。刻诊症见:面色㿠白,颧部潮红,少气懒言,动则心慌气喘,舌质淡红、苔少,脉沉细有结代。左乳房阙如,右乳房内上象限可见一术口约 3 cm,术口愈合良好,术口下可触及不规则肿块约 3 cm × 3 cm,质地韧硬,挤压痛轻度。腋下、锁骨上下未触及肿大淋巴结。

诊断:乳岩。

辨证:气血双虚。

治法:补气养血,调理阴阳。

方药:当归 15 g,白芍 10 g,党参 15 g,炙黄芪 15 g,熟地黄 10 g,白术 10 g,茯神 10 g,阿胶珠 10 g,龙眼肉 10 g,麦冬 10 g,五味子 10 g,陈皮 10 g,广木香 6 g,炙甘草 10 g,生姜 1 片,大枣 3 枚。1 日或 2 日 1 剂,水煎服。

二诊:2012 年 7 月,经上方药调理月余,饮食正常,夜寐安,虚热已退,盗汗已止,心慌、心悸逐渐减轻,已能料理家务,乳房肿块亦较前软小。舌淡红、苔薄白,脉沉细。元气渐复,治当扶正攻邪兼顾。当归 10 g,白芍 10 g,丹参 30 g,党参10 g,炙黄芪15,薏苡仁30 g,茯苓10 g,穿山甲3 g,山慈姑10 g,全蝎10 g,蜂房6 g,陈皮10 g,炙甘草10 g。取药30剂,加工为水打丸,每次6 g,每日3次,口服。间断服药已3年,至今乳癌无复发转移,体健能生活自理。

按语:此案左乳房罹患乳癌经手术、放化疗而愈,三载后右乳复现,属乳癌转移,理当再次手术根治及放疗、化疗,鉴于年老体弱,罹患他病,不能承受,只能中医中药调理。旧恙伴新病、体虚加药毒,惧怕致不食。治当劝慰解其忧虑,健脾益气,滋阴补血,养心安神,促使机体恢复,激发脏腑功能,促进新陈代谢,产生自我抗病能力,这就是中医的顾护元气,扶正祛邪。治疗中所用方剂为归脾汤与人参养荣汤加减。归脾汤是宋代严用和为"思虑过度,劳伤心脾,健忘怔忡"之证而设,元代危亦林扩充其用,治"脾不能统摄心血,以致妄行,或吐血下血",明代薛立斋则又将其用于"惊悸、盗汗、嗜卧少食、月经不调、赤白带下"等症,是后世医家公认、推崇的益气补血、健脾养心代表方剂。用药原方去宁心安神药之远志、酸枣仁,加用熟地、阿胶、麦冬、五味子,意在补精血、滋阴液、敛阴气、养心阳、安心神。可谓心脾同治,重在补脾,使脾旺则气血生化有源;气血兼顾,重在补气,气旺而能生血;平衡阴阳,重在潜阳,阳得阴助则泉源不竭;扶正祛邪,重在扶正,正气强盛才能拒敌于千里之外,不战而胜。病至后期,元气恢复,体质安康,方中加大了针对病因、病机、病症,以毒攻毒之味,并最终以丸剂缓缓图效。

(李中玉整理)

乳岩(痰浊积聚,气阴两虚)

申某,59岁,焦作武陟人,于1987年11月初诊。

主诉:发现右侧乳房肿块3年余。

现病史:患者3年前始发现右乳房有一肿块,逐渐增大,未介意,1年后始有刺疼,在某乡医院内服、外用治疗无效,后以纤维腺瘤在局部麻醉下将肿块切除,当时愈合良好,但不久手术切口内上方长出肿块,以为术后慢性炎症,经给予抗生素及中药治疗不见好转,反见加重,去某市医院诊为乳癌,即时做了乳房根治术,并给予了常规化疗。治疗结束不久又出现胸闷气喘、咳嗽吐痰带血,低热、盗汗，经做 CT 发现肺癌，伴有大量胸水。广泛转移，已属晚期，不宜手术，给予化疗，进行 3 个疗程后出现干哕、呕吐，饮食难进，发脱无留，卧床难起，不能再坚持进行。刻诊症见：体质消瘦，精神萎靡，呼吸困难，面颊潮红，少气懒言，时而阵咳，咯痰稀薄带血，右乳残缺，左乳房未触及肿块，腋下、锁骨上下未触及肿大淋巴结。舌质红、少苔，脉沉细数。

诊断：乳岩转至肺积。

辨证：毒邪走散流滞于肺，阻逆上焦，失于宣降，痰浊积聚，日久气阴两虚。

治法：补脾益肺，滋阴清热。

方药：知母 10 g，茯苓 15 g，黄芪 15 g，人参 12 g，白术 10 g，阿胶 10 g，五味子 10 g，麦冬 10 g，桔梗 10 g，银柴胡 10 g，薄荷 6 g，款冬花 10 g，甘草 10 g，炒大黄 6 g。每日 1 剂，水煎服，童便 1 盅为引。经用上药 5 剂而咯血止，食有进，10 天后卧床起，喘咳轻，寒热退，盗汗少。上方去薄荷、银柴胡、款冬花、大黄、童便，加生薏苡仁 30 g、半夏 10 g、枳壳 10 g、炙百合 10 g、川贝母 10 g，生姜 1 片，大枣 3 枚为引，每 2 天 1 剂，水煎服。经上方出入治疗 2 月余，肺部病灶有所缩小，胸水只有少量，已无发热、盗汗、咯血，仍时而有咳嗽吐痰，患者精神好，体质恢复正常，生活已能自理，后来劝其又进行了化疗，带病生存 2 年多。

按语：乳腺癌发病率在逐年增多，大部分地区县级以上医院诊治此病已有一定条件和水平，但是在一些偏远地区和县级以下医疗单位，由于医疗条件及诊治水平所限，还存在不少误诊、误治案例，给本来易于转移复发的疾病可乘之机，当然即使规范治疗，也不一定就有很好的结局。此案提醒我们每一个医生，无论何时、何地，对每一个患者的诊断、治疗、护理，不但要尽职尽责全力以赴，而且一定要认真、规范，以防古人所谓“差之毫厘，谬之千里”。是案乳癌术后转移到肺，手术耗伤，体质已差，加之化疗毒副作用反应较大，以致体虚不能承受而终止治疗。此时要么输液调理，继续化疗，也许会完成疗程，也许未到完成人已伤亡，即人们常说的“病未把人打倒，是药致人送命”；要么终止化疗，待其体质恢复再做安排，无疑后者是明智的选择。患者体质消瘦，精神萎靡，少气懒言为气虚的表现；胸闷气喘、咳嗽吐痰带血，为病位在肺，肺气失于宣降，肺经脉络损伤的特征；面颊潮红，低热、盗汗，舌质红，脉沉细数，是肺肾阴虚的症候。其治自当补脾益肺，滋阴清热。所用方剂为明代陈实功《外科正宗》知母茯苓汤加减，药用四君子汤健脾运湿，合黄芪补中气、纳肺气，培补亏虚，即所谓“虚则补其母”“培土益其金”；以阿胶入肺肾，益阴滋水，补血止血，即取之“阴不足者，补之以味”；以知母、麦冬、五味子，滋肾水、润肺燥、敛肺火，以降沉潜阴虚之热；以银柴胡、薄荷叶清肺热、宣肺窍，以解肌表浮越之热；以款冬花、桔梗，宁肺止咳；以一味大黄，导热下行，且有清热止血之效，体虚之人，小量、偶尔用之，利大于弊，但要中病即止，不可大量、久用；使用童便意在敛肺止血，在治疗肺痈、肺痿咯血时常用，立竿见影，笔者应用于肺癌咯血亦常收到桴鼓之效，但一定要用一岁之内吃奶期间健康儿童小便，而且要新鲜。待元气渐复，病症渐减，上方去薄荷、银柴胡、款冬花、大黄、童便，为虚热已退，咯血已止，多用无益。加薏苡仁30 g、半夏10 g、枳壳10 g，意在健脾运湿，化痰消饮，消除胸水；加炙百合、川贝母，功在益气而兼利气，润肺化痰且有散结之效。如此权衡病之缓急，标本同治，滋补气血，意在扶正祛邪，调理脾肾而功在固益肺金。尽管最终也未能治愈癌症，但能改善患者体质，减轻病情，改善症状，提高生活质量，延长带瘤生存期，应该也是目前最好的结局了。或许有人会问，既是阴虚内热，为何不用青蒿鳖甲汤或清骨散。青蒿鳖甲汤由青蒿、鳖甲、生地黄、知母、牡丹皮组成，治疗温病后期，阴液已伤，邪热未尽，深伏阴分证，功在养阴透热。清骨散由银柴胡、胡黄连、秦艽、鳖甲、青蒿、地骨皮、知母、甘草组成，治疗肝肾阴亏，虚火内扰所致虚劳发热、骨蒸潮热等证，而本方治疗气阴两虚证，意在补土益金，滋水制火。这就是证有异同，方有出入，辨证论治，通常达变。

（李中玉整理）

2. 乳痈

乳痈（急性乳腺炎）

痈生于乳房，谓之乳痈，又称吹妳、吹乳、吹奶、妒乳、乳毒、聚奶等。此病若发于哺乳期名外吹乳痈，发于妊娠期名内吹乳痈，发于未婚女子、老年妇女名席风呵乳或谓干奶子。此病是乳房部最为常见的化脓性疾病，好发于初产妇女，多患于一侧乳房,可一穰、多囊结肿块,亦可全乳通肿。其特点为乳房突然红肿热痛,易脓、易溃、易敛,预后良好。若病情严重,治疗不当,亦可发生毒邪内陷或成乳漏。此病相当于现代医学的急性乳腺炎。

乳痈(邪毒侵袭,蕴毒化热)

郑某,女,28 岁,郑州市人,于 2013 年 11 月 6 日初诊。

主诉:右乳房肿胀疼痛 2 天。

现病史:哺乳期 6 个月,本来乳汁较少,不能满足婴儿。昨日起右乳房肿胀疼痛,小儿吸吮时为甚,无寒热身痛。来诊症见:右乳房外上象限可触及一肿块约 8 cm×6 cm,边界不清,质地囊韧硬,触疼明显,皮色不变,乳头有一小白疱痂膜,舌淡红、苔薄白,脉弦。

诊断:乳痈(急性乳腺炎郁乳型)。

辨证:邪毒侵袭,乳窍阻塞,乳汁瘀积,蕴毒化热。

治法:疏通乳络,排泄乳汁,清热解毒。

首先挑破乳头白疱痂膜,按摩排乳后肿块立消。再取穿山甲粉 6 g、生鹿角粉 10 g、蒲公英 50 g。水煎蒲公英冲服鹿角粉、山甲粉,黄酒 20 mL 为引。

20 天后随访未再出现乳房肿块。

按语:此例乳痈就诊较早,病机为乳窍阻塞,乳汁积聚,蕴毒化热。治拟疏通乳络,排泄乳汁,清热解毒。怎样疏通乳络?按摩排乳最为便捷,疗效最好。临床上有很大一部分患者乳头乳孔有白色或黄色痂膜及栓样物,可以说是乳痈特有的乳房红肿热痛之外的一大临床特征。发现乳头有痂膜或栓样物,说明病位就在其下乳窍,给予挑破乳头白疱痂膜或栓样物、按摩排乳,是治疗早期乳房肿块的关键。具体方法为:①患者平卧或侧卧,乳头用酒精常规消毒,医生洗净手,用左手捏住患病乳头,右手持皮试针头小心挑破乳头小白疱痂膜或挑出栓样物,以乳汁顺畅外溢为度;②医生用右手拇指、食指、中指末端捏住患侧乳头轻柔来回搓动片刻(乳头无有痂膜栓样物者亦适宜),以使乳头段阻塞的乳窍扩张开通而便于手法排乳;③医生用右手拇指、食指、中指末端揪捏住患侧乳头至

根部,反复、适当地牵拉、松开,频率以每分钟80~100次为度,但要根据乳汁排出多少灵活调整,术者左手可放在乳房肿块处适当按摩加压、松开,与右手动作交替配合,即右手牵拉乳头松开时左手按压稍用力,右手牵拉乳头时左手按压松开,反复进行,直至肿块消失。这种类型乳腺炎,按摩排乳大多可收到立竿见影的效果,有时不用任何药物都能痊愈。内服药穿山甲,味咸,性凉,入厥阴、阳明经,功在通经下乳、消肿;鹿角,味咸,性温,入肝肾经,效在下乳散热、行血消肿;蒲公英,苦甘而微寒,入肝胃经,用在清热解毒消肿;使以少许黄酒辛通温散作为导引。诸药合用,君臣佐使,各司其职,各尽其能,逐邪疗疾,所向披靡。应用粉剂,意在减少用量,减少费用,亦便于服用,何乐而不为。

(李中玉整理)

乳痈(热毒炽盛,乳汁瘀积)

王某,25岁,郑州市人,于2012年9月13日初诊。

主诉:左乳房硬结肿块疼痛2天。

现病史:患者哺乳期3个月,昨日出现左乳房疼痛,硬结肿块,伴恶寒、发热,头身疼痛,干哕纳差。在某院以急性乳腺炎给予抗生素治疗,并给予乳房按摩排乳、理疗等,诸症非但无减轻,却反见加重。来诊症见:面色赤红,痛苦病容,体温39.8℃,左乳房通肿,以外上象限至中央区为重,肿块边界不清,皮色鲜红,灼热,触疼拒按,宣浮微硬。舌红、苔黄,脉浮紧而数。小便黄,大便干,纳可,眠差。

辨证:热毒炽盛,乳汁瘀积。

治法:疏泻厥阴,清热解毒。

方药:牛子汤加味。柴胡、金银花各30 g,蒲公英50 g,连翘15 g,瓜蒌仁、天花粉、牛蒡子、栀子、青陈皮、黄芩、鹿角各10 g,黄连、穿山甲、皂刺、甘草各6 g。2剂。1日1剂,水煎服。局部外敷芒冰金黄散。

2012年9月16日二诊,诉药后寒热减退,已无头身疼痛,乳房疼痛显著减轻,红肿消散大半,现局限在3 cm×3 cm,仍有压痛,稍硬。舌红、苔薄黄,脉弦。药后大热已退,毒邪局限,再以上方出入以求病已。当归、金银花各30 g,蒲公英50 g,连翘15 g,牛蒡子、栀子、青陈皮、黄芩各10 g,穿山甲、皂刺、生甘草各

6 g。3 剂，每日 1 剂，水煎服。外敷芒冰金黄散。

按语：此例急性乳腺炎患者，首诊治疗应用西药抗生素应该说是对症的，那么，为什么病无好转而反见诸症加重呢？笔者认为：一是病症较重，尚未有效抑制；二是乳房病灶局部炎症较重，暂不宜做按摩排乳。一般来讲乳腺炎早期，按摩排乳，是治疗的首选方法，但是，这也要辨证，既要看适应证、禁忌证，又要采用不同的手法，才能收到较好的疗效。乳房结肿块，无红、热等热毒症状，病位在大导管，突出症状为积乳。治疗时以疏通大导管为主，按摩时无论揉搓乳头（目的在疏通大导管）或按摩挤压肿块局部（加压欲使乳汁冲破阻塞物而溢出）；无论挤压、按摩何种技法，手法轻重，都不至于毒邪扩散，加重病情。而此案热毒型则不然，乳房红肿热痛伴高热，为毒邪炽盛，乳汁瘀积，原则上应谨慎应用按摩排乳，若应用按摩排乳，也只宜在乳头大导管部位轻柔地来回搓动片刻，适当捏、挤乳头，牵拉、松开排乳。乳房红肿热痛局部不宜挤压按摩，尤其禁止重手法，否则容易造成毒邪走散，加重病情。本案内服药方张八卦外科习称牛子汤，为《外科正宗》中的“牛蒡子汤”，在《医宗金鉴》中称之为栝楼牛蒡汤，是治疗急性乳痈的代表方。方中牛蒡子，味苦辛，性寒，入经肺胃，宣散邪热，解毒消肿，疮家辛凉解表剂首选；柴胡，味苦，性平，入经肝胆，疏肝解郁，和解表里，祛除寒热往来必用之剂，与牛蒡子为伍，一宣散，一疏泄，一清热解毒除热而治其本，一和解表里退热而疗其标。瓜蒌仁，甘苦，性寒，入经肝胃，和降郁热，通乳消肿，行气化痰，散中润剂，得理气、散结之青皮、陈皮相助，疏解厥阴之气滞，行降阳明之蕴热，通达乳房之孔窍，排泄乳汁之郁热；加味蒲公英，辅助金银花、连翘，以甘寒清热解毒，量大力专，阻杀毒邪炎炎之势，得苦寒清热之黄芩、栀子之力，驱除三焦郁火之烦热；花粉清解胃热而除烦，皂刺善于通络，引导诸药直达乳房作为使者，甘草生用，解毒而调和诸药。诸药合用，共奏清热解毒、散结消肿之功效。至于方中何为君臣佐使，应以临床症候特点而定，病之早期，表邪热盛，症在高热，急则治其标，应以牛蒡子、柴胡为主药；乳房红肿热痛较重，证为毒邪炽盛，缓则治其本，应以金银花为君；若病已延期多日，且肿块较硬应以瓜蒌仁为圣剂，即当加入当归等活血之味，谨守病机，临证变通，适当加减，定能收到较好疗效。

（李中玉整理）

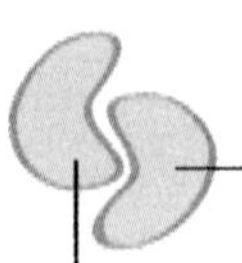

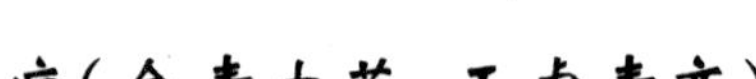

乳痈(余毒内蕴,正虚毒恋)

白某,女,26岁,郑州市人,于2014年3月17日初诊。

主诉,左乳房红肿热痛2月余。

现病史:患者二月前出现左乳房红肿热痛,经某院以乳腺炎给予先锋霉素等药治疗,1周后经B超及穿刺证实已有脓液,在局部麻醉下手术切开,排出脓液约30 mL,填塞凡士林纱布,每天换药1次,经用多种抗生素,耗费超万元,但肿硬不消,某医已考虑再次手术做乳房区段切除。来诊症见:体稍胖,面稍黄,痛苦病容。左乳内外上象限漫肿,皮色暗红,一手术切口约5 cm,深约3 cm,稀薄淡红色分泌物少许,口周肿块坚硬,范围约8 cm×8 cm,压痛轻度。舌淡红、苔薄黄,脉沉数。查血常规各项指标在正常范围。

诊断:乳痈。

辨证:乳痈术后,余毒内蕴,正虚毒恋。

治法:补气、活血、透脓、托毒。

方药:当归30 g,川芎10 g,党参10 g,黄芪30 g,金银花30 g,穿山甲6 g,皂刺10 g,甘草6 g。7剂,每日1剂,水煎服。拔去引流条,掺八宝丹少许,盖以凡士林纱布及敷料,2天换药1次。1周后口敛,肿块减小,上方去金银花加丹参30 g,当归、黄芪减量为各15 g,再1周而病愈。

按语:临床确实见到不少乳房脓肿已经切开、引流、常规换药,各种抗生素都用尽,但周围肿块仍不消,这是什么原因呢?笔者认为是过早切开所致。因为炎性肿块经过超声、穿刺证明肿块已经有脓,但量较少,肿块尚未局限,便行切开,尽管一些脓液排出,加上抗生素的应用,炎症多可减轻或消失,但已经坏死或接近坏死的组织并未液化为脓,若彻底清除必然过多损伤正常组织,若不彻底清除这些组织让其自然液化必然需要时日,加之病久身体必然虚弱,抵抗力下降,自然会延长病程。这就是中医所说的气血虚弱不能托毒于外,必用补气、活血、托毒之方药,方能收肿消、口敛之效。乳房脓肿切开的原则为脓肿形成,那么,什么是脓肿已经形成?中医、西医有不同的尺度与解释。西医外科医生多认为:一切炎性肿块,无论范围大小、患病时间长短,一旦确诊肿块内已经有脓，无论脓液多少、部位深浅、肿块软硬，都是切开引流的适应证。理由是脓肿的切开引流有利于毒素的排泄，有利于炎症的消除。中医外科者多认为：炎性肿块中已经有脓，肿块若尚未局限，指压尚硬不软，不能称为脓成，不是切开的适应证。理由是过早地切开会过多地损伤正常组织，且易于使毒邪扩散，遗留肿块不易消散。其实这些都有道理，只是每一个人掌握的尺度有所不同罢了。中医不主张过早切开不仅限于遗留肿块不易消散，还在于一些已经化脓的肿块还有消散的希望。可以很负责任地说：对于那些经过超声、穿刺证明肿块已经有脓但量较少（30 mL 以下），肿块尚硬且未局限，经过中药治疗，确实有很大一部分可以完全吸收消散，一部分可以移深居浅、肿块局限，减少痛苦，缩短病程。当然，如果乳房肿块较大，出现毒素吸收所致高热等全身症状，即便肿块较硬且不局限，也应尽快切开引流，以有利于毒素的排泄，有利于炎症的消除。

（李中玉整理）

3. 乳疽（浆细胞性乳腺炎）

浆细胞性乳腺炎是现代医学名称，亦称乳腺导管扩张症、粉刺性乳腺炎、闭塞性乳腺炎等，是一种非细菌性炎症反应性疾病。在中医古医籍中很难找到与此病相称的病名。早期症状的乳头溢液，可属“乳衄”“乳泣”的范畴；中期乳房中结肿块，难消、难腐、难溃，又与乳疽证相似；后期肿块溃破、久不收口，或旁窜深溃，此伏彼起，反复发作，亦可称之为“乳漏”“粉刺性乳痈”“乳头漏”等。早期的乳头溢液、内陷畸形，乳房肿块，易误诊为乳腺癌；急性期的乳房红、肿、热、痛，易误诊为细菌性乳腺炎；化脓后创口常不易愈合，或旁窜深溃，日久成瘘，常作为结核性溃疡治疗。近年来发病率越来越高，是一种病程较长，病情多变、较为复杂，疗效较差，损毁乳房组织较大，但预后良好的乳腺病。

乳疽（脓毒蕴结，正虚邪陷）

李某，女，22 岁，右乳头凹陷多年，于 2013 年 9 月 8 日初诊。

主诉：右乳头下溃破、流脓 2 月余。

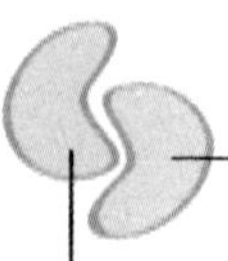

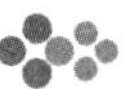

现病史：半年前乳晕区肿胀疼痛，在当地治疗，2 个月后溃破、流脓，溃口暂时愈合，不久又破，反复发作。至今不已。刻诊：有乳头中度凹陷，乳头下方有一溃口约黄豆大，球头针探之深约 3.5 cm，管道直通乳头，出脓血水少许，口周肿块约 4 cm×3 cm，舌淡红、苔薄白，脉弦。

诊断：乳疽。

辨证：脓毒蕴结，正虚邪陷。

治法：软坚散结，托毒生肌。内服加外治。

方药：内服托里消毒散加减。每天 1 剂，水煎服。

患者属乳头漏管，非切开不能痊愈，瘘管浅短，可用挂线法治疗。随即在局部麻醉下用球头探针探清漏管走向，并引导从乳头而出，同时带入、带出橡皮筋，在将收紧橡皮筋之下皮肤浅切皮层（欲使其减少疼痛），然后收紧橡皮筋两端并以止血钳紧贴皮肤夹紧，以粗丝线在钳下方将橡皮筋扎紧，外盖敷料。2 天后再次收紧橡皮筋，1 周后剪除橡皮筋及瘘管坏死组织，掺以红升丹，填塞生肌玉红膏纱布条，加盖敷料。每天换药 1 次，3 天后掺五五丹，2 天换药 1 次。10 天后掺七三丹，20 天后掺八宝丹，贴太乙膏贴敷，直至痊愈。共住院治疗 23 天痊愈出院。

按语：此例病案为未婚少女，因为乳头瘘管距乳头较近，所以肿块较小，溃疡较浅。尽管如此，若不进行瘘管切开根治术，单纯药物治疗是不能痊愈的。该患者之所以给予挂线法也是考虑病症单纯，方法简单，损伤乳腺组织少，疗效可靠，费用低。目前每一个外科医生都相信此方法的疗效，也都懂得挂线法的操作，但多选择手术直接切开，减少了痛苦，缩短了疗程，似乎比挂线法来得利索、痛快，其实大面积的切除病变组织，造成的广泛的乳腺组织损伤，破坏了乳房的自然美和基本功能而给患者遗留下心理的缺憾，也是不容忽视的。能够根据病情选择应用治疗方法，互补长短才是值得称道的。

（李中玉整理）

乳疽（气血亏虚）

夏某，女，38 岁，新乡封丘人，于 2013 年 11 月 12 日初诊。

主诉:右乳房肿痛溃烂流脓2年余。

现病史:患者自幼有乳头凹陷,2年前右乳房发现肿块、疼痛,经某院以“乳腺炎”中西药治疗,3个月后化脓切开引流,数月切口方愈合,但不久又肿痛,多家医院以乳房结核、浆细胞性乳腺炎治疗,先后自行溃破及手术数次,至今肿块不消,溃口不敛。某院曾劝其做乳房切除,患者未同意。症见:右乳头部分内陷,外上下象限及中央区肿硬,边界不清,有溃口两处,探针探知有多个管道纵横交错,脓液少,皮色暗红,右腋下淋巴结明显肿大,左乳房无异常。舌淡红、苔薄白,白沉缓。

诊断:乳疽。

辨证:气血亏虚,乳疽溃后,日久为漏。

治法:补气和血,托毒生肌。

方药:托里消毒散加减。当归30 g,川芎10 g,丹参30 g,红花10 g,黄芪30 g,党参10 g,白芍10 g,白芷10 g,白术10 g,茯苓10 g,金银花10 g,陈皮10 g,皂刺6 g,甘草6 g。每日1剂,水煎服。

外治:在局部麻醉下探清瘘管走向,采取近乳头端漏管挂线法,远端给予直接切开、挠刮,不做大面积切除,掺以三仙丹,填塞生肌玉红膏纱布条,覆盖敷料,每天换药1次,2周后掺七三丹,3周后掺八宝丹,贴太乙膏贴敷。3天后挂线橡皮筋重新紧扎,切开创面掺五五丹,2天换药1次。1周后剪开橡皮筋及管壁,掺三仙丹,填塞生肌玉红膏纱布条,每天换药1次,3天后掺五五丹,2天换药1次,2周后掺七三丹,3周后掺八宝丹,贴太乙膏贴敷。经上法治疗46天而痊愈。

按语:此患者患乳疽病患日久,溃疡瘘管窦道纵横交错,这是大多数乳腺浆细胞性乳腺炎的后期结局。也许是少见病和无有特异性诊断指征(除非做病理)的缘故,很多外科医生早期不能明确诊断,只是对症治疗,以致延误病情,不能彻底治愈。瘘管型浆细胞性乳腺炎,是指乳房部乳腺导管扩张症后期所出现的病理性盲管,是由乳房深部组织通向体表,一个或多个外口,内壁为伴有感染的肉芽组织,外周围被坚硬的纤维组织所包裹。对瘘管型浆细胞性乳腺炎,西医的治疗原则为:选择在瘘管外口愈合或使炎症得到控制、分泌物很少的静止期,行瘘管或窦道及其周围炎性组织完整切除术;若经久不愈的瘘管周围肿块、瘢痕组织增生严重，影响伤口愈合者也一并切除；如果炎症广泛侵及整个或大部分乳房，皮肤已有严重粘连，形成较多瘘管者，可做单纯乳房切除，或皮下单纯乳房切除术。西医的治疗方法最大优点为疗程短、效果好，可谓立竿见影。不足之处为：炎症得不到控制，分泌物较多的非静止期无法手术；瘘管周围肿块较大、瘢痕组织增生严重，炎症广泛波及整个或大部分乳房，皮肤已有严重粘连，形成较多瘘管者，手术损伤破坏乳腺组织较多；若只做瘘管切开损伤乳腺组织较少，但有遗留慢性炎性肿块或有瘘管复发的可能。就本案讲，西医要手术治疗，必须将两个象限乳腺组织全部切除，一期缝合有很大困难，更有感染手术口不能愈合的风险。如不缝合，何时能愈合，即便植皮等使其愈合，缺少大面积乳腺组织的愈合创面外形又是怎样。而中医采用瘘管挂线法治疗溃疡期瘘管窦道方法简单，只要能将瘘管窦道切开或挂线勒开，管壁不需要像西医那样彻底清除，掺一些去腐生肌的药就行了，损伤小，疗效高，比西医大面积手术切除更有优势。瘘管挂线切开后掺药所用红升丹，一名三仙丹，由火硝、白矾、水银烧炼而成，加少许冰片研极细。高纯度、大量使用，具有较强的腐蚀作用，可清除瘘管、窦道管壁及不良肉芽组织；可使蛋白质脱水，变性、凝固，故亦有很好的消毒杀菌作用。五五丹，是五份红升丹加五份熟石膏研极细，七三丹为三份红升丹加七份熟石膏研极细。二者加了不同剂量的赋形剂，对组织的刺激也相对减少。五五丹可促进坏死组织的脱落；七三丹可促进新生组织细胞的生长，只要使用得当，便可出神入化，收到意想不到的效果。所以古老的传统挂线法，去腐生肌之丹药，在治疗乳腺瘘管、肛门瘘管及其他体表组织部位瘘管窦道疾病中，仍有不可替代的作用，我辈应当努力继承发扬，完善提高。

（李中玉整理）

4. 乳中结核（乳房纤维腺瘤）

乳房中结肿块，形如丸卵、果核，故谓之“乳中结核”，相当于西医的乳房纤维腺瘤。其特点是好发于青年女性，中老年妇女亦有发生；一侧或双侧乳房中结 1 个或多个，甚或数十个肿块、结节；肿块大小不一，形态各异，虽为良性肿瘤，但日久亦有恶变为癌的可能。现代医学多主张手术治疗，操作简单，痛苦不大,治愈率高。但对于年轻女性,多发性肿瘤、多处手术切口,或术后不久反复发生而需多次手术的结局难以接受。中医中药治疗此病的疗效在于对较大(1 cm以上)肿块手术切除后,经过治疗确实可以显著减少肿瘤的复发再生率;对多发、较小的肿块、结节,有一部分可以完全消散,一部分可以明显减小或减缓、停止生长。

乳中结核(肝郁脾虚,气滞痰凝)

田某,女,28 岁,郑州市人。

主诉:双乳房结肿块,时而疼痛 6 年。

现病史:双乳房结肿块,时而疼痛 6 年。曾于 5 年前、2 年前、半年前先后 3 次手术切除肿块 8 个,病理切片为乳房纤维腺瘤。半月前做彩超又发现双乳房有小肿块 4 个,即左乳房外上象限 1 点,距乳头约 15 mm 处,一肿块 6.5 mm × 5.5 mm × 4 mm,左乳房外上象限 3 点,距乳头约 12 mm 处,一肿块 5.7 mm × 4 mm × 3 mm,左乳房内上象限 10 点,距乳头 26 mm 处,一肿块 6 mm × 5 mm × 3.5 mm;右乳房外上象限 11 点,距乳头约 18 mm 处,一肿块 5 mm × 4.5 mm × 3.5 mm。拒绝再次手术,要求中医药治疗。症见:面色微黄,双乳房发育偏小,彩超提示部位可触及小颗粒结节、质地中等硬,压痛轻度,移动性尚好,舌淡红、苔薄白,脉沉滑。

诊断:乳中结核(乳房纤维腺瘤)。

辨证:肝郁脾虚,气滞痰凝。

治法:活血理气,化痰散结。

方药:当归,川芎,赤芍,瓜蒌仁,青陈皮,茯苓,薏苡仁,三棱,莪术,山慈姑,穿山甲,川贝母,海藻,昆布。精制打水丸,每次 6 丸,每日 3 次,口服。经服药 3 个月,彩超复查,4 个结节肿块均明显减小,再以上方出入连续服药 5 个月,彩超复查结节完全消失。随访已 3 年未见复发。

按语:祖国医学认为,人体内肿块皆为脏腑功能失调、气血阴阳失衡、津液运化失和,结聚留滞皮、肉、筋、脉、骨而成。我们在乳房疾病临床诊断中常以肿块的硬度作为辨证要点，即质地较软者为偏于气郁，质地较韧者为偏于痰郁，质地较硬者偏于血郁。乳房纤维腺瘤多为韧硬，所以我们多以痰血凝结辨证。方中以当归、川芎、赤芍，活血和营，化瘀散结；瓜蒌仁、青陈皮健脾理气，开郁散结；茯苓、薏苡仁健脾利湿，消肿散结；三棱、莪术、山慈姑、川贝行气破血，消积散结；穿山甲，通径导滞，软坚散结；海藻、昆布通经利水，软坚散结。据现代医学研究，方中许多药物皆有抑瘤抗癌作用。此方为偏于峻猛攻伐之剂，但制为丸剂久服即无妨。

（李中玉整理）

5. 乳癖（乳腺增生病）

乳癖相当于现代医学的乳腺增生病，其发病率约占生育期女性的40%，占女性乳房疾病的90%以上，因极少数增生病有癌变的可能，故越来越引起人们的重视。此病好发于30～45岁中年女性，一侧或双侧乳房中结肿块、疼痛，随喜怒而增减，月经前加重，经后减轻为其临床特点。情志抑郁，肝气郁滞，脾失健运，痰浊内生，气血失和，冲任失调，气滞血瘀，痰凝于乳络是其病因病机。治疗亦不外乎疏肝理气，健脾化痰，活营和血，调理冲任，通络导滞，软坚散结等法则，有加味逍遥散证、清肝解郁汤证、柴胡白芍逍遥散证、仙方活命饮证。

乳癖（气血郁结，冲任失调）

何某，女，24岁，于2012年11月15就诊。

主诉：双乳房肿块疼痛1年余。

现病史：1年前发现双侧乳房肿块、疼痛，以胀痛、隐痛为主，月经前加重，经后减轻，伴有烦躁易怒，经来少腹疼痛，量少，有瘀血块，有人流史多次，曾内服逍遥丸、乌鸡白凤丸及中西药数月稍好转。症见：情绪低沉，面色憔悴，额颊有黄褐斑片，双乳房外上象限可触及不规则扁平肿块，质地韧而稍硬，挤压痛明显，舌黯红有瘀斑、苔薄黄，脉弦。

诊断：乳癖。

辨证:气血郁结,冲任失调。

治法:活血理气,调理冲任。

方药:桃红四物汤合逍遥散加减。当归 15 g,川芎 12 g,赤芍 12 g,牡丹皮 10 g,红花 10 g,桃仁 10 g,枳壳10 g,柴胡 10 g,全瓜蒌 15 g,薄荷 6 g,白术 10 g,茯苓 10 g,甘草 g,生姜 1 片,大枣3 枚。每日 1 剂,水煎加红糖 10 g 口服。连续治疗半个月后,乳房疼痛减轻,肿块软小,月经较前量大,少腹痛亦较轻,舌黯红、苔薄白,脉弦。

2012 年 12 月 3 日二诊,上方加女贞子 12 g、大熟地 15 g,取药 30 剂,加工制成水打丸,每次 6 ~ 8 g,每日 3 次口服。

3 个月后复诊:乳房疼痛消失,未触及明显肿块及挤压痛,月经已正常,来时仅有隐隐腹痛,面部黄褐斑片亦明显消退,乳癖已愈。患者要求再配置一些药丸调治颜面斑疾。拟方:当归 10 g,川芎 10 g,白芍 10 g,熟地黄 10 g,桃仁 10 g,红花 10 g,荆芥 10 g,防风 10 g,蒺藜 10 g,何首乌 10 g,丹参 30 g,黄芪 30 g,仙茅 10 g,淫羊藿 10 g,甘草 10 g。取药 30 剂,加工制剂为水打丸,每次 6 ~ 8 g,口服。半年后曾来电话诉黄褐斑已消退。

按语:是案乳癖虽有烦躁易怒、肝气郁结证因,亦当责多次流产惹祸致病。我们在临床上发现,青年乳腺增生症患者中有人流及多次人流史者很常见,不少人是在人流后出现的乳房疼痛、肿块,且在多次人流后加重。研究者认为女性怀孕后不能自然顺产,却人为地终止妊娠,骤然地打乱了正常人体生理的自然调节机制,使怀孕后迅速发育增殖的乳腺组织逆转为退化萎缩,加之终止妊娠的行为也必然给孕者带来精神上的苦恼,恐惧不安、情绪低落等心理因素刺激,使下丘脑、垂体、卵巢激素分泌紊乱,以致月经失调、乳腺增殖恢复不全而发生乳腺增生病。该患者病为乳癖,伴有月经不调、面部黄褐斑,究其病因病机不无关系,异病同源,其治亦当异病同治。肝气郁结,冲任失调,理当应用加味逍遥散,疏肝解郁,养血健脾,调理冲任,但从其舌、脉及其经血等症候分析,血瘀重于气郁,单用逍遥散唯恐理血之力较弱,故合用桃红四物汤加减,以强化活血祛瘀,通经导滞,理气止痛,调理冲任之力,理气、理血并用,攻邪、固本兼顾,后期加入补血、养血之熟地黄,滋补肝肾之女贞子,调理阴阳,济益精血,荣润颜面。既"消散其气郁,摇动其血郁",又活血、行血,导滞而调经;既消散乳房之癖

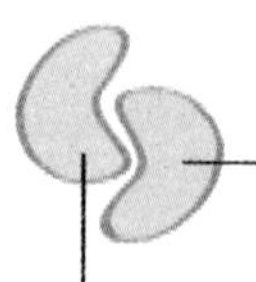

块，又兼治颜面之褐斑。药制为丸，既方便服用，又费用低廉，慢病必须久服，不弃收功缓缓。

（李中玉整理）

乳癖（肝郁脾虚）

张某，女，46岁，济源人，于2015年1月12日初诊。

主诉：双乳房结肿块、疼痛5年余。

现病史：双乳房结肿块、疼痛，随喜消而怒长，曾在多家医院用多种方法治疗，病情时轻时重，反复发作已5年多。伴有精神淡漠，郁闷不乐，纳食不香，倦怠乏力，失眠多梦，心慌心悸，月经量少，色淡。检查双乳房外上象限可触及不规则扁平肿块，边界不清，质地韧而稍硬，与皮肤、胸壁无粘连，移动性好，挤压痛明显，双乳头有少量多孔乳白色溢液。彩超、钼靶片符合乳腺囊性增生病。舌淡、苔薄白，脉沉弦。

诊断：乳癖。

辨证：肝郁脾虚。

治法：疏肝健脾，化痰散结。

方药：柴胡白芍逍遥散。柴胡10 g，白芍10 g，当归10 g，川芎10 g，党参10 g，白术10 g，陈皮10 g，茯神20 g，半夏10 g，香附10 g，大贝10 g，瓜蒌仁15 g，炙甘草10 g，生姜1片，大枣3枚。15剂，每日1剂，水煎服。

2015年2月2日二诊，乳房疼痛，倦怠乏力，失眠多梦，心慌心悸诸症减轻，上方加三棱10 g、莪术10 g、穿山甲3 g，取药30剂，加工为水打丸，每次6 g，每日3次，口服，3月后复诊，诸症消失而病已。

按语：肝为刚脏，亦为娇脏，性喜条达而恶抑郁。若气量狭窄，所愿不遂，情志抑郁，疏泄失常，可致肝气郁结，血行不畅。肝属木，脾属土，肝郁易克脾土，脾失健运，痰湿内生。脾生血，肝藏血，生血乏源，藏血亦不足。乳癖初病多实，肝气实则易怒，久病多虚，肝郁气虚多忧伤。脾气实则脘腹胀满，脾气虚则纳差、倦怠乏力，乳头溢液。脾虚易致气虚，气虚易致血虚，肝血虚则失眠多梦，心血虚则心慌心悸，表现在月经则不调，量少色淡。气血痰浊结聚于乳房则为癖块。方中柴胡,入厥阴经,疏肝解郁,宣畅气机,得陈皮之助,气郁、气滞、气结可散;伍与白芍善养肝体,敛肝气,补肝阴,缓肝急,止疼痛,得归芎之助,不但增加了养血、补血之功效,亦寓意和血、行血散郁之作用;以党参、白术、茯神、甘草、陈皮、半夏(六君子汤,易茯苓为茯神)意在补气、养血安神,健脾运湿化痰;以瓜蒌仁宽中理气,化痰散结,引导诸药直达病所。诸药合用,共奏疏肝解郁,益气健脾,化痰散结之效。肝郁得解,脾虚得健,气血冲和,诸症自除。经查文献,此方在清代顾练江《疡医大全》中为治疗"乳痞"的专用方,言载于《冰鉴》一书,名为加味逍遥散。临床应用时,遵先师李道洲之经验,常规加香附、大贝,以增强理气化痰的作用;经用上方后疗效确切,加三棱、莪术、穿山甲,加工为水打丸,意在加强化痰通络、软坚散结之效,且经济实惠,服用方便,疗效满意,何乐而不为。

(李中玉整理)

乳癖(肝郁肾虚,冲任不调)

赵某,女,32 岁,焦作人,于 2011 年 3 月 25 日初诊。

主诉:双乳房肿块、疼痛 7 年余。

现病史:双乳房肿块、疼痛,经前加重,经后减轻,伴有不育症,已 7 年余,曾经多处求医,中西药治疗,效果不佳,甚为悲观。伴有腰腿酸软,精神抑郁,烦躁易怒,时有寒热往来,经来前后错、色暗、量少,形体偏胖,面色憔悴,双乳房多个象限可触及不规则肿块,边界不清,质韧稍硬,挤压痛明显,舌淡红、苔薄白,脉沉弦。彩超提示为乳腺增生症。

诊断:乳癖。

辨证:肝郁肾虚,冲任不调。

治法:疏肝解郁,补肾健脾,调理冲任。

方药:逍遥散、二仙汤加减。当归 15 g,白芍 30 g,茯苓 10 g,薄荷 6 g,柴胡 10 g,黄芩 10 g,牡丹皮 10 g,香附 10 g,白术 10 g,川贝母 10 g,甘草 10 g,仙茅 12 g,淫羊藿 12 g,生姜 2 片,大枣 3 枚。每日 1 剂,水煎,口服。

2011 年 4 月 22 日二诊,乳房疼痛减轻,肿块软小,自感诸症好转,上方加红

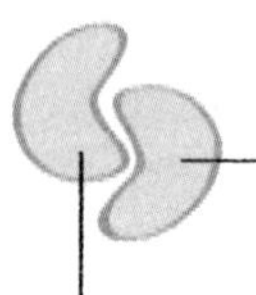

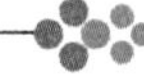

花 10 g,益母草 30 g,取药 20 剂,制成水丸,每次 6 g,每日 3 次,连续服用 2 月余。

3 个月后复诊,腰腿酸软、寒热往来、乳房疼痛等症已无,乳房肿块消散,月经期较前正常,但量仍少。乳癖已愈,经血仍有失常,再拟一方善后。当归 10 g,川芎 10 g,赤芍 10 g,熟地黄 10 g,牡丹皮 10 g,红花 10 g,党参 10 g,白术 10 g,茯苓 10 g,仙茅 10 g,淫羊藿 10 g,紫河车 6 g,陈皮 10 g,枳壳6 g,甘草 6 g。取药 20 剂,加工制为水打丸,每次 6 g,每日 3 次口服。1 年后报喜,幸得贵子,其乐融融。

按语:肝藏血,主疏泄,体阴而用阳。若妇人情志不畅,肝气失于条达,肝体失于柔和,必致肝气郁,肝气郁失于疏泄则致肝血郁。肝气郁横克脾土,脾失健运,生化乏源,亦可致肝血虚。肾藏精为先天之本,肝藏血为女子之先天,“精血同源”“乙癸同源”,故肾精亏损亦可致肝血不足。肝气郁、肝血郁、肝血虚、肾精亏损,都可致冲任失调,经血紊乱,经血上逆结于乳房则为癖块。肾主水,藏精化生天癸而主冲任;脾为后天之本,主统血注之于冲任;肝藏血主疏泄,善于调节冲任,故肝脾肾与冲任都密切相关。方中柴胡条达肝气,疏解肝郁,得香附之助可调经血;白芍微寒,养血敛阴,柔肝缓急,得当归、牡丹皮、红花、益母草之助,补血、养血、和血、凉血、散郁调经,补肝体而助肝用;木郁则土衰,肝病易传脾,故以白术、茯苓、甘草健脾运湿,非但实土以抑木,且使生化有源;以仙茅、仙灵脾而益肾精、壮先天而实根本;佐以薄荷、黄芩佐柴胡疏解郁遏之气,透达肝经郁热;佐以贝母化痰软坚,消散癖块;生姜、大枣引经为使,一以补脾和中,一以辛温发散,以制黄芩、薄荷、牡丹皮寒凉之性。如此气血同治,肝脾肾同调,攻补兼施,肝郁得解,脾气得复,营血调和,经血畅达,乳癖自消,后期再以桃红四物汤活血、行血、养血而调经,以四君子汤健脾补气生血而调经,紫河车、仙茅、淫羊藿补肾益精而调经,以陈皮、枳壳理气、行气而调经,如此气血同治,攻补兼施,标本兼顾,阴阳自然平衡,冲任自然调和,诸症自然消失,乳癖得愈,喜得贵子,医者闻之,岂不乐哉。

(李中玉整理)

乳癖（肝郁脾虚，气滞痰凝）

段某，女，41岁，西峡人，于2010年10月17日初诊。

主诉：双乳房肿块疼痛8年余，

现病史：双乳房肿块疼痛8年余，曾经多方内服外用治疗，病情时轻时重，初始每逢月经前、生气后加重，现已无明显变化。2年前曾在某院以重度囊性增生及瘤样变行双乳房象限手术切除，但不久其他象限又相继发生肿块，近段自感双乳较重，伴有烦躁易怒，倦怠乏力，月经后期，色淡量少，白带较多。刻诊：形体中等，面色萎黄，少言寡语，双乳房多个象限可触及多个大小不等，团块状、椭圆形肿块，边界不甚清，其中左乳房外下象限肿块较大，约4 cm×3 cm，且边界较清，光滑，质韧稍硬，移动性尚可，挤压痛轻度。舌淡、苔薄白，脉沉滑。钼靶片、彩超提示：双乳囊性增生，左乳房外下象限有1个4.3 cm×3.6 cm囊性影。

诊断：乳癖。

辨证：肝郁脾虚，气滞痰凝。

治法：疏肝健脾，化痰散结。

方药：柴胡白芍逍遥散加减。当归12 g，川芎10 g，白芍12 g，党参10 g，白术15 g，茯苓30 g，青陈皮各10 g，瓜蒌仁15 g，柴胡10 g，三棱12 g，莪术12 g，山慈姑10 g，昆布12 g，甘草6 g。每2天1剂，水煎服。嘱每天用赤小豆30、薏苡仁50 g，熬粥喝。

对左乳房外下象限肿块，在常规局部消毒下细针穿刺，抽出暗褐色黏液约15 mL，给予生理盐水反复冲洗，局部加压包扎。

2010年11月5日复诊：诉药后双乳房较前舒适，肿块有所软小，左乳房外下象限肿块余有约1.5 cm×1.5 cm。沉疴痼疾，不寄速愈之望，有效缓图即可。再拟上方加全蝎6 g、蜈蚣1条。取药20剂，加工制成水打丸，每次6 g，每日3次口服。

3个月后复诊，面色较前红润，精神欢愉，倦怠乏力消失，月经较前正常，量较前多，已无带下，双乳房已无明显肿块，经前稍有胀痛，舌淡红、苔薄白，脉沉

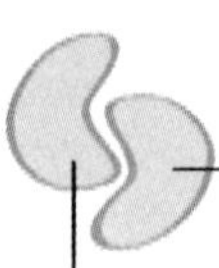

缓。数月治疗,病去八九,再拟一方善后。当归 12 g,白芍 12 g,红花 10 g,陈皮 10 g,白术 10 g,茯苓 15 g 柴胡 10 g,香附 10 g,甘草 6 g。取药 10 剂,隔日 1 剂,水煎服。

按语:此案乳癖,病程较长,肿块较多且大,既往在药物治疗无效,或已有瘤变的情况下无奈选择手术切除也是一种治疗方法。20 世纪 80 年代前因乳腺增生而行乳房区段切除、象限切除,甚至整个乳房单纯切除术并不罕见,因为那时有一种学术观点,即乳腺囊性增生有癌变倾向,随着这种观点的颠覆,加之局部切除后容易出现反复发作,手术切除乳房损伤太重,病者乐于接受等原因,乳腺囊性增生手术者日见减少,对较大肿块不能药物消除或可疑恶变者,也主张手术后应用中医中药治疗,以解决术后再复发问题。是案乳癖属肝郁脾虚,气滞痰凝,肝郁是早期病因病机,脾虚是肝郁横克所致,痰浊是肝脾疏泄失调、气化、运化失常产生的病理产物,气滞痰凝则结为肿块是必然的病理结果。治疗时抓住乳癖病在肝气郁结,气滞必致血瘀,故在应用柴胡、青陈皮、瓜蒌仁疏肝解郁药的同时,放量使用当归、川芎、芍药、红花,以行血、活血、养血,取血行则气行,气顺则痰消之意;脾虚则必然中气虚,气虚则血亦虚,气血虚则必然气机纳运升降失常,气血、津液不能敷布则停滞而为痰浊,留滞乳络则为癖块,故药用四君子汤补气健脾运湿以固根本。正气得复,气血冲和,何郁、何滞、何痰、何结之有? 病已成,症已有,治本之际即当治标,痰结之肿块即乳癖之标也,故选山慈姑、三棱、莪术、昆布、全蝎、蜈蚣通络、化痰,软坚散结。总之治疗此病亦当辨虚实,详察病因,谨守病机,因证施治,才能收到桴鼓之效。

(李中玉整理)

6. 脱疽

中医所称“脱疽”是临床具有代表性、较为常见的周围血管病,包括了现代医学的血栓闭塞性脉管炎、动脉硬化性闭塞症、糖尿病足等。患肢发凉、怕冷,麻木、疼痛,间歇性跛行,肢端皮色苍白、发绀、暗褐或出现坏疽、溃疡,病程长,痛苦大,截肢率高,丧失劳动能力强为其临床特点。西医西药治疗此病尚无满意的方法,而中医中药治疗此病有着绝对的优势。祖国医学认为脱疽一病总由风寒湿邪侵袭，痹着经脉；脾肾亏虚，元阳不足，经脉失于温煦；外伤、长期吸烟等因素所致肢端经脉阻塞，气血瘀滞。此病本为阴证、虚证、寒证、瘀证，但日久也会呈现出阴转为阳，寒化为热，虚盛似实，瘀久化热，热盛肉腐、筋坏、骨枯、趾脱的病理转归。根据不同的症状、体征，我们常将此病分为血瘀阳虚型、血瘀蕴热型、血瘀热毒型、气血双虚型等。治疗常用温阳通脉、活血祛瘀、清热解毒、补气和血等法则。有阳和汤证、仙方活命饮证、桃红四物汤证，四妙勇安汤证、四妙散证、托里消毒散证、顾步汤证、十全大补汤证等。现选血栓闭塞性脉管炎、动脉硬化性闭塞症病例，以供读者玩味。

脱疽（血瘀蕴热）

杨某，男，46岁，漯河临颍人，于2013年7月24日初诊。

主诉：双下肢发凉怕冷，步态小腿酸沉胀痛6年余。

现病史：患者双下肢发凉怕冷，步态小腿酸沉胀痛6年多，右脚疼痛、踇趾、次趾肿胀两月余，曾经某院以血栓闭塞性脉管炎治疗，效果不佳。现疼痛日轻夜重，遇冷加重。症见：步态跛拐，小腿肌肉萎细，汗毛脱落，右脚暗红，夭然不泽，趾甲增厚，踇趾、次趾肿胀，紫褐若煮熟红枣，触之患肢皮肤发凉，左侧趺阳、太溪脉沉细，右侧趺阳、太溪脉消失。舌暗红、苔薄白，脉沉涩。

诊断：脱疽。

辨证：血瘀蕴热。

治法：拟活血祛瘀、通经导滞，清热解毒。

方药：仙方活命饮加减。当归尾15 g，赤芍10 g，乳香没药各6 g，穿山甲3 g，皂刺6 g，白芷10 g，防风10 g，陈皮10 g，金银花15 g，丹参30 g，红花10 g，甘草6 g。30剂，每日1剂，水煎服。

2013年8月29日复诊，经服用上方肿消痛减，趾端紫褐稍退，但双脚仍冰凉。血瘀经脉，蕴热已退，凸显元阳衰微，不能温煦荣养肢端，仍以活血祛瘀，通经导滞，温通经脉治之。拟方：上方去金银花、皂刺，加肉桂6 g、杜仲10 g、川牛膝10 g，每日1剂，水煎服。黄酒一盅为引。再服30剂后，疼痛消失，步态小腿较前轻松，脚色较前红润，双脚温度渐暖，舌淡红、苔薄白，脉沉细。拟原方加水蛭 10 g、黄芪 30 g，制为水打丸，每次 6 g，每日 3 次，黄酒为引，间断服药半年，小腿较前变粗，汗毛新生，双脚颜色、温度正常，右侧趺阳、太溪脉可触及，常年参加体力劳动，可连续步行 5 千米，下肢无明显不适。

按语：此患者为血栓闭塞性脉管炎代偿不良期，尽管症见小腿肌肉萎细、发凉怕冷、脉搏消失等阳虚血瘀证，治疗理应温通经脉，活血化瘀，但趾端已有肿胀，瘀而蕴热腐溃之势，故治疗应极为谨慎，此时一丝热药断不可用，否则将助纣为虐，后患无穷。故选用活营通络，导滞散结，清热解毒，消肿止痛之仙方活命饮加减。仙方活命饮，又名神功活命汤、神仙活命饮、真人活命饮等。早在宋代陈自明《妇人良方》及王肯堂《证治准绳》中均有治疗脱疽验案记载。河南著名张八卦外科先师李道洲先生亦善于运用此方治疗脱疽，经笔者多年临床应用观察疗效确切。方中当归，味甘而重，气轻而辛，活血、养血、行血，行中有补，补中有动，调和营卫，祛瘀不伤正；赤芍专入血分，主破散，主通利，善行血中之滞；乳香、没药，辛香透达，舒通经脉，调气开结，散滞定痛；白芷、防风、陈皮，辛香走窜，彻内彻外，宣通腠理，理气疏滞；穿山甲、皂刺，剽悍锐利，穿通经脉，破积除结；金银花甘凉平剂，清热解毒，散结消肿；甘草调和诸药，减去原方中寒凉之天花粉、化痰之贝母，加入丹参、红花，意在加强活血化瘀之力，加川牛膝引导诸药直达病所，如此共奏通经之结，行血之滞，解毒清热，消肿止痛之功。待蕴热消除，病有转机，适时加入辛热肉桂、杜仲、黄酒，峻补命门，益火之源，温通经脉，鼓舞血气，行散血药之凝滞，调和荣卫，导引阳气行肢端，以达营卫和谐，经脉通畅之效。后期治疗再加入水蛭，以其善于入血走窜搜剔经脉之性，活血、破血、逐瘀通经；甘温之黄芪，大补元气，通调血脉，流行经络，以防破血行散，耗伤正气之不足。丸药调理，祛病务尽，巩固疗效，冀建奇功。

（李中玉整理）

脱疽（血瘀脉络，热毒炽盛）

李某，男，48 岁，巩义人，于 2008 年 5 月初诊。

主诉：双下肢发凉怕冷、间歇跛行 6 年余。

现病史：双下肢发凉怕冷、步态小腿酸沉疼痛（间歇跛行）6 年余，左脚肿胀溃烂半年多，疼痛剧烈，彻夜难眠，经多处治疗无好转，拒绝某院劝其高位截肢，经病友介绍转至本院就诊。背扶而至，痛苦病容，抱足摇动，呻吟不止，小腿萎细，左脚肿胀至踝、皮色暗红、足背溃烂、交界不明，腐肉无脱，新肉无生，第二、三、四趾枯黑，其他二趾暗褐，双侧足背动脉、踝后动脉搏动消失，小腿发凉，舌暗红、苔黄燥，脉沉涩。

诊断：脱疽。

辨证：血瘀脉络，热毒炽盛。

治法：活血祛瘀，滋阴清热。

方药：四妙勇安汤加味。玄参 90 g，金银花 90 g，当归 60 g，甘草 30 g，乳没、罂粟壳各 10 g。每日 1 剂，水煎服，外用加味四黄纱布条（黄芩、黄连、黄柏、大黄、当归、甘草、白芷、洋金花各 30 g，加水 2000 mL，煎至 500 mL，渗消毒纱布）覆盖，并用敷料包扎患处，每日换药 1 次。

经用上方 20 天后足掌肿胀渐消、疼痛较前减轻，坏疽未再上延，舌暗红、苔薄黄，脉沉涩。拟方：当归 60 g，玄参 60 g，金银花 30 g，甘草 30 g，乳没各 10 g，丹参 30 g，肉桂 3 g，川牛膝 10 g。每日 1 剂，水煎服。溃疡面掺八卦外科八宝丹，外敷生肌玉红膏纱布及敷料包扎。

经用上方治疗 1 个月后，疼痛减轻，夜已能眠，足部肿溃局限，交会明白，舌暗红、苔薄白，脉沉缓。拟方四妙散加减：当归 30 g，黄芪 30 g，金银花 30 g，甘草 10 g，丹参 30 g，川芎 15 g，红花 10 g，白芷 10 g，川牛膝 10 g。每日 1 剂，水煎服。

经用上方出入 1 个月后，腐肉渐脱，已有新生肉芽，舌暗红、苔薄白，脉沉缓。拟方托里消毒散加减：当归 30 g，党参 10 g，茯苓 10 g，白芍 10 g，白术 10 g，黄芪 30 g，金银花 15 g，丹参 30 g，川芎 15 g，红花 10 g，白芷 10 g，川牛膝 10 g，甘草 10 g。每日 1 剂，水煎服。外治：手术清创已经坏死的二、三、四趾及足背部枯黑腐败组织，掺八宝丹，外敷生肌玉红膏纱布及敷料包扎，2 天换药 1 次。经上方出入调理半年，溃疡面愈合，足部皮色红润，足背动脉细微可触及，可连续步行 3 千米无明显不适。追访 7 年无复发。

按语：该患者脱疽足部出现大面积坏疽及溃疡，且有染毒炽盛之势，病机为经脉阻塞，症候有热毒炽盛，施以滋阴清热，解毒活营之剂四妙勇安汤加味。方中玄参味苦辛，微咸，禀至阴之性，寒而不峻，润而不腻，不但具有滋阴清热解毒之效，且有“直走血分，而通血瘀”之功，为方中主药；金银花甘寒，滋阴、清热解毒，擅杀火毒炎炎之势，痈疽已成未成、已溃未溃皆可使用；伍以当归之温润，活血祛瘀，通调血脉，濡养四末，作为臣药；以甘草，调和诸药，且能助金银花解毒；乳没、罂粟壳，能活血止痛作为佐使。药虽数味，量大力专，应用得当，疗效确切，但要随着患者的症候变化而适当加减，即初始毒热炽盛之际，以其“急则治其标，缓则治其本”的原则，滋阴清热解毒药作为主药，活血祛瘀，调和营血药作为辅剂。一旦病有转机，大热已去，大毒已解，活血祛瘀，调和营血药就应作为主药，而滋阴清热解毒药则变为辅剂。待邪去正衰，脾虚气虚时，则易方中玄参为黄芪，即为四妙散加味，意在补气和血，扶正祛邪。后期则以补中益气，活血养血为治则，以托里消毒散加减缓缓收功。在外治方面，毒盛期外用四黄纱布条，意在保持坏疽干燥，不致毒邪炽盛，湿烂外延，即所谓“干燥法”；一旦坏疽局限，交会明白，就要“鲸吞法”利刀剪除坏疽腐败组织，掺以去腐生肌之药，并以油膏敷料呵护溃疡面，即所谓“湿润法”。我们认为除非是为了祛除较多的腐肉可掺一些较低浓度升丹如九一丹，对已有新生肉芽溃疡面而腐败组织较少者应慎用升丹药。案中所用八宝丹由血竭、轻粉、冰片、净乳香、煅石膏组成，研为细末，是著名张八卦外科家传秘方，具有脱腐生肌的功能，适应证广，疗效确切，无毒副作用。

（李中玉整理）

脱疽（气虚血瘀，经脉阻塞，化热肉腐）

何某，男，63岁，新密人，于2006年3月初诊。

主诉：双下肢发凉、步态酸沉胀痛8年多，右脚肿胀剧疼、溃烂1年余。

现病史：患者素有高血压、冠心病史多年。双下肢发凉怕冷，步态小腿酸沉胀痛8年多，右脚肿胀剧疼、溃烂1年余，曾经某医院拍胸腹片、彩色超声波检查、动脉造影，以动脉硬化闭塞症坏疽多方治疗，效果不佳，伴有小便频数，心慌心悸，倦怠乏力。刻诊：面色晄白，痛苦病容，右脚肿胀，皮色暗红，自感灼热但触之冰凉，五趾枯黑，足掌前1/3腐败溃烂流淡红色脓水，异臭难闻，肉芽暗红，交会不清，右足趺阳、太溪脉搏动消失，左足趺阳、太溪脉沉细，舌暗红、苔薄白，脉沉涩。

诊断:脱疽。

辨证:气虚血瘀,经脉阻塞,化热肉腐。

治法:健脾益气,活血养血,清热败毒。

方药:顾步汤加减。当归 30 g,川芎 12 g,黄芪 30 g,人参 10 g,石斛30 g,茯苓 12 g,白芷 10 g,白术 10 g,陈皮 10 g,金银花 30 g,蒲公英 30 g,牛膝 10 g,肉桂 3 g,甘草 10 g。每日 1 剂,水煎服。溃疡面掺以八卦外科八宝丹,覆盖生肌玉红膏油纱条,敷料包扎,每 2 天换药 1 次。

药后 1 个月后脚肿已消,疼痛减轻,夜尿减少,心慌心悸消失,足掌前1/3腐败溃烂组织渐脱,可见少许淡红肉芽,脓水稀薄,舌暗红、苔薄白,脉沉涩。元气渐复,经脉稍通,坏疽局限,交会明白,热毒已衰,病有转机,治拟培补气血,通达经脉,脱腐生肌。拟方如下:当归 30 g,川芎 12 g,丹参 30 g,白芍 10 g,黄芪 30 g,党参 10 g,茯苓 12 g,白术 10 g,白芷 10 g,陈皮 10 g,金银花 15 g,牛膝 10 g,肉桂 3 g,甘草 10 g。每日 1 剂,水煎服。外治:以鲸吞法剪除枯黑五趾及前掌已经坏死腐败组织,以不伤好肉为度,外掺八宝丹,覆盖生肌玉红膏油纱条,敷料包扎,每 2 天换药一次。

经用上方出入,腐肉渐脱,新肉渐生,5 个月后创面愈合,再拟一方:当归 30 g,川芎 15 g,丹参 30,赤芍 15 g,桃仁 10 g,红花 10 g,水蛭 6 g,黄芪 30,穿山甲 3 g,防风 10 g,肉桂 6 g 川牛膝 10 g,甘草 6 g。制为丸剂又调理半年,足部温度正常,皮色泛红,汗毛生长,连续步行 5 千米亦无不适,已正常参加劳动,多年来未再复发。

按语:动脉硬化闭塞症,亦属于祖国医学“脱疽”的范畴。此病多发于 60 岁以上老年人,男女均可患病,多伴有心脏病、高血压、高血脂等病,是一种较多的不可忽视的老年周围血管病。对此病的病因病机,历代前贤论述甚详,总不外乎年老体弱,心阳不振,气虚血瘀;脾肾阳虚,运化、气化失常,痰浊内生;风寒侵袭,痹着经脉,气血瘀久化热,热盛肉腐,骨枯筋烂脚脱。是案病例年龄较大,病情较重,病程较长,且有高血压、冠心病等沉疴痼疾,以致气阴两虚,痰浊、瘀血阻滞经脉,瘀久化热肉腐。初始方用顾步汤加减,以当归、川芎,和血养血,行血通脉;以人参、黄芪,大补元气,振奋元阳;以石斛“益精强阴,壮筋补虚,健脚膝,

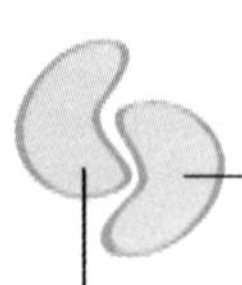

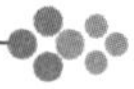

驱冷痹，却惊悸，定心志”。益先天而调补阴阳；以茯苓、白术、陈皮，理气健脾化痰，培补后天而固中州；以金银花、蒲公英，甘寒，解毒清热，扼杀炎肿蔓延之势，“救焚”“止溢”量大、久用亦不伤正；以白芷宣散止痛，托疮生肌；以肉桂温通血脉，引火归元，以牛膝导药下行，以甘草调和诸药，诸药合用，共奏补益气血，调补阴阳，祛瘀化浊，解毒清热，扶正祛邪之功。中期，随着元气的恢复，热毒的衰减，易方托里消毒散加减，加重了补血、养血、活血、行血的药物，辅以健脾补气，托毒生肌之味，以祛瘀通脉，不伤正气为度。后期体质强健，经脉阻塞有所改善，溃疡愈合，只能说保全了肢体，度过了痛苦期，并非痊愈，仍需相当长的治疗周期，故选用了桃红四物汤加味，以活血祛瘀、通经导滞为主旨，丸剂久服，缓缓收功。

是案与前案均为脱疽大面积坏死期，临床症状大致相同，但前案为血瘀而毒盛，体实而无虚，治疗时以滋阴清热解毒为主，活血化瘀为辅，选用四妙勇安汤加减，祛邪而安正；后者乃气虚而血瘀，正气已弱而毒邪已衰，治疗时则以和补气血，顾护正气为主，清热解毒为佐，选用顾不汤加减扶正而祛邪。然而，这只是两个患者的一个时期、一个阶段的临床表现和症候特点，随着治疗的深入、病情的变化，最终回归到和补气血、托里消毒散证，并随症之不同，适当加减，灵活变通，辨证论治，而收异曲同工之妙。

诸多研究表明，血栓闭塞性脉管炎、动脉硬化闭塞症等，无论发病之先后、病情之轻重、病程之长短，无论何型都存在有血瘀的实质改变，患肢血管皮肤弹性降低，供血低下，外周血管阻力增高，以及血液流变性异常等改变。由于这种持续存在性血液高凝状态会影响血流，使血流瘀滞，微循环障碍、组织缺血缺氧，乃至血栓形成、组织坏死。因此通过扩张周围血管，降低血管阻力及毛细血管通透性，改善患肢血液循环，加强侧支循环的建立；降低血黏度，抑制血小板聚集，降低血液高凝状态，抑制血栓形成；改善、调节体液代谢，增加局部血液营养供应，提高机体免疫力等是治疗此病的关键，而中医中药活血化瘀等法正有如此之功能，所以活血化瘀药的应用始终贯彻于整个治疗病程中，只是在配伍中药之主次、品种之多少、药量之轻重而已。

（李中玉整理）

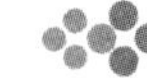

7. 股肿

股肿(产后瘀血,流滞经脉,湿热下注)

黄某,女,28 岁,信阳人,于 2013 年 7 月 12 日初诊。

主诉:左下肢肿胀疼痛 1 月余。

现病史:左下肢肿胀疼痛 1 月余。产后半个月,突然感到左髂窝部胀痛,继之左下肢肿胀,朝轻暮重,活动后加重,曾在某院以深静脉炎给予抗生素、溶栓治疗无明显好转。刻诊:左下肢通肿,以股部中段为著,与对侧同等水平相比(膝上 15 cm 处)增粗 6 cm,皮色暗红,皮温微高,下肢肿胀呈压陷性,左侧腹股沟三角区及股内侧压痛明显,舌暗红、苔白腻,脉沉紧。彩超提示:“左下肢髂外静脉,股静脉血栓形成”。

诊断:股肿。

辨证:产后瘀血,流滞经脉,湿热下注。

治法:活血祛瘀,清热利湿。

方药:清脉通络汤。当归 30 g,川芎 15 g,赤芍 20 g,水蛭 6 g,黄芪 30 g,萆薢 30 g,泽泻15 g,车前子 30 g,穿山甲 3 g,川牛膝 10 g,甘草 6 g。每日 1 剂,水煎服。嘱其绝对卧床休息,抬高患肢及床上抬高平放运动。

经治疗 20 天,肿胀消失大半,膝上 15 cm 处患侧相差 2 cm,舌暗红、苔薄白,脉沉滑。湿热渐去,病在瘀血,症有转机,治有侧重,上方去车前子、茵陈,加桃仁、红花,每日 1 剂,水煎服。经连续用药数月,下肢肿胀疼痛消失,但活动后仍有轻度反复,舌暗红、苔薄白,脉沉缓。病去七八,再以上方出入制为丸剂,服药 3 个月,巩固疗效。

按语:下肢突发弥漫性、凹陷性肿胀,酸沉疼痛,局部皮温增高及静脉怒张四大症状,是下肢深静脉炎或栓塞的临床特点,中医谓之“股肿”,多从“湿热下注”辨证。在急性发作期手术取栓和溶栓及抗凝、祛聚、降黏、扩张血管等疗法可取得较好的疗效,但绝大多数患者在数日(72 h)内因不能明确诊断而失去最佳治疗时机,常常造成深静脉栓塞后遗症而病情缠绵不愈。此病多由跌仆损

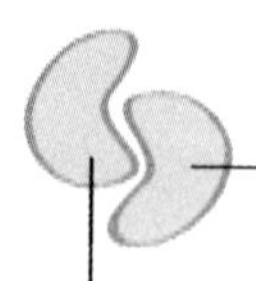

伤、手术等，使局部气血凝滞，瘀血流注于下肢；或产后久卧伤气，肢体气机不利，气滞血瘀于经脉之中；或因年老、肥胖、瘤岩气虚血瘀等，以致肢体气血运行不畅，气滞血瘀，瘀血阻于脉络，脉络滞塞不通，营血回流受阻，水津外溢，聚而为湿，而发本病。今之血栓，即古之瘀血范畴，此病的病位在下肢静脉血管，病机为瘀血、脉络瘀阻为病之本。今之水肿，即古之湿肿范畴，为脉络瘀阻致湿热下注，即下肢静脉血管阻塞回流障碍而致水分渗透于血管外组织之间，所以肿胀虽是此病的主要症状，但只是病之标。故在治疗此病时重点抓住活血祛瘀以治其本，治其本欲使瘀血散而脉络通，即血栓溶解、机化、血管再通，或建立侧支循环代偿功能，消除或减轻肿痛等症。利湿消肿以治其标，治其标欲使肿消，即改善微循环，减少血管的渗透性，保护未病变血管以外的正常组织不致引起病变，以利于血栓的溶解消散。方中水蛭味咸苦，入肝、膀胱，功专破血、逐瘀、通经。赤芍味苦微酸，入肝经血分，行滞破血，直达下焦。“通顺血脉，缓中，散恶血，逐贼血”(《别录》)，“除血痺，破坚积”(《本草汇言》)，此二味为峻猛破散之剂作为主药；辅以川芎，味辛、性阳、气善走窜，血中气药，行血中之气，祛血中之瘀，上、中、下三焦无处不到，而无阴凝黏滞之态，故有“行血散血无如川芎”之谓，此为行散之品。辅以当归，味甘而重，气轻而辛，活血、养血、行血，行中有补，补中有动，调和营卫，祛瘀不伤正，故有“补血行血无如当归”之称，此为补散之味；佐以穿山甲气腥而窜，锐利直前无微不至，故能“宣通脏腑，贯彻经络，透达关窍，凡血凝血聚为病皆能开之”(《医学衷中参西录》)。以车前子、泽泻、萆薢，利湿、清热、消肿，以治其标。以黄芪补中益气，以防破血、散血、利湿之药耗伤正气之弊；再者黄芪亦有“通调血脉，流行经络”之作用；使以川牛膝既有祛瘀之性，又有引经下行之能，甘草缓中而调和诸药。诸药同用，共奏活血祛瘀、通经导滞、利湿清热之功。脉络通达则疼痛自止，肿胀自消，湿热自除。

值得注意的是下肢深静脉血栓形成早期，我们主张绝对卧床休息，并抬高患肢，以利于静脉回流，减轻下肢水肿，以利于药物的治疗。待肢体水肿基本消除时，可下床适当步行或在床上做适当活动，以不增加肿痛症状为度。随着病程的延长、症状的消除，下肢活动量可适当增加。这样既有利于药物的治疗改善症状，亦有利于肢体功能的恢复。

（李中玉整理）

三、妇科医案

1. 月经不调

月经过多（气虚血热）

李某，女，42岁，2015年3月5日初诊。

主诉：月经淋漓不尽半月余。

现病史：自诉无明显诱因，本次月经淋漓半月不止、色红，伴神疲，周身乏力，面色白，无少腹疼痛，亦不坠胀，纳一般，眠可，小便畅，大便调，舌质淡、苔薄白，脉数。

诊断：月经过多。

证型：气虚血热。

治法：补气清热，固涩止漏。

方药：党参12 g，生黄芪25 g，炒白术12 g，炒黄芩9 g，熟地黄炭12 g，炒牡丹皮10 g，山萸肉20 g，地榆炭12 g，炮姜炭5 g，黑荆芥6 g，茜草8 g，煅龙骨30 g，煅牡蛎30 g，乌贼骨12 g，当归炭12 g，甘草8 g。7剂，水煎服，早晚分2次温服。

2015年3月15日二诊。服上方后月经止，仍神疲、乏力，舌质淡、苔薄白，脉沉细。予八珍汤加减，加黄芪30 g、炒黄芩9 g，7剂，水煎服，日1剂，早晚分2次温服。

2个月后电话随访，诉近2次月经量基本正常，经行6天左右结束。

按语：脾主统血，脾气亏虚，血失所摄，妄行于子门，故以党参、黄芪、炒白术补脾气，气足则血安；以炒黄芩、炒牡丹皮，凉血止血而不损脾胃；五行之中，血红属火，炭类之药色黑归水，本方中，用熟地黄炭、炮姜炭、地榆炭、当归炭，取以水胜火之意而奏止血之功；用大剂量山茱萸、煅龙骨、煅牡蛎及轻剂乌贼骨以固涩止血以治标；又以茜草、当归、黑荆芥活血行气不留瘀；全方配伍精当，药证合拍，达到治愈崩漏之目的。

（谭高峰整理）

月经先期（肝郁气滞，瘀血阻络）

王某某，女，27岁，新密人，2015年4月22日初诊。

主诉：月经提前3月余。

现病史：近3月经行提前1周余，伴经期小腹疼痛、腰痛。平素脾气急躁。舌质暗，边有瘀斑、苔薄白，脉弦细涩。

诊断：月经先期。

辨证：肝郁气滞，瘀血阻络。

治法：疏肝理气，活血化瘀。

方药：当归12 g，柴胡12 g，郁金12 g，制香附10 g，生白芍12 g，延胡索12 g，青陈皮各10 g，乌药12 g，益母草15 g，红花10 g，川续断12 g，木香5 g，炒枳壳10 g，甘草8 g。7剂，水煎服，日1剂，早晚分2次温服。

2015年5月29日二诊。服上方后月经提前天数减少，提前3天左右，经期小腹疼痛及腰痛明显减轻，情绪较前好转。舌质暗红、苔薄白，脉弦细。守上方加菟丝子30 g，继服7剂。

2个月后电话随访诸症痊愈。

按语：本病主要是由气虚和血热而致冲任不固，亦有少数因瘀血阻滞而致者。气虚则冲任不固，血热则迫血妄行，瘀血内阻则新血不安而妄行。主要病因病机有气虚不摄、阳盛血热、肝经郁热、阴虚内热、肾气不固、瘀血阻滞等。此患者主要考虑由肝郁、血瘀、肾虚所致。方中柴胡、郁金、香附、白芍疏肝理气，青皮疏肝破气散结，陈皮、木香理气行气，延胡索、乌药理气温肾止痛，益母草、红花活血化瘀，川断益肾活血，枳壳引药下行。复诊加菟丝子滋补肝肾。全方配伍严谨，切中病机，故收良效。

（赵润杨整理）

月经过少(气滞血瘀)

陆某某,女,35岁,郑州市高新区人,2014年11月12日初诊。

主诉:月经过少、色暗,腹痛1年。

现病史:患者1年前因感情受创后出现月经量少,行经3天,月经周期正常,偶有延迟,经色暗、有血块,伴腹痛。经前烦躁,乳房胀痛。失眠多梦,眼周色黑,面色无华。舌质暗、苔薄白,脉弦涩。

诊断:月经过少。

辨证:气滞血瘀。

治法:疏肝理气,化瘀调经。

方药:血府逐瘀汤加减。川牛膝30 g,当归15 g,赤芍15 g,川芎15 g,生地黄12 g,桃仁10 g,红花10 g,柴胡10 g,枳壳6 g,泽兰15 g,益母草30 g,香附10 g,甘草6 g。7剂,水煎服,日1剂,早晚分2次温服。

2014年12月19日二诊。患者服上药后失眠多梦较前改善,月经将至,乳房胀痛和烦躁易怒略有改善,效不更方,守上方继服7剂。

2014年12月24日三诊。服药5剂后月经至,月经顺畅,小腹胀痛减轻,月经量较前增多。嘱其月经前服用上方7剂,1个月为1个疗程,连服3个疗程。随诊月经正常。

按语:患者因感情受创后出现情志不畅,肝木不能条达,肝气郁滞,气机运行不畅,气行则血行,气滞则血瘀,月经不畅,故致月经量少,伴有血块;不通则痛,故见腹痛;肝脉布于胸胁,肝气郁滞,失于条达,则见经前急躁易怒,乳房胀痛;瘀热扰心,故失眠多梦;眼周色黑,舌质暗,脉弦涩为气滞血瘀之象。总之,本病辨证属气滞血瘀。方中川牛膝活血通经,引血下行为君;桃仁、红花、赤芍、川芎活血祛瘀为臣;当归、生地养血益阴,清热活血;泽兰、坤草活血利水;柴胡、香附、枳壳理气行滞,使气行则血行,以上均为佐药;甘草缓急,调和诸药为使药。合而用之,是血活瘀化气行,则诸症可愈,为治疗月经过少之良方。

(李彦杰整理)

月经过少(气血亏虚)

蔡某某,女 ,41 岁,郑州市人, 2012 年 9 月 25 日初诊。

主诉:月经量少,色淡 10 个月。

现病史:患者平素体弱多病,10 个月前出现月经减少、色淡,周期正常,行经 2 ~ 3 天,点滴即净,伴神疲乏力,头晕眼花,面色萎黄,纳差,夜寐多梦,早醒。舌质淡、苔白,脉细。

诊断:月经过少。

辨证:气血亏虚。

治法:益气养血调经。

方药:当归补血汤合四物汤加减。炙黄芪 30 g,当归 10 g,熟地黄 30 g,炒白芍 15 g,川芎 15 g,川续断 15 g,山药 30 g,陈皮 6 g,砂仁 3 g,甘草 6 g。7 剂,水煎服,日 1 剂,早晚分 2 次温服。

2012 年 10 月 3 日二诊。服上药后患者自觉神疲乏力症状较前改善,纳食好转,月经未至,睡眠较前改善不明显,守上方加炒酸枣仁 30 g,以益肝血,养心神。继服 7 剂。

2012 年 10 月 12 日三诊。月经量较前增多,持续 4 天,经色较前略红,神疲乏力、头晕眼花症状基本消失,睡眠好转,面部较前红润。守上方继服 10 剂。月经干净后可食用当归、红枣煮鸡蛋,养血活血。

2012 年 10 月 25 日四诊。患者精神可,无特殊不适症状,嘱其服归脾丸巩固疗效。随诊月经正常。

按语:患者素体脾胃虚弱,而致气血生化乏源,气血亏虚,无血可下,故月经量少、色淡,点滴即净;心主血,肝藏血,心肝血虚,故头晕眼花,面色萎黄;脾虚失于运化,故纳差、神疲乏力;血不养神,夜寐多梦,早醒。舌质淡,脉细为气血亏虚之象。总之,本病辨证属气血亏虚。《景岳全书 · 妇人规》说:“故调经之要,贵在补脾胃以资血之源,养肾气以安血之宅,知斯二者,则尽善矣。”故在调经时,重视脾胃和肾。本方采用黄芪益气健脾,以资化源,使气旺血生;熟地黄与川断补肾填精;熟地黄又与当归、白芍养血和营;川芎活血行气;陈皮、砂仁理气健脾，使黄芪、熟地黄、当归、白芍补而不滞；甘草益气和中，调和诸药。诸药合用，共奏益气养血，补肾调经之功。气血得补，则经血如常。

（李彦杰整理）

2. 痛经

痛经（寒凝血瘀）

宋某，女，33 岁，郑州市人，于 2013 年 10 月 21 日初诊。

主诉：经行腹痛 10 年之久。

现病史：患者早年经行期，因涉水受寒，每逢经期小腹冷痛，得温则轻，遇寒则重，继则经行腹痛加重，甚则夹血块，伴恶心、呕吐、四肢厥冷，面色苍白，需卧床 2～3 天，腹痛渐止，曾服止痛片、玄胡止痛片，中西医治疗乏效，舌质黯淡、苔薄白，脉沉细。

辨证：寒凝血瘀。

诊断：痛经。

治法：温经散寒、行气化瘀。

方药：自拟温经化瘀止痛汤。当归 12 g，炒白芍 12 g，制香附 10 g，乌药 10 g，小茴香 10 g，制乳香 10 g，制没药 10 g，桃仁 10 g，红花 10 g，延胡索 12 g，肉桂 8 g，炒枳壳 10 g，木香 5 g，甘草 8 g。8 剂，水煎服，日 1 剂，早晚分 2 次温服。

2013 年 12 月 30 日二诊，末次月经来潮腹痛明显减轻，血块减少，精神好转，未出现呕吐、肢冷等症。仍宗上方去制乳没、桃仁，加益母草 15 g，7 剂，下次月经前 1 周服用。

以后每次月经周期提前 1 周，服用 7 剂，连续服 3 个周期。

半年后电话随访，患者诉痛经症状完全消失。

按语：痛经的主要病机在于邪气内伏或精血素亏，更值经期前后冲任二脉气血的生理变化急骤，导致胞宫的气血运行不畅，“不通则痛”，或胞宫失于濡养，“不荣则痛”，故使痛经发作。常见的证型有肾气亏损、气血虚弱、气滞血瘀、

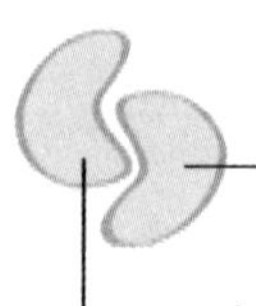

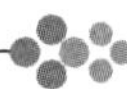

寒凝血瘀和湿热蕴结。此案患者属典型的寒凝血瘀证。肾为冲任之本,胞脉系于肾而络于胞中,寒克于胞中,寒凝血滞,导致血脉不畅,经行小腹冷痛等症。方中当归、川芎、炒白芍、制香附、炒小茴、乌药、肉桂温经散寒,理气止痛;桃仁、红花、延胡索活血行瘀,散结止痛;炒枳壳、木香理气行气;乳香行气活血,没药活血化瘀,皆能止痛,二药配伍,活血散瘀止痛;芍药配甘草为芍药甘草汤,乃是治腹中拘急疼痛之良方,全方共奏温经散寒,化瘀理气止痛之效,疗效尤佳。

(赵润杨整理)

痛经(气滞血瘀)

王某,女,30岁,郑州市人,2013年9月6日初诊。

主诉:经期腹痛3年余。

现病史:3年前行输卵管结扎术后出现经行腹痛,即将行经和行经第1天尤甚,痛甚时面色苍白、呕吐,近2年月经量少,周期30~32天,经期4天,色偏暗,有血块。平素情绪不舒,纳眠可,二便调。舌淡红、苔薄白,脉细。行妇科彩超检查未见明显异常。

诊断:痛经。

辨证:气滞血瘀。

治法:活血化瘀、理气调冲。

方药:半枝莲20 g,白花蛇舌草20 g,皂刺20 g,牡蛎30 g,海藻20 g,三棱15 g,莪术15 g,荔枝核12 g,橘核12 g,制乳香4 g,制没药4 g,青陈皮各9 g,刘寄奴12 g,王不留行12 g。7剂,水煎服,日1剂,早晚分2次温服。

2013年10月15日二诊。服上药后月经量较前稍增多,经期腹痛明显减轻,今日经净。守上方去刘寄奴、王不留行,7剂。水煎服,日1剂,早晚分2次温服。

按语:患者平素多抑郁,经期气血下注冲任,胞宫气血壅滞、运行不畅,不通则痛,故发本病。《陈素庵妇科补解·调经门》有云"妇女经欲来而腹痛者,气滞也";"妇人经正来而腹痛者,血滞也"。本例患者痛经以即将行经和行经第1天尤甚,气血阻滞使然。治以活血化瘀、理气调冲。方用王老创制之消癥汤加减,该方组方巧妙,按顺序由六组药对组成:半枝莲又称“通经草”,《南京民间草药》用来“破血通经”,白花蛇舌草清热利湿;皂刺活血通络止痛;牡蛎、海藻散结通经;三棱、莪术破血行气,世人多认为药性猛烈,视为刀戟而莫敢轻用,王老深识此药,知其性平,喜用此药对治疗气血阻滞的闭经、痛经、癥瘕等,每获良效。张锡纯也曾谓“三棱、莪术性近和平,而以治女子瘀血,虽坚如铁石亦能徐徐消除,而猛烈开破之品转不能建此奇功,此三棱、莪术独具之良能也”。荔枝核、橘核、青陈皮理气止痛;制乳香、制没药活血行气、通经止痛。本例患者虽病不属癥瘕,但证属气血阻滞,异病同治,故能药到病除,更加刘寄奴、王不留行活血通经,使经水畅快而下。全方活血理气兼顾,气顺血调则疼痛自止。

(赵润杨整理)

3. 带下

带下(脾虚肝郁,湿热下注)

赵某某,女,27岁,安阳市人,2014年4月3日初诊。

主诉:白带多、小腹痛1月余。

现病史:患者1个月前出现带下淋漓、量多,色白灰黄,质稠黏滞,气腥,外阴瘙痒,时有小腹疼痛。伴口干,眼睛周围(眼皮)发黄,平素易生气,纳食差,大便数日一行,排出不畅。舌质淡红、苔薄黄腻,脉象沉细。

诊断:带下。

辨证:脾虚肝郁,湿热下注。

治法:健脾疏肝,清热利湿止带。

方药:完带汤合易黄汤加减。党参12 g,苍术10 g,白术10 g,柴胡10 g,生白芍12 g,生山药30 g,生薏苡仁20 g,芡实30 g,陈皮10 g,黄柏6 g,炒车前子6 g(包煎),黑荆芥6 g,甘草8 g。15剂,水煎服,日1剂,早晚分2次温服。

2014年4月18日二诊。服上方后,白带量较前减少,色白略淡黄,患者小腹疼痛减轻,口干症状减轻,大便排解较前通畅,时有腰酸,舌质淡红、苔薄黄略

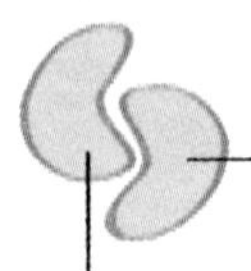

腻，脉沉细。患者腰酸是肾虚之象，守上方加杜仲 10 g 以补肝肾强筋骨。服上方后患者白带量正常，色白、质稀，腰酸未再出现，口干症状亦减轻。

按语：带下病为妇科常见病，以带下量多，色、质、气味发生改变为主，属现代医学阴道炎、宫颈炎、盆腔炎疾病范畴。中医认为带下的产生，多与肝、脾、肾三脏有关，关键是脾虚。脾虚生湿，湿郁化热，湿热累及任带二脉，固约无权，而致带下。本患者平素易生气，纳食少，乃肝气郁结，脾肾虚损的表现；带下淋漓、量多，色白灰黄，质稠黏滞，气腥，外阴瘙痒，是湿热内蕴，流注下焦，致带脉失约。治以健脾疏肝，清热利湿止带。方用完带汤合易黄汤加减。完带汤中党参、白术、山药均为补气健脾之品，白术并能燥湿，山药兼可涩精，更合健脾止带之用，是为君药。苍术、陈皮燥湿运脾，芳香行气，既使君药补而不滞，亦取气行湿自去之意；车前子淡渗利湿，使水湿从小便而去，共为臣药。君臣相配，止带而不留湿，利湿而不伤正。白芍疏肝扶脾，柴胡升阳，使湿气不致下流入里；荆芥穗入血分祛风胜湿以止带，共为佐药。甘草调药和中，是为使药。易黄汤中山药、芡实健脾益肾固本；黄柏、车前清热化湿解毒。患者属本虚标实，以脾虚为本，湿热为标，故投用完带汤并合易黄汤标本同治，诸药合用，则脾肾亏虚得补，下焦湿热得清，诸症得消。

（梁慕华整理）

带下（脾肾亏虚）

刘某某，女，34 岁，商丘市人，2012 年 6 月 3 日初诊。

主诉：白带量多、腰骶部酸痛 2 月余。

现病史：患者 2 个月前因劳累后出现带下量多，色白清稀，伴腰骶部酸痛、发凉，乏力、畏寒，纳呆，夜寐可。舌质淡、苔白厚腻，脉濡缓。

诊断：带下。

辨证：脾肾亏虚，湿浊下注。

治法：健脾补肾，利湿化浊。

方药：完带汤加减。党参 12 g，苍术 10 g，白术 10 g，柴胡 10 g，生白芍 12 g，生山药 30 g，炒车前子 6 g（包煎），黑荆芥 6 g，生薏苡仁 30 g，芡实 30 g，菟丝子

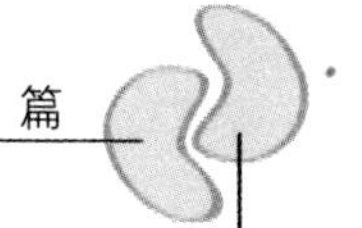

30 g，鹿角霜 10 g，甘草 8 g。15 剂，水煎服，日 1 剂，早晚分 2 次温服。

2012 年 7 月 26 日二诊。服上方后，白带量较前明显减少，患者腰骶部发凉减轻，仍有乏力、稍畏寒，时有腰酸，舌质淡红、苔薄白，脉沉细。患者腰酸、乏力、畏寒乃肾气不足，守上方加杜仲 20 g、枸杞子 12 g，以补肝肾强筋骨、温煦肾阳。15 剂，煎服法同前。服上方后患者白带量正常，乏力、畏寒症状消失，腰酸未再出现。

按语：完带汤为治疗白带的主要方剂，其病乃由肝脾不和，带脉失约，湿浊下注所致。方中白术、山药为君，意在补脾祛湿，使脾气健运，湿浊得消，山药并有固肾止带之功。党参补中益气，以助君药补脾；苍术燥湿运脾，以增祛湿化浊之力；白芍柔肝理脾，使肝木条达而脾土自强；车前子利湿清热，令湿浊从小便而出，共为臣药。陈皮之理气燥湿，既可使补药补而不滞，又可行气以化湿；柴胡、芥穗之辛散，得白术则升发脾胃清阳，配白芍则疏肝解郁，为佐药。甘草调药和中为使药。诸药相配，使脾气健旺，肝气条达，清阳得升，湿浊得化，则带下自止。此案患者除脾虚外，还有腰骶部酸痛、发凉，乏力、畏寒等肾虚的表现，加菟丝子、鹿角霜温补肾阳，芡实补肾固涩，患者舌苔白厚腻，酌加生薏苡仁加强健脾利湿之功，全方共奏健脾补肾，利湿化浊之功，故服用即效。复诊仍有肾气不足之证，原方加杜仲、枸杞子加强补肾温煦之力，脾土更加健运，湿浊得清，带下自止。

（赵润杨整理）

带下（肝郁脾虚，湿热下注）

王某某，女，42 岁，郑州市人，于 2013 年 8 月 17 日就诊。

主诉：带下量多、黏稠色黄 3 个月。

现病史：3 个月前患者情志不遂，出现带下黏稠、量多、色黄，有时夹血丝，伴腥秽臭气，少腹坠痛，腰部酸痛、不耐久坐，平素爱生闷气，行经前双侧乳房胀痛，经后减轻，小便短黄。舌质红、苔黄腻，脉弦滑。曾于妇科就诊，给予抗菌消炎类药物应用，疗效不显。

辨证：肝郁脾虚，湿热下注。

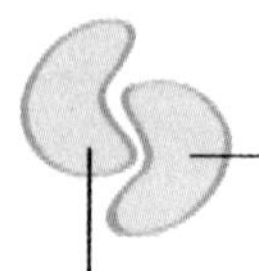

治法:清热除湿,理气止带。

方药:萆薢 8 g,木通 5 g,猪茯苓各 12 g,芡实 30 g,厚朴 10 g,制香附 10 g,陈皮 10 g,法半夏 12 g,川续断 12 g,狗脊 10 g,泽泻 12 g,炒车前子(包煎)10 g,荔枝核 10 g,生白芍 12 g,木香 5 g,甘草 6 g。服上方 10 剂,诸症大减,嘱其原方继服 7 剂,随访病愈。

按语:患者情志不畅,肝木不能调达,肝气郁滞,木郁克土,脾虚失运,水湿内停,郁久而化热,湿热下注胞宫,故发本病,症见带下黏稠、量多、色黄,有时夹血丝,伴腥秽臭气,少腹坠痛;腰部酸痛、不耐久坐为肾虚之象;小便短黄,舌红、苔黄腻,脉滑数为湿热之象。方中萆薢、木通、车前子清热利湿,令湿浊从小便分利;猪苓、茯苓、泽泻淡渗利湿,除湿止带;陈皮、法半夏、厚朴理气燥湿;制香附、木香、荔枝核疏肝行气止痛;白芍、甘草缓急止痛;芡实益肾健脾,川续断、狗脊益肾壮腰;诸药合用,热清、气行、湿除而带止。

(赵润杨整理)

带下(湿毒型)

孙某,女,38 岁,郑州市人,于 2014 年 6 月 12 日初诊。

主诉:带下量多、黏稠色黄半年。

现病史:患者近半年来带下如脓,量多、质黏色黄,味腥臭。伴口干、口苦、心烦,纳可眠差。小便黄,大便略干。曾于多家医院诊治,给予口服、外洗药物治疗,未见明显好转,遂求治于中医。查舌脉见:舌质红、苔黄厚腻,脉滑数。

辨证:湿毒下注。

治法:清热祛湿,解毒止带。

方药:自拟方祛湿解毒止带汤。土茯苓 30 g,苍术 10 g,黄柏 6 g,生薏苡仁 30 g,白果 10 g(打碎),白鸡冠花 12 g,椿根白皮 10 g,芡实 30 g,炒车前子 10 g(包煎),生龙牡各 30 g,黄芩 10 g,甘草 8 g。7 剂,水煎服,日 1 剂,早晚分 2 次温服。

2014 年 6 月 20 日二诊,服药后带下量较前明显减少,腥臭味明显减轻,仍口干、口苦,舌质红、苔黄厚,脉弦滑。守上方继服加龙胆草 6 g,继服 7 剂,煎服法同前。

半个月后电话随访诸症痊愈。

按语：此患者应属湿热实盛体质，症状、舌脉均为湿毒下注之象，方中重用土茯苓除湿解毒，苍术、黄柏清热燥湿，治疗湿热下注、带下；生薏苡仁健脾利湿；白果可止带浊，《本草便读》言："上敛肺金除咳逆，下行湿浊化痰涎。"白鸡冠花味甘性凉，有收敛止带的作用；椿根白皮味苦、涩，性微寒，具有清热燥湿，涩肠固精、止血、杀虫的功效，用于治疗崩漏带下；车前子利湿清热，使湿浊之毒邪从小便而出；芡实健脾补肾固涩；生龙牡重镇收敛固涩；黄芩兼清上焦湿热，诸药合用，清热祛湿、解毒止带。复诊症状舌脉兼肝经湿热之证，加龙胆草清肝利胆。辨证精准、立法精当，方药恰中病机，疗效卓著。

（赵润杨整理）

4. 妊娠呕吐

妊娠呕吐（脾胃虚弱，肝气犯胃）

患者朱某某，女，29岁，郑州市人，2010年03月01日初诊。

主诉：妊娠后呕吐5月余，加重1周。

现病史：患者5月余前妊娠后出现恶心呕吐，不能进食，恶闻食嗅，曾先后3次住院，经静脉滴注药物治疗后病情略见好转，可进食，间断呕吐。近1周病情加重，呈剧烈呕吐，有时可进食，大便干，口干唇燥，口中黏腻，嗳气，面色黄，形体消瘦。舌质红、苔白腻，脉沉滑。

诊断：妊娠呕吐。

辨证：脾胃虚弱，肝气犯胃。

治法：清泻肝火，化湿和胃，降逆止呕。

方药：左金丸合黄连温胆汤加减。紫苏梗10 g，黄芩10 g，竹茹10 g，吴茱萸5 g，黄连10 g，陈皮10 g，法半夏12 g，茯苓15 g，砂仁10 g，白豆蔻仁10 g，全瓜蒌10 g，生白芍12 g，生姜3片，大枣4枚，炙甘草6 g。5剂，水煎服，日1剂，早

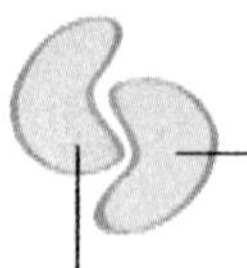

晚分 2 次温服。

2010 年 3 月 7 日二诊。服上药后，呕吐已止，仍口中黏腻，恶闻食嗅，嗳气，嗳气后舒适，晨起鼻中带血丝。舌红、苔少薄白腻，脉沉细滑。原方去紫苏梗，加生白术 10 g、焦生地黄 10 g、白茅根 30 g、厚朴花 8 g。5 剂，水煎服，随诊病情痊愈。

按语：本病的主要机制是胃气上逆，失于和降。常见分型有胃虚、肝热、痰滞等。孕后经血停闭，血聚冲任养胎，冲脉气盛，冲脉隶于阳明，若胃气素虚，胃失和降，冲气挟胃气上逆，而致恶心呕吐；或平素性躁多怒，肝郁化热，孕后血聚养胎，肝血更虚，肝火愈旺，且冲脉气盛，冲脉附于肝，肝脉挟胃贯膈，冲气挟肝火上逆犯胃，胃失和降，遂致恶心呕吐；或脾阳素虚，痰饮内停，孕后经血壅闭，冲脉气盛，冲气挟痰饮上逆，以致恶心呕吐。此案患者由于平素胃气虚弱，受孕后冲脉之气上逆，致使胃失和降，并引动肝热气火上冲所致。方中苏梗宽胸理气安胎；黄芩、竹茹清胆和胃止呕，清热安胎；黄连、吴茱萸清泻肝火，降逆止呕；陈皮、茯苓、法半夏燥湿化痰，理气和中；砂仁、白蔻仁化湿和胃，行气安胎；全瓜蒌清热化痰，润肠通便；生白芍酸敛肝阴，柔肝养血；生姜温中止呕；大枣、炙甘草补益中气。二诊加生白术健脾益气安胎；焦生地、白茅根清热凉血；厚朴花理气宽中，芳香化湿。湿去热清，脾胃和顺，肝气条达，其气自降，诸症自除。

（赵润杨整理）

5. 产后病

产后体虚感冒（气血亏虚）

吴某某，女，28 岁，郑州市人，2014 年 9 月 6 日初诊。

主诉：产后反复发热，恶寒，鼻塞，流涕，咳嗽 4 个月。

现病史：患者 4 个月前生产后稍遇风寒即出现恶寒，发热，鼻塞，流清涕，咳嗽，头痛，肢体酸软无力，缠绵不解。服用新康泰克、莲花清瘟胶囊、三九感冒灵颗粒等乏效。平素神疲体弱，反复易感，动辄汗出。舌质淡、苔白，脉浮而无力。

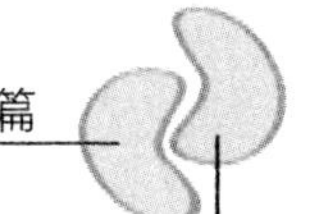

血常规：WBC：4.8×10^{9}/L，N：72%，L：28%，HB：90 g/L，RBC：3.15×10^{12}/L。

诊断：体虚感冒。

辨证：气血亏虚。

治法：益气固表，疏风散寒。

方药：玉屏风散合参苏饮加减。黄芪 20 g，白术 10 g，防风 10 g，荆芥 10 g，紫苏叶 10 g，葛根 15 g，前胡10 g，陈皮 10 g，半夏 12 g，茯苓 15 g，桔梗 10 g，枳壳 10 g，白芷 10 g，甘草 6 g。7 剂，水煎服，日 1 剂，早晚分 2 次温服。

2014 年 9 月 14 日二诊。服上方 7 剂后，症状大减，仍时有汗出，守上方黄芪由 20 g 加至 30 g 以增益卫固表之功。继服 7 剂。随诊病愈。

按语：患者产后失血过多，气血亏虚，卫表不固，风寒之邪乘虚而入，"邪之所凑，其气必虚"，故稍遇风寒即出现恶寒、发热、鼻塞、流清涕、咳嗽、头痛等外感症状，且缠绵不解，反复不已。舌质淡、苔白，脉浮而无力为体虚外感之象。方以玉屏风散合参苏饮加减。方中黄芪补中益气固表；配伍白术、茯苓健脾，补中焦以旺生化之源；荆芥、防风走表而助黄芪益气屏御风邪；苏叶、葛根、前胡疏风解表；陈皮、半夏、桔梗、枳壳宣肺化痰止咳；白芷疏风止痛；甘草补中益气，调和诸药。共奏益气固表，疏风散寒，止咳化痰之功。

（李彦杰整理）

四、儿科医案

1. 小儿疳积

小儿疳积(积滞伤脾,气阴不足)

万某某,男,8岁半,郑州市人,2013年7月5日初诊。

主诉:消化不良2年余。

现病史:患儿2年前出现面黄,平时易食积,时发高热38~39 ℃,大便时干,小便黄,眠可。舌质红、舌根苔厚腻,左脉寸数关弦,右脉弦细数。既往史:易多动。对阿奇霉素过敏。

诊断:小儿疳积。

辨证:积滞伤脾,气阴不足。

治法:健脾和胃导滞,益气养阴。

方药:保和丸合生脉饮加减。太子参10 g,麦冬10 g,五味子10 g,当归10 g,白芍10 g,陈皮10 g,半夏10 g,云苓15 g,炒莱菔子10 g,焦山楂12 g,焦建曲12 g,连翘10 g,炒鸡内金15 g,焦麦芽15 g,木香10 g,甘草10 g,生姜3片,大枣5枚(劈)。7剂,日1剂,水煎服,分2次温服。

2013年7月12日二诊。服上药后效果不太明显,面黄,易食积(而发高热38~39 ℃),易多动,大便时干,眠可。守上方加川朴10 g、炒枳壳10 g。10剂,日1剂,水煎服,分2次温服。

2013年7月24日三诊。服上药后纳食增加,上腹部不适,夜间磨牙,大便不干。舌质淡、苔白腻,脉细数。

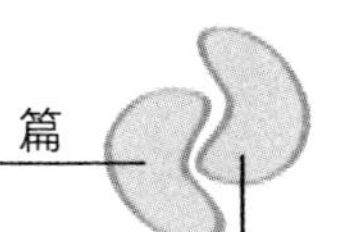

处方一:守上方。10 剂,日 1 剂,水煎服,分 2 次温服。

处方二:雷丸粉 6 g×10(另单开),用法:3 g/次,2 次/天,冲服。

2013 年 8 月 7 日四诊。服药后,诸症消失。守上方加白术 10 g。3 剂,日 1 剂,水煎服,分 2 次温服。以资巩固。

按语:疳积一证,主要为乳食不节,积滞伤脾,喂养不当,营养失调,或慢性疾病,气血两亏所形成。本病的治疗关键在于调理脾胃,但其临床表现有虚有实,且多为虚中夹实,所以在调理脾胃时根据辨证结果,或补或泻或消补兼施,并结合饮食调养及合理的喂养方法同时进行。保和丸由焦山楂、焦麦芽、焦神曲、制半夏、陈皮、莱菔子、连翘、茯苓组成,主治食积停滞、消化不良等症。生脉饮由人参、麦冬、五味子组成,有益气生津,敛阴止汗的功效,主要治疗温热、暑热、耗气伤阴证及久咳伤肺、气阴两虚证。患者素有消化不良,今因食积而发热便秘,故用保和丸合生脉饮以消食和胃、化湿散结、益气养阴清热。方中太子参、麦冬、五味子益气养阴清热,当归、白芍养血润肠,陈皮、半夏、茯苓、焦三仙等健脾消食,化积清热,木香行气醒脾。厚朴、枳壳清热燥湿,下气除满,雷丸消积泄热。两方合用,共奏健脾益气和胃,滋阴除湿化痰之功。

(梁慕华整理)

小儿疳积(脾气亏虚,纳运失司)

胡某某,男,6 岁半,驻马店人,2013 年 7 月 3 日初诊。

主诉:消化不良,易感冒。

现病史:患儿平时消化不良,体型瘦,体重 20 kg。平素挑食,喜吃素菜,不喜肉食,小便正常,大便干,日 1 次,伴睡觉时磨牙,前半夜出汗,活动后易劳累出汗,多动,头略大。舌尖红、苔白略腻多津,左脉数,右脉弦细。既往史:1 个月前曾患支气管肺炎,发热有脑炎体征。

诊断:小儿疳积。

辨证:脾气亏虚,纳运失司。

治法:益气健脾,消疳化积。

方药:保和丸合香砂六君子丸加减。太子参 10 g,麦冬 10 g,五味子 10 g,陈皮10 g,半夏10 g,云苓15 g,炒莱菔子10 g,焦山楂10 g,焦建神曲10 g,连翘10 g,焦槟榔10 g,炒鸡内金12 g,焦麦芽15 g,川厚朴10 g,木香10 g,炒枳实10 g,当归10 g,白芍10 g,甘草10 g,生姜3片,大枣5枚(劈)。10剂,日1剂,水煎服,早晚分2次温服。

2013年7月15日二诊。患儿服上方后,食量增加,大便正常,睡觉磨牙,前半夜出汗,活动后易劳累、出汗等症明显减轻。继守上方,10剂,日1剂,水煎服。

经以上诊治后,患儿食量大增,体重增加,大便正常,睡觉磨牙,前半夜出汗,活动后易劳累、出汗等症状消失。

按语:疳积是小儿时期,尤其是1~5岁儿童的一种常见病,是指由于喂养不当,或由多种疾病的影响,使脾胃受损而导致全身虚弱、消瘦面黄、发枯等慢性病症。随着人们生活水平的提高,且独生子女增多,父母缺乏喂养知识,因担心孩子吃不饱,就像填鸭一样喂哺饮食尚不能自节的婴幼儿。俗话说:"乳贵有时,食贵有节",哺食过早,甘肥、生冷食物太多,盲目地加强营养,反而加重了脾运的负荷,损伤脾胃之气,耗伤气血津液,滞积中焦,使食欲下降,营养缺乏,而致疳积。

此患儿因喂养不当导致脾胃受损,脾运失司,出现消化不良、体弱消瘦,得不到合理调治,日久伤肺,至肺卫不固,易受外感;脾失健运,胃中饮食不能及时消化,化成积热,日久耗伤津液,致阴液不足而出现夜间盗汗,津液不能濡养筋脉出现多动等症。方用保和丸以消食化积和胃,加用鸡内金、大白以增强消食化积作用;合用香砂六君丸以益气健脾和胃;生脉饮(太子参、麦冬、五味子)以滋阴益气止汗;川朴宽胸理气、化湿开郁,当归、白芍滋阴养血,生姜、大枣调和营卫。全方共奏益气健脾,消疳化积之功。

(梁慕华整理)

小儿疳积(脾失健运,气机阻滞)

杨某某,男,6岁,学生,郑州市人,于2014年8月6日初诊。

主诉:厌食、纳少半年余。

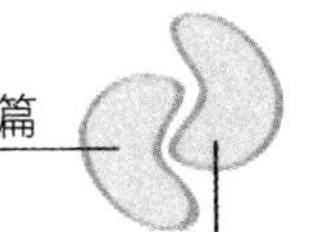

现病史:患儿平素喜食生冷瓜果之物,近半年来食量大减,形体逐渐消瘦,面色萎黄,神疲肢困,腹部胀大,大便略干,1~2 日 1 次,尿如米泔、频而不畅,大便干。查其苔浊而腻,脉濡弱,按之腹濡软。

诊断:疳积。

辨证:内伤饮食,脾失健运,气机阻滞,致水谷精微无以运化,脏腑失养,而发为疳积。

治法:消食导滞,行气消积。

方药:自拟消积化滞饮。鸡内金 6 g,焦三仙各 6 g,胡黄连 6 g,知母 6 g,砂仁 6 g,炒槟榔 5 g,穿山甲 5 g,地骨皮 5 g,甘草 3 g,番泻叶 1~1.5 g。3 剂,水煎服,每剂分4~6 次服,每日 2 次。

二诊:服 3 剂后,腹胀减,食欲增,尿畅利,大便可。方药对症,守方再服 3 剂。

三诊:诸证若失,拟香砂六君子汤调理脾胃、益气建中,以善其后。

按语:古人认为"疳"的含义有二:一曰小儿恣食肥甘生冷等物,严重损伤脾胃功能,形成积滞,日久成疳;一曰气液干涸,身体羸瘦,形成干疳。二者合称为"疳证"。古人云:"无积不成疳。"说明了先有积滞,而后出现疳证。由于营养缺乏致小儿发育障碍。此类病症,每多虚实并见,或虚中挟实,或实中挟虚。疳积病机关键是胃滞、脾虚、肝旺,而且三者常常相互影响,相兼夹杂。因此,消食、运脾、清火三法,是治疗小儿疳积最常用、最有效的方法。疳因积成,诸疳皆应消积健脾,清热消疳。王老在临证之时,每遇小儿疳积之证,遵小儿"以消为补""以通为用""腑气以通为贵"之理,先去其积,后培其本治其疳。自拟消积化滞饮,方中鸡内金、焦三仙健胃消食导滞,砂仁和胃祛湿,槟榔行气消胀,穿山甲软坚散结、通络消积,胡黄连、知母、地骨皮清退虚热,少量番泻叶可泻下通腑,涤除积滞。全方消食导滞,行气消积,清退虚热,屡投效矣。

(赵润杨整理)

2. 小儿夜啼

小儿夜啼(热扰心神)

李某某,男,4个月,2013年年5月13日初诊。

代诉:夜间啼哭10余天。

现病史:患儿母亲因饮食失慎导致腹胀便泄(其母喜辛辣炙烤之物,脾气急躁),烦躁不安,经补液、抗感染、止泻,一直未恢复正常,1周后,患儿阵发性啼叫不宁,不能入睡。夜间急诊用镇静剂,回家后入睡。第2天白天一切正常,入夜又啼叫不宁,连续10天余。刻诊:哭声响,面赤唇红,身腹俱暖,舌质红、苔黄,小便赤,大便干,指纹红紫。

诊断:小儿夜啼。

辨证:热扰心神。

治法:清热止痉,安神宁心。

方药:西洋参8 g,蝉蜕5 g,朱砂0.1 g(冲服),灯心草2 g,琥珀粉2 g(冲服)。3剂,每日1剂,水煎,分数次服。

药后啼哭大减,能入睡。再进原方2剂,以资巩固。随访2个月,未再复发。并嘱其母勿吃辛辣、炙煿之物,保持室内安静。

按语:婴儿夜啼,多见于初生婴儿,白天如常,入夜啼哭不安或定时啼哭,甚则通宵达旦,待到天明,安然无恙。此症原因较多,或脾寒,或心热,或惊恐,或积滞,应当辨证施治。未满周岁小儿,其脏腑娇嫩,形气未充,是夜啼的主要成因。虽容易发病,但脏腑清灵,亦易趋康复。夜啼多见于内伤饮食、外感风寒之后,因幼儿肠胃脆薄,乳食易伤,筋力柔弱,风寒易袭,每致心气怯弱。若见异常之物或闻有异声之响,突然惊恐,惊则伤神,恐则伤志,致使心神不宁,神志不安,易发夜啼。方中西洋参养阴清热;蝉衣疏散风热,熄风止痉;灯心草清心降火,利水通淋;琥珀粉清心镇惊安神,五药同用,共奏清热止痉、安神宁心之功。治疗婴儿病后余热未清、体弱未复、时烦不寐之夜啼症,尤以心经热盛、惊恐所致之夜啼为宜。

(赵润杨整理)

3. 小儿遗尿

小儿遗尿(脾肾阳虚)

吴某,男,6 岁,2014 年 5 月 20 日初诊。

主诉:遗尿 4 年余。

现病史:患儿自幼眠中遗尿,尿后不能自醒,醒后方觉,基本每夜必尿,甚者一夜可达 2 次以上,小便清长,无尿频、尿急、尿痛,平素喜贪凉,纳差,大便稍稀,每日 1 次。查体:见形体消瘦,面色少华,心肺听诊未见明显异常,腹平软,无压痛。舌淡胖、苔薄白,脉沉细。经腰骶椎骨 X 线检查排除隐性脊柱裂。诊为原发性夜间遗尿症。

诊断:小儿遗尿。

辨证:脾肾阳虚。

治法:温阳补肾,固摄止遗。

方药:缩泉丸合补中益气汤化裁。益智仁 10 g,乌药 10 g,山药 10 g,桑螵蛸 10 g,肉桂 6 g,酒山茱萸 10 g,菟丝子 10 g,杜仲 10 g,芡实 10 g,生麻黄 5 g,炙黄芪 10 g,茯苓 10 g,白术 10 g,炙甘草 6 g,当归 10 g,陈皮 10 g,柴胡 10 g,葛根 10 g。7 剂,水煎服,日 1 剂,早晚分 2 次温服。并嘱其避贪凉、精神勿过劳。

2014 年 5 月 29 日二诊。家属自述服药后遗尿较前明显好转,近 1 周未遗尿,夜间有尿意时可自醒,舌红,苔脉同前。前方加荷叶 6 g、黄芩 6 g,继服 7 剂,水煎服,日 1 剂。

2014 年 6 月 12 日三诊。药后患儿未见尿床,面色稍红润,食欲渐复,二便正常,上方去葛根、荷叶加扁豆,继服 7 剂。水煎服,日 1 剂。其后随访半年未见复发。

按语:王教授认为该患儿因先天禀赋不足,久病迁延未愈,脾肾阳气亏虚,下元虚寒,温煦失职,膀胱开阖无权而引起遗尿。初诊之方为缩泉丸合补中益气汤。缩泉丸方源于《妇人良方》,由益智仁、乌药、山药组成。益智仁辛温暖

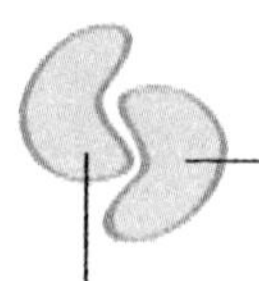

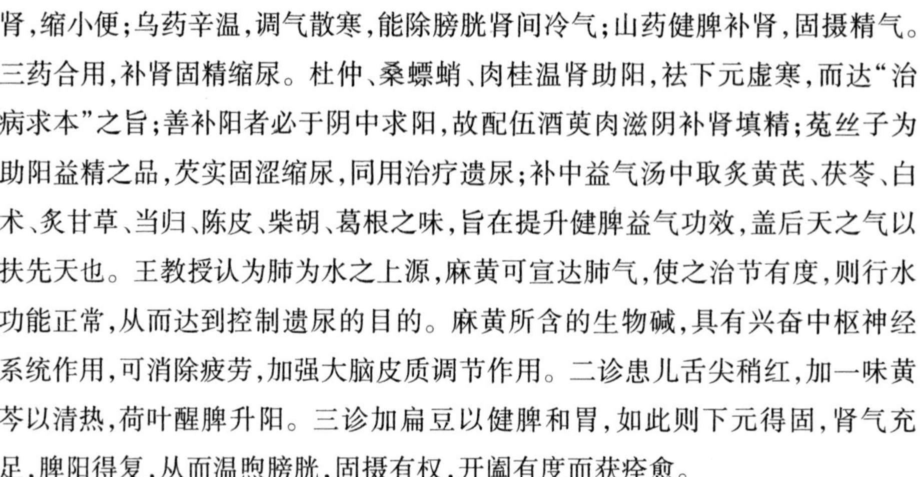

肾，缩小便；乌药辛温，调气散寒，能除膀胱肾间冷气；山药健脾补肾，固摄精气。三药合用，补肾固精缩尿。杜仲、桑螵蛸、肉桂温肾助阳，祛下元虚寒，而达“治病求本”之旨；善补阳者必于阴中求阳，故配伍酒萸肉滋阴补肾填精；菟丝子为助阳益精之品，芡实固涩缩尿，同用治疗遗尿；补中益气汤中取炙黄芪、茯苓、白术、炙甘草、当归、陈皮、柴胡、葛根之味，旨在提升健脾益气功效，盖后天之气以扶先天也。王教授认为肺为水之上源，麻黄可宣达肺气，使之治节有度，则行水功能正常，从而达到控制遗尿的目的。麻黄所含的生物碱，具有兴奋中枢神经系统作用，可消除疲劳，加强大脑皮质调节作用。二诊患儿舌尖稍红，加一味黄芩以清热，荷叶醒脾升阳。三诊加扁豆以健脾和胃，如此则下元得固，肾气充足，脾阳得复，从而温煦膀胱，固摄有权，开阖有度而获痊愈。

（赵润杨整理）

4. 小儿肺炎喘嗽

小儿肺炎喘嗽（痰热壅肺，燥热伤阴）

孙某某，男，4 岁半，郑州市人，于 2014 年 4 月 8 日初诊。

代主诉：发热、咳嗽 5 天。

现病史：患儿 5 天前受凉后开始出现发热，最高体温 38.8 ℃，痰多色黄，质黏难咯，喉中痰鸣，呼吸气促。查胸部正位片示：左下肺炎症。血常规示：白细胞总数：12.59×10^9/L，中性粒细胞比率 82.5%，C 反应蛋白定量：15 ng/L。给予“头孢呋辛、喜炎平针”静脉点滴 3 天，体温有所下降，仍低热，最高体温 37.6 ℃，仍咳嗽明显，痰黏难咯，纳差，小便色黄，大便干。舌质红、苔薄黄而干，脉滑数。

诊断：肺炎喘嗽。

辨证：痰热壅肺，燥热伤阴。

治法：清热润肺，止咳化痰。

方药：玄参 8 g，生地黄 8 g，桔梗 8 g，桑叶 8 g，麦冬 8 g，黄芩 6 g，杏仁 6 g，

栀子6 g,川贝母6 g,前胡6 g,甘草各6 g。5 剂,水煎服,日 1 剂。早晚分2 次温服。

2014 年 4 月 13 日二诊。服上方后体温恢复正常,咳嗽较前明显减轻,痰量减少,偶有咳嗽,咳少量白痰,较前易咯出。纳食一般,舌质红、苔薄黄,脉细数,二便可。守上方加鸡内金 6 g,继服 3 剂。

1 周后电话随访,患儿诸症已除,无明显不适,已复查血常规,恢复正常,胸片示左下肺炎症明显吸收。

按语:小儿脏腑娇弱,感受外邪后入里化热,热毒犯肺,伤肺化燥伤阴,常见高热咳嗽,痰多黏稠,咽干,舌红、苔薄黄,脉滑数。此方适用于 3 ~ 8 岁小儿,其剂量酌情增减,疗效不逊于西药抗生素,临床应用屡屡应验。方中黄芩、桑叶、栀子清肺泄热,桔梗、杏仁、川贝、前胡止咳化痰,玄参、生地黄、麦冬润肺养阴清热。王教授特意将此方编成方歌便于记忆:玄参桔梗桑黄芩,栀子连翘加杏仁,麦冬生地前贝草,专治肺炎赛西林。

(赵润杨整理)

附篇

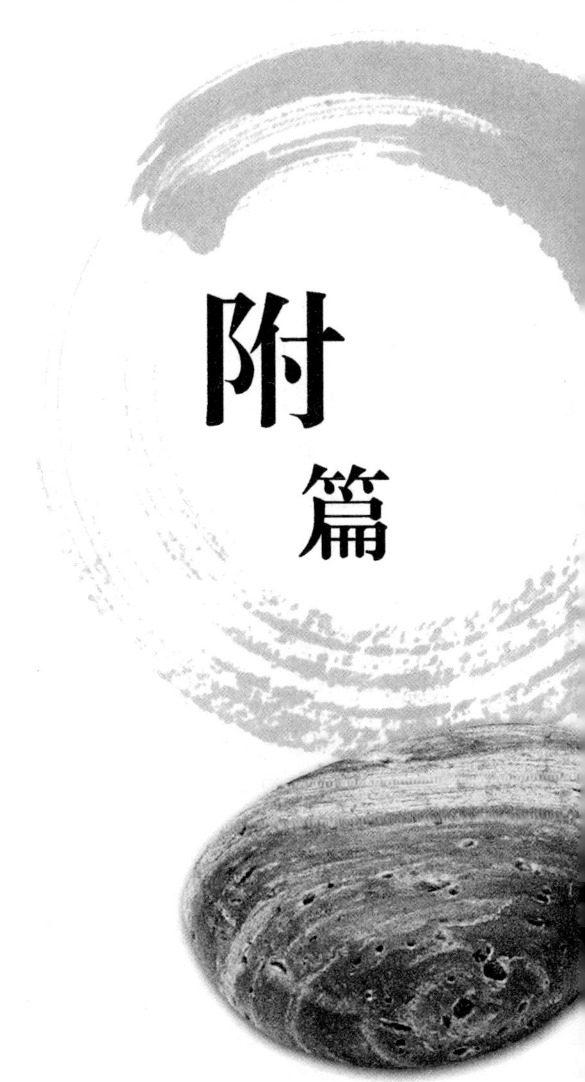

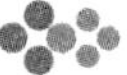

日有一得勤耕耘，担道中医是良春

——拜访国医大师朱良春先生记

河南省中医院　王育勤

因为仰慕朱良春老先生的学识、品德、对中医药发展做出的巨大贡献，也为了亲自聆听朱老的教诲，于2014年4月，我们工作室一行6人在王立忠教授带领下来到江苏省南通市拜访、跟师国医大师朱良春老先生。

朱良春老先生今年已经九十有七，高大的身躯，略微驼背，声音因为讲课过多有些沙哑，时不时地咳嗽几声，但仍然精神矍铄，耳聪目明，思维清晰，笔耕不辍，传道授业解惑，在我们拜访的时间里，向我们娓娓道来。

此前我们对朱老的了解，仅仅是通过读他的文章、著作，听他讲课，学习了他的一些学术思想、临床经验。从拜见朱老，参观南通良春中医医院，以及与朱老家人的交谈中，朱老的形象在我们心目中更加丰满、高大起来。原来朱老不仅是一个医者、学者、师者、长者，更是一个仁者、智者，是中医药事业的领航人、传承者、发扬者。

自20世纪40年代动荡中办学，学费“两担米”，到此后数十年来，提携后学，固守“经验不保守，知识不带走”的信念，以及发掘“三枝花”的一技之长，并非仅仅做了几件事情，发现、培养了一些专家、学者、医生，它所体现的是朱老无私、博大的胸怀，慧眼识英才的胆识，甘为人梯的奉献精神。

在朱老诊室、家中，墙壁上挂满了各界领导、知名人士、亲朋好友、学生、病患题写的各种赞誉之词，如“为大医王，善疗众病”“大德必得其寿”“厚德载福”“贵在实践”“得失塞翁马，胸怀孺子牛”“良医济世，妙手回春”“以良方寿世，如春雨膏田”等，都是朱老辛勤耕耘、体察悟道、终身求索、诚实待人的真实写照。“发皇古义，融会新知”，更是朱老对恩师章次公先生旨意的亲力亲为。

“每日必有一得”是朱老近70年来学习、研究中医的座右铭，在这种信念的支持下，数十年如一日，艰苦学习，勤于临证，不断总结，善于发现，明察体悟，才

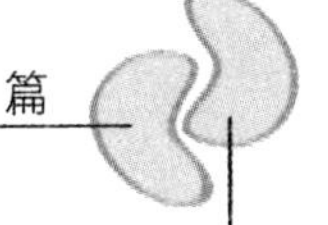

有了一个个闪亮的火花,一套套学术思想的形成,点点滴滴的临床经验的积累,各种临床行之有效的方剂问世,一例例治验的病案收集,一本本记载行医心得的书籍问世,终于成就了一代国医大师。

朱老早在20世纪60年代,就首倡辨病与辨证相结合,"辨证是绝对的,辨病是相对的","肯定或否定'病'和'证'的任何一方,都是片面的,不完善的"。对于急性热病的治疗,提出"先发制病"的观点,不要囿于卫气营血的顺序。"非典"期间,朱老运用这一理论,采用表里双解或通下泄热法,在中国香港、广州取得了较好的疗效。唯其对中医药理论精准、深邃的理解,疾病、病因病机全面、细致的认识,才能有如此雄才大略。

朱老对舌苔两侧"白涎"是胃病的体征,肝炎患者眼睛血管的色泽、扩张、弯曲,与肝炎病情相关的观点,为中医诊病提供了客观体征,验证了中医"有诸内,必行诸外"的真理。

"益肾蠲痹丸""复肝丸""痛风冲剂""夺痰定惊散""清肺定喘汤""定喘散""涤痰定痫丸""心痹汤""健脑散""胃安散""降脂减肥汤""培补肾阳汤""化瘤丸"等验方及20余种院内制剂,无一不是朱老"善学当如食鸡跖,解经直欲析牛毛"严谨、踏实、求真治学精神的产物。

朱老所研制制剂,对于风湿性关节炎、类风湿性关节炎、强直性脊椎炎、红斑狼疮、白塞氏病、痛风、头痛、胃病、肿瘤等疑难杂症,疗效显著,曾经治愈了海内外无数的患者。追踪随访达十余年之久的强直性脊柱炎、红斑狼疮患者,疾病痊愈,回归家庭、回归社会,都成了良春中医医院的好朋友。

朱老还在南通良春中医医院建立有"南通良春虫类药展室",陈列、保存完好的约有百余种虫类药,是朱老在从医的数十年中逐渐收集、储藏的。在这里我们看到了只闻其名,或熟视无睹,甚至不知为何物的药物,如石龙子、独角兽、蝼蛄、人中白、人中黄等。还有山蛩虫,原来就是夏季山林中、林荫小道上,常常可以见到通体赤红、紫红,湿裸或干燥,卷曲或体直,无足的虫体,有破癥瘕、解毒肿功效。每一种动物都注明中英文名、来源、动物分科的归属、药用部位、产地、功用,以及炮制方法。朱老在虫类药的研究方面所花费的心血,由此可见一斑。

朱老临证喜用、善用虫类药,在内科杂病、疑难病等的治疗中取得了良好的疗效。其在20世纪70年代末撰写的《虫类药的应用》,是广大中医药院校师生、临床医师学习、研究、应用虫类药的范本,也是继明代李时珍《本草纲目》后,系统、详细论述虫类药,并且实物对照的第一人。朱老此举,为虫类药的进一步研究开发,以及虫类药品种的确认,做出了极大的贡献。朱老不愧为“虫类药学家”,也无怪乎人们称其为“五毒医生”。

“不袭陈言,不人云亦云”,“自强不息,止于至善”,“学到知羞”是朱老的至高境界。“中医已融入我的血液和生命!”朱老如是说,“把全心全意为人民服务作为自己最大的幸福和快乐”,“‘努力进修,老当益壮’,为我国的中医中药事业贡献自己的毕生精力”,是朱老毕生辛勤耕耘的写照。“我们这一代人要承先启后,继往开来,不能虚度光阴,否则将无颜去见轩辕黄帝”,是对中医药事业的使命感、责任感,更体现了朱老对中医药事业的担当和责任。

朱老的理想都实现了:办学校、办医院、教书育人、研制药物、著书立说、治病救人,其实朱老更希望中医药学能够继续发扬光大,能在后辈们的努力下,继续传承下去。

跟师朱老的时间虽短暂,但使我受益良多,深深地被朱老的大医精诚、仁心仁术精神所感动。他严谨求实的治学态度、无私博大的胸怀、宽广深邃的眼界,勇于担当中医药事业发展的责任和重担,使我们无比敬佩。

朱老就是儿女性情、英雄肝胆、神仙手眼、菩萨心肠的化身。

愿朱老寿颂无量!

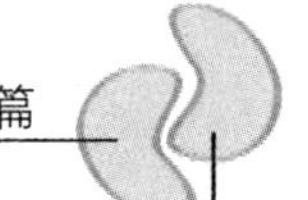

先生之风　山高水长

——忆王立忠教授工作室拜访国医大师张学文

河南省中医院王立忠名医传承工作室　吕沛宛

我看看案几上的《玉鼎记——国医大师张学文学术思想鉴赏》，张学文老师的落款是2014年9月29日，这是河南省中医院名医传承工作室王立忠教授不顾七旬之躯，率工作室众弟子前往咸阳，到陕西中医学院拜访国医大师张学文教授的一个美好日子。

国医大师张学文教授，是陕西中医学院主任医师、教授，首届国医大师，中医急症高手，为全国老中医药专家学术经验继承工作指导老师。张学文教授从医六十年，执教五十载，他医德高尚、医术精湛、学验俱丰，今随王师有幸亲睹，分享同道。

1. 自古中医，不怕急、危、重、难症

张学文教授是著名的中医急症专家、脑病专家、温病专家。大家都说中医慢，实为没见过中医泰斗。在一切病症中，危笃莫过于急症。中医治急症，历史悠久，经验丰富。

1975年4月4日一24岁女性上午8时空腹喝敌敌畏约30毫升，服后半小时送入医院抢救。经洗胃、阿托品注射，同时给予兴奋呼吸中枢、控制感染等措施治疗，但4月5日出现全身青暗，深度昏迷，呼吸衰竭，巩膜和皮肤出现深度黄染，肝大，张老根据当时患者舌脉及全身情况，认为此证乃毒热内侵，入于血分，伤及肝胆，病情危重，除给西药治疗外，中药急宜清热解毒，护肝退黄。用绿豆甘草解毒汤（绿豆4两，生甘草5钱，连翘1两，茅根1两，石斛1两，丹参1两，茵陈1两，板蓝根1两），一日一夜胃管灌服上药2剂，上方共用3剂，患者神志逐渐转清，黄染减退。

对于临床上经年数月的热病、难症，张老更是严守病机，或从寒从热论治，

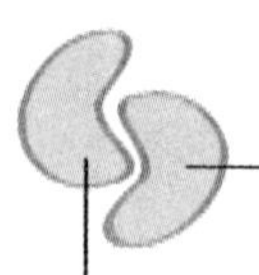

或从卫气营血论治，或从脏腑论治，或针灸或冷敷或热敷，张老以理统方，方无定方，但方方丝丝入扣，方到病除。如张老曾治一汽油过敏女性，发热20余天，双臂红肿，局部溃疡，经多法治疗未愈，张老审证分析，辨属风毒郁表，5剂荆防败毒散加减收功。听张老谈中医急症发展和治法，历代医家急症急治之法，法法囊括在心，从解表清热开窍到熄风固脱吐下通补，如数家珍。“操千曲而后晓声，观千剑而后识器”，张老让我们后学见证了大家在急、危、重、难症面前临危不惧的风范，实为背后博采历代医家众长和勤学苦思，精于临床，练就了一身真功夫的结果。

2. 中医发展，正确传承是关键

“中医药发展，重要是干，要用理论指导临床，但临床不好很难诠释理论，中医四大经典是中医基本功，学佛还要念佛经，学中医也要念医经啦，消灭中医第一步就是选修四大经典。现在有些中医用药不看性味归经，只看现代药理，这还是中医吗？老一代中医都是苦读经典，勤于临床，来培养中医思维、中医素养的……”“问渠哪得清如许，为有源头活水来”。我们中医的源头活水就是老祖先留给我们的中医学遗产，经历一代又一代人的实践和智慧的结晶。

“如何坚持中医学习，原来重视的不够，现在也不能说重视的很够，目前是上焦重视，中焦堵塞，下焦不通，越到基层越普遍，上层中医是中医，到基层说中不中，说西不西，有些人只为了挣钱，把中医搞坏了，中医要发展，德艺要双修。如何加强中青年专业思想关切到中医发展的前途问题，我们有着承上启下的作用，一个培养两个，两个培养四个……”张老深切地关注中医的发展问题，中医要发展，必须薪火相传，坚持中医自身发展规律，整体与辨证结合，天人结合，坚持正确的方法学，借助现代科技成果，才能继承和发扬。中医理论的博大精深，中医药的伟大疗效，渗透了祖国中医人一代又一代的传承发扬和对中医注入的情感，他们都在以毕生精力业精于斯。

3. 引领中医，以身作则

张老研制的“通脉舒络液”配合中药汤剂辨证治疗中风急症237例，总有效率达99.1%，治愈率达74%，与传统疗法及西药对照观察比较，具有疗效高、疗程短、安全可靠、后遗症少等优点。对刚研制的制剂，张学文教授并没有给患者试用，而是先给自己和另一位助手静脉滴注1周，亲身体会安全无毒后才给患者使用。此后多批次制剂生产出来都是这样。30 多年来,这种院内制剂在临床用于治疗内、外、妇、肿瘤各科属气虚血瘀证患者逾万人,均取得了显著疗效,且无一例严重毒副作用发生。

现在张老八十高龄,仍勤于临床,治病救人,博学广用,为中医事业尽职尽责,献计献策。每周 5 个半天门诊,2 个半天会议,期间还有不定时公务,而且家离学院 15 里路,我问老师,这么高龄,这么多事情,这么多患者,烦不烦啦?老师说:看是什么事啦,看病搞业务,一见患者,一见中医事情就不烦,患者本来心情不好,你再烦患者,患者吃了药效果也不好。况且脑子越用越灵,搞中医不能脱离实践,仍要坚持教书育人,教学相长,河南还有我 6 个学生呢。我目前主要工作就是以身作则,在中医上能做出贡献。现在还有 3 本书正在校印中,过去的书,都是真学问,一点不掺假。张老想病家所想,思后学所思,问鼎中医,矢志不移,在每一位来访者心中,在每一位患者心里,树立了一尊尊中医的丰碑。"老牛亦解韶光贵,不待扬鞭自奋蹄",张老肺腑自然之语和 80 岁天天对中医亲力亲为之践行让我时常反省自己:"你全心全意中医乎?你全心全意患者乎?王立忠教授古稀之年尚带弟子拜师学艺,你为中医做了些什么?"我想,这值得每一个后学思考。

4. 中医大师,缘何德高寿长

张老皮肤饱满,语音清脆,牙齿整齐光洁,从早晨 4 点半工作到下午近 5 点,老师是如何养生的?想必这是大家都关心的问题。

张老说,我从头到脚也都是病,但生病不怕病,高血压、糖尿病我也有,积极治疗就是了,糖尿病 30 多年了,除了吃西药,自己配些中药丸剂一起吃,每周测一次血糖,都还好,有一次血糖高了,和感冒有关系,后来一直比较平稳,平时吃饭给患者说要忌口,多吃菜少吃肉,但一见肥肉也想吃,因为瘦肉塞牙,不挑食,但血脂并不高,老伴一口肉不吃,血脂也高,生活习惯、饮食习惯和情绪对健康都很重要。当然了,我说这话是让大家正确理解吃肥肉,并不是要大家都吃肥肉。我们都被张老的率真给逗笑,让我想起《黄帝内经》的一句话"美其食,任其服,乐其俗,高下不相慕,名曰朴"。每天以积极的心态做事,饱满的热情待人,仁爱之心济人,孔子提出"德润身""大德必得其寿"。修德,志为首,张老把传承发扬祖国中医事业作为一生奋斗目标;修德,业为贵,张老治病救人,教学相

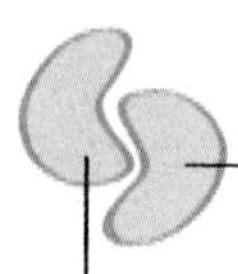

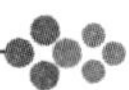

长，一生躬勤实践，即使80岁也从未歇一歇脚步；修德，善先行，以善为本，张老的善念无处不在，如张老赠书于我们，同行人从王老师到学生一一题字落款，每每追忆和凝看张老的亲笔题字，似乎张老仍在微笑地激励我们。玉者，石之美兼五德也；鼎者，立国重器也。《玉鼎记——国医大师张学文学术思想鉴赏》是民族健康事业延续之重器，寄托了张老培养新一代“玉”一样品质的中医药人才之厚望。

拜访大师时间有限，但老师精神无限，我们要努力学习大师的敬业精神，为中医事业，为人类健康事业追求一生，矢志不移，执著祖国医学事业山高水长、不辞劳苦，以认真踏实治好每一位患者为己任，每天勤学不辍，与时俱进，谦逊平和，修德济人。今以“先生之风，山高水长”为题，但拙笔难表，愿同道理解和共勉。

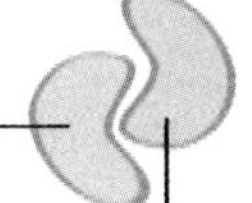

敬仰国医风范　聆听大师教诲

——拜访国医大师路志正

梁慕华

甲午年冬月，笔者有幸跟随导师王立忠教授心怀无限敬仰之情前往京城拜访国医大师路志正先生，随行的还有国医大师李振华先生的高徒，全国名老中医药专家王立忠教授、李鲤教授传承工作室的负责人和主要传承人。已入古稀之年的王立忠教授不顾年事已高和北方刺骨的寒冷，专程前来拜访95岁高龄的路志正先生，与路老再续前缘，共商医事。

这次的拜见是在路老先生家里进行，由于事先联络好问好地址，我们没多费周折便找到了路老的家，怀着兴奋的心情敲开路老先生家的门，路老的儿子路喜善老师出来迎接，同时，路老也从书房走出来迎接我们。原来只是在电视和网络上看到过路老，今天得以见到大师真容，真是三生有幸。路老看起来很精神，谈话时思维敏捷，对多年前的事仍记忆犹新，还能关注到在座的每个人，令我们一行人倍感亲切，也都被大师的风范所折服。

1. 以字为媒，再续前缘

据王老师讲，20世纪80年代，一次偶然的机会，王老师看到了路老的笔迹，十分喜欢，因王老师自幼在家父的教导下，曾勤习小楷，写得一手好字，对字写得好的人总是记忆深刻，对路老作为名医大家字也如此好更是尤为敬佩。于是修书一封向路老求字，原本只想借以表达对老先生的仰慕赞叹之情，没曾想却收到了路老的亲笔回信，令王老师如获至宝，珍藏至今。之后，王老师对路老有了更多的关注，对路老的学术思想和临证经验也有了进一步的拜阅和学习。10年前，借来京参加《中医杂志》50周年庆之际，王老师专程拜访了路老，得以当面表达对路老给以回信的感激之情。以字为媒，把不同地域的两位老人连接了起来，如今几十年过去了，因机缘巧妙，二老得以接续前缘，不失为一段佳话。

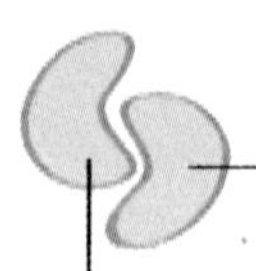

2. 情谊深厚，惺惺相惜

国医大师李振华先生托他的高徒带来了对路老的深切问候，李老和路老在几十年前就因专业相识，并因同对中医怀有深厚的感情而相知，几十年来彼此牵挂、互相关心。当接通李老电话的那一刻，路老像孩子一样十分高兴，在电话里不断嘱咐李老要注意养生、保重身体，祝李老荣登寿域，并在一本佛教书籍上亲自题字托我们转送李老，其关切之情不言而喻。两位高寿老人的深厚情谊可见一斑，他们彼此惺惺相惜，令在座各位为之动容。

3. 中西合作，中医思维

路老指出，中医、西医是两个不同的理论体系，各有所长。中医不能保守，对于现代医学发展好的方面可以借鉴，为我所用，但是在分析、诊断疾病时，一定要运用传统中医思维模式。在疾病过程中，适合西医治疗方法的可用西医手段，适合中医方法的必须经中医思维辨证论治。要做到这点，首先要真正把中医吃透，中医是学以致用，要想吃透中医，必须从基本功抓起；其次要做到具体问题具体分析，因人、因地、因时制宜，即对中、西医要进行动态的结合。现在许多"科班"出身的中医师，在接触了现代医学理论知识后，临床上喜欢按西医的思维模式去分析疾病和运用中药，而把中医思维模式丢弃不用，影响了中医疗效。然而像路老这样的国医大师、中医名家，正是因为他们有坚定的中医信念和完美的中医思维模式，临床上才能效如桴鼓、手到病除。

4. 熟读经典，中医师承，成才之路

路老出身中医世家，幼承家学，曾于少年时苦读《内经》《伤寒》《金匮》等医学经典，后从伯父路益修学中医，继拜盐山孟正已先生为师。二位皆是当地学富五车、临床经验丰富的名医，在他们的指导下，路老对中医产生了浓厚的兴趣，用心学习，勤于思考，不仅在中医理论和临床方面有了很大的长进，而且逐渐形成了自己的诊病思路。路老指出，对于中医继承工作，要从基本做起，知常达变。他强调，学习中医应是"功夫在诗外"，要成为一个优秀的中医，必须具有深厚的国学功底，这是阅读包括中医经典在内的一切典籍的基础。在这些典籍中，不仅有行医必备的知识，更蕴涵着先贤的思想方法和思维模式，是古圣先贤经验的积累和智慧的结晶。古人云"继往圣，开来学，""不深于古，无以见后"，

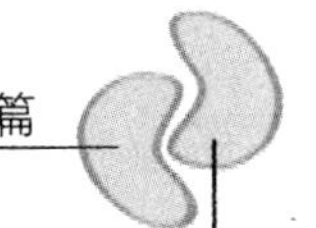

只有长期潜心于中华文明知识宝库之中，才能真正领悟前人的思想精髓，才能在扎实继承的基础上有所创新。同时，师承教育亦需去除保守、与时俱进，不仅应认识到“师无长师”，更应提倡“专医多师”。中医教育若能顺应中医的特点，则更有利于培养出更多符合时代需求的真正的中医人才。

5. 时代变迁，女性健康堪忧

路老指出，现今妇女解放了，可顶半边天，心情应该愉快，疾病应该减少才对，但是事实却恰恰相反，妇女疾病反而增多了。原因在哪？路老认为，在中国的传统文化教育中，女人是三从四德，夫唱妇随，以家庭和睦为主。现代女性解放了，抛头露面，出来工作了，经常食饮不节、饮酒无度，且生活起居无常，失掉了底线，再加上家庭、生活和工作的多重压力，出现了诸如乳腺增生、乳腺癌、子宫肌瘤等常见、多发病。况且现今很多城市中的女性大龄结婚生子，过了最佳生育年龄，造成了很多难治性不孕症。因此，中医的发展不能只停留在继承上，还应与时俱进，多关注和研究社会状况，找对病因，对症下药。

6. 中医的危机，大师的担忧

路老在谈话中指出，现如今中医的发展受到阻碍，中医发展自身出现了危机，是中医人自己的事情没有做好，一是对传统经典的不尊重，二是对自身不够重视。每谈及此，路老十分忧虑。

曾看到路老在中国中医科学院中医药发展讲坛上关于中医师承人才培养问题开出的七剂良药，引用于此。路老在报告中指出，现行中医教育存在的问题，主要体现在中医教育严重西化，如中西医教学内容比例不合理、学生缺乏古籍阅读能力、学用脱离等。根据自身学习成长的经历，以及自古以来和近年来的实践，路老强调提出：

（1）中医师承教育具有院校教育不能替代的作用，最重要的就是学与用的紧密结合，能够做到学以致用，是一种特色的教学模式；

（2）应当真正落实国家教育发展规划实施纲要，明确教学目的；

（3）建立真正的中医实习基地；

（4）提高师资素质、加强师资临床水平；

（5）调整中西医课程及授课先后顺序；

（6）增加中医中专教育，为农村定向培养人才；

(7)真正落实名老中医经验继承工作,加快出成果、出人才。

7. 结语

中医人才后继乏人,缺少大家,使路老等一代国医大师为之担忧,也为之疾呼。中医人才该如何培养,路老用他一生学医用医的亲身经历,做出了榜样,也给出了答案。作为后学,我学医不精,自感惭愧,路老对中医的一片热忱和赤诚之心,我更是钦佩得无以复加。此时此刻,对于如何学好用好中医,我深受启发和教育,接下来,按照大师的教诲去实践,时间苦短,只争朝夕。

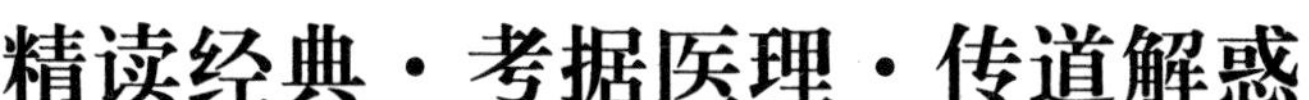

精读经典·考据医理·传道解惑

——拜访国医大师李今庸

刘培民

在湖北武汉,有一名被称为"《内经》王""活字典"、享誉全国的著名老中医,他就是湖北省中医界唯一的国医大师李今庸教授。李老从医67载,执教57年,漫长的医教生涯积累了宝贵的治学经验。其治学之道,建造了弟子成才的阶梯,听其教、守其道、恭其行者,多能登堂入室,攀登高峰。

近日,王立忠教授率领名医传承工作室王育勤、刘培民、梁慕华、吕沛宛等9人专程赴湖北武汉市拜访了李今庸教授。李教授在自己的工作室接见了我们。据李老学术传承人李琳教授介绍,李老虽已90高龄,仍坚持上班,笔耕不辍,每天精读古籍。谈及养生经验,李老笑称读书即是最好的养生。在一个多小时的求教恳谈中,李老谈到了训诂、校勘及考据对中医学术的重要性,使我们深受启发,收益良多。

1. 精读经典

李今庸,字昨非,1925年出生于湖北省枣阳市一个世医之家。今庸之名取自《三字经》:"中不偏,庸不易。"意为立定志向,矢志不移,永不改易。李今庸冲龄即随父亲攻读《论语》《孟子》等儒家经典著作,并博闻强志,常过目成诵。1939年随父学医,兼修文学,先后研读《黄帝内经》《难经》《伤寒论》《金匮要略》《脉经》《外台秘要》《神农本草经》等经典著作及各家论著和各科著作,并指导他阅读《毛诗序》《周易》《尚书》等书。李老读书下力甚深,着力最著,比如现在只要提到《黄帝内经》的某一内容,他都能不假思索、明确无误地道出,本段内容是在《素问》或《灵枢》的某一篇,所以被人们誉为"《内经》王""活字典"。

2. 考据医理

1961年,时任湖北中医学院副院长的蒋立庵,将一本《江汉论谈》杂志给了

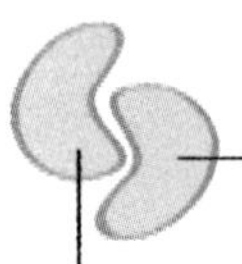

李今庸，他认真阅读后，敏锐地意识到蒋老是希望他掌握校勘训诂学的知识，以便有效地研究整理古典医籍，从此他阅读了大量有关古代小学类书籍。他本来对许学相当熟悉，又广泛阅读了雅学、韵书及与小学有关的一些书籍，便系统掌握了治学之道。

一般而言，做学问应具备三个条件，一为深厚的家学，二为名师指点，三为个人勤奋。这三点李今庸都具备了。李今庸在治学上锲而不舍，刻苦登攀。他曾说道：首先要善于发现古书中的问题，然后对所发现的问题，进行深入研究考证，并搜集大量的古代文献加以证实。当写成文章时，又必须考虑所选用文献的排列先后，使层次分明，说明透彻，让人易于读懂。经一番整理后，不仅使这些古籍中的文字义理畅达，而且其医学理论也明白易晓，从而使千百年的疑窦涣然冰释，实有功于后学。

李今庸将清朝乾嘉时期所兴起的治经学方法，引入古医籍的研究整理之中。他依据训诂学、校勘学、音韵学、古文字学的基本原理，以及方言学、历史学、文献学和历代避讳规律等相关知识，对古医书中的疑难问题进行了深入研究，发表了诸如“析疑”“揭疑”“考释”“考义”这类文章200多篇。

3. 传道解惑

李今庸教授在全国中医界开创和建立了中医经典《金匮要略》现代学科的教育。1963年，他主持编写了全国第二版中医教材《金匮要略讲义》，属我国早期《金匮》学科的主要带头人。李今庸教授是当代《黄帝内经》学科研究的著名专家。他创建和发展了湖北中医药大学中医经典理论《黄帝内经》现代学科教育(包括中医基础学科的建立)。以辩证历史唯物主义思想方法，运用考据学原理，对《黄帝内经》的医理进行了系统而全面的考证，解决了历来存在的大量疑难问题；对《黄帝内经》的中医基本理论和学术思想，给予了正确阐明，并提出了许多见解。其研究成果已被多版《内经》教材引用，并为古籍研究所采纳。

李今庸在60多年的医疗实践中，形成了独特的医疗风格，完整的临床医学思想，积累了大量的临床经验。著有《李今庸临床经验辑要》《中国百年百名中医临床家丛书·李今庸》《李今庸医案医论精华》等临床著作。李今庸非常强调临床实践对理论的依赖性。他常说：“治病同打仗一样，没有一定的医学理论作指导，就不可能进行正确的医疗活动。”李今庸通晓中医内外妇儿及五官各科，尤长于治疗内科和妇科疾病。

面授经验过程中，李老一丝不苟，待后学如远归之弟子亲戚，恳谈无丝毫倦态。并带我们专程参观莲花书斋，书桌正面墙壁上题记座右铭“书，善读之可以医愚”。信哉，李老一生精勤治学，诚如斯言。大家见到李老年过九旬，面色红润，耳郭饱满，满头银发兼见黑发，好奇地问起养生秘诀，李老女儿代答从没专门养生，生活简朴自然，饮食顺粗精，衣服随美丑，从无挑剔，唯读书写文章一生嗜好，虽九旬仍笔耕不辍。王老总结是医德双馨，学高寿长，并请名家代笔奉送李老，诚是相知之语。

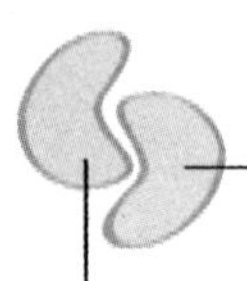

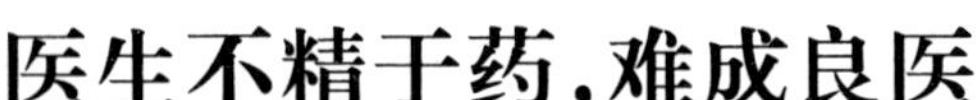

医生不精于药，难成良医

——拜访老药师朱青山

刘培民

2015 年 4 月 12 日，时值阳春四月，春风拂面风景宜人，河南省中医院全国名老中医王立忠教授率领名医工作室王育勤、李彦杰、梁慕华、吕沛宛等学员奔赴河南省禹州市朱阁乡的河南省青山药业有限公司，专程拜访全国著名的，也是号称“最后”的老药师朱青山先生。

我们的车队一进入位于禹州市北约 3 千米的朱阁乡河南青山药业有限公司的大门，就望见一位精神矍铄、腰板硬朗挺直的老人在公司大门处迎接我们。这便是朱青山先生，先生今年已 83 岁高龄，然声音洪亮、气色红润、耳聪目明，看上去仿佛刚到退休年龄一般。先生一见王立忠教授即热情地将大家引入工作室，介绍中药的炮制和辨识知识。进去一看，传统的操作工具，药捻子、切刀、筛子等，尽现眼前。“我切得比机器薄多了，我可以把一个枣大的槟榔切得薄如绵纸。”说着，朱老就开始现场操练。还没等大家看明白，薄如蝉翼，均匀细密如纸片的槟榔铺了一地，大致一数近 200 片。“现在已经很少有人能用手工切了。”朱老拿起自己的劳动成果很是自豪，虽然机器切得快、数量多，但没有手工切得薄。朱老说，切的目的是便于有效成分煎出，切的厚薄直接影响到药物疗效；提高煎药质量，有利于有效成分的煎出；切后便于炮制时掌握火候，使药物受热均匀，提高炮制效果；利于调配和储存；利于制剂。我们随着王老师及朱先生的步伐参观，了解了中药加工炮制的规范及常用工具、辅料及火候等知识，并仔细认真参观了朱先生的药品加工车间和先生不遗余力地恢复古法炮制研制开发的九蒸九晒熟地黄、何首乌、槐米及黄精等知名药材的过程、方法，并且聆听了朱先生对中医中药独特的真知灼见。

朱青山先生是河南省保健品协会副会长、技术委员会副主任、河南省保健品协会禹州中药加工炮制研发基地负责人、河南省青山药业有限公司名誉董事

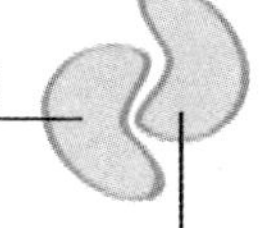

长,同时也是河南省省级非物质文化遗产(禹州药会)代表性传承人。朱先生早在1987年就已获得由全国人大常委会前委员长彭真亲手签发的老药工证书。朱先生一生和中医中药结缘,钻研中药炮制大半生,对中药有着很深的缘分。他已是古稀之年,仍对中医药古法炮制失传的绝技念念不忘,遂夜以继日花费10年光阴开始孜孜不倦地攻克难关。2007年九蒸九晒熟地黄终于重见天日。国医大师、河南中医学院原院长李振华对之赞不绝口:“黑如漆、明如镜、甘如饴,这才是真正的九蒸九晒熟地黄,别说在河南,就是在全国我也没有品尝过味道这么好的熟地黄。”也正是在国医大师的推荐下,由朱青山监制的熟地黄直接向百年老字号——同仁堂供货,一时成为中药界的美谈。如今,禹州四大九蒸货——九蒸九晒熟地黄、九蒸九晒何首乌、九蒸九晒黄精、九蒸九晒蜜炼槐角,在朱青山的不懈努力下都得以恢复,因为他在中药炮制方面的贡献而被授予“河南省首批非物质文化遗产项目代表性传承人”的荣誉称号和牌匾。

“修合无人见,存心有天知”。因为一直恪守中药师傅传下来的古训,朱青山先生是出了名的“药管严”,诚信正直,从不在药上动手脚。他最看不上的就是那些打着治病救人旗号搞坑蒙拐骗的人。更让朱老耿耿于怀的是,现在的药工大多并不真正懂得药材炮制加工技术,在炮制的过程中不遵从古法,这样一来二去配制出来的药物要么药效不足,要么毒性未除,救人不成反夺其命。中药沦落如此,怎么能让人放心应用呢?

朱青山先生对于道地药材选择和炮制知识如数家珍,娓娓道来,而且先生对药材的真假伪劣和药效的正确发挥见解深刻,具有诸多绝活。朱青山先生在中药行当中摸爬滚打了六七十年,练就了一身过硬的本领,眼观、嘴尝、鼻闻、腿踢,什么样的“假冒伪劣”,到了他面前都会无处遁形。目观其色:每一种药材,其药效的大小从外形上就能看出个八九不离十,药材色泽的深浅,颗粒的饱瘪、大小等几个方面一综合,其品质也就大差不差了。嘴尝其味:一药一味,尽管有些药材的味很接近,一般人不容易辨认,但每一种药材都有专属自己的“DNA”,朱先生只要拈一片放进嘴里,轻轻一咬,六耳猕猴就得现形。鼻闻其香:久在药行混的人,对不同药材散发的香气很敏感,不用仔细辨别就能对号入座。药材的品质好坏与其香气的浓郁程度相关,朱老只需用鼻子闻一闻就能知道个大概。脚踢干湿:有些药材,量大、价低,没有造假的价值,朱老就用脚踢一踢装药

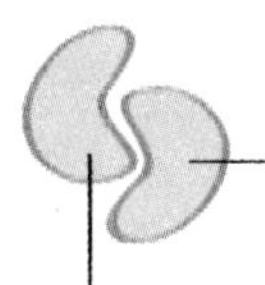

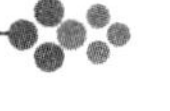

的麻袋,根据药材发出的声音就能判断其干湿程度,毫发不爽。朱老对于全国各地不同药材的秉性了如指掌,凡经过他掂量的药材他都能准确地说出其产地、成色及炮制后的药效情况。中药炮制加工技艺是朱青山先生叫响全国的招牌之一,也是朱老的拿手菜。一药一法,即使是同一种药,要想得到不同的药效,其炮制的方法也会不一样,炮制过程中的炒、炙、锻等火候的掌握,每个环节处理不当都可能影响药物的疗效。

为什么古籍中的记载用中药方剂服后效如桴鼓的比比皆是,而现在的中药效果却不尽如人意呢?达不到预期的治疗效果究其原因,不是大夫的医术不精,不是药不对症,而是因为在配药时所使用的药材不是来自地道的产地,有效成分含量低,加上炮制不正确,药效难以发挥。只有选取最地道的药材,加以先进的炮制工艺,才能得到疗效好的中成药,也就是"药材好,炮制精,药才好"。

炮制是中药传统制药技术的集中体现和核心,"饮片入药,生熟异治"是中药的鲜明特色和一大优势。中药饮片炮制技术是中国所特有的,是中国几千年传统文化的结晶,是中华文化的瑰宝。我们通过跟师拜访老药师,很好地补上了一堂中药炮制课。鉴于朱老师孜孜不倦地为中医药事业发展,不畏艰难勇于攻关,我们也纷纷向王立忠老师表示,努力学好中医,继承发扬祖国医学的精髓和内涵,为人类的健康事业做出贡献。